Jason Fung

DIABETES RÜCKGÄNGIG MACHEN

Jason Fung

DIABETES RÜCKGÄNGIG MACHEN

▸ Das Ernährungsprogramm, um Diabetes Typ 2 natürlich zu heilen

▸ Wie Sie Ihren Blutzuckerspiegel wieder ins Gleichgewicht bringen

▸ Warum kohlenhydratarme Ernährung und Intervallfasten besser sind als Medikamente

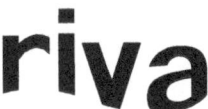

Bibliografische Information der Deutschen Nationalbibliothek
Die Deutsche Nationalbibliothek verzeichnet diese Publikation in der Deutschen Nationalbibliografie. Detaillierte bibliografische Daten sind im Internet über http://d-nb.de abrufbar.

Für Fragen und Anregungen
info@rivaverlag.de

Wichtige Hinweise
Dieses Buch ist für Lernzwecke gedacht. Es stellt keinen Ersatz für eine individuelle medizinische Beratung dar und sollte auch nicht als solche benutzt werden. Wenn Sie medizinischen Rat einholen wollen, konsultieren Sie bitte einen qualifizierten Arzt. Der Verlag und der Autor haften für keine nachteiligen Auswirkungen, die in einem direkten oder indirekten Zusammenhang mit den Informationen stehen, die in diesem Buch enthalten sind.
Ausschließlich zum Zweck der besseren Lesbarkeit wurde auf eine genderspezifische Schreibweise sowie eine Mehrfachbezeichnung verzichtet. Alle personenbezogenen Bezeichnungen sind somit geschlechtsneutral zu verstehen.

6. Auflage 2022
© 2019 by riva Verlag, ein Imprint der Münchner Verlagsgruppe GmbH
Türkenstraße 89
80799 München
Tel.: 089 651285-0
Fax: 089 652096

Die englische Originalausgabe erschien 2018 bei Greystone Books Ltd., 343 Railway Street, Suite 201, Vancouver, B.C. V6A1A4, Canada unter dem Titel *The Diabetes Code – Prevent and Reverse Type 2 Diabetes Naturally*. © 2018 by Jason Fung. All rights reserved.

Alle Rechte, insbesondere das Recht der Vervielfältigung und Verbreitung sowie der Übersetzung, vorbehalten. Kein Teil des Werkes darf in irgendeiner Form (durch Fotokopie, Mikrofilm oder ein anderes Verfahren) ohne schriftliche Genehmigung des Verlages reproduziert oder unter Verwendung elektronischer Systeme gespeichert, verarbeitet, vervielfältigt oder verbreitet werden.

Übersetzung: Dr. Kimiko Leibnitz
Redaktion: Desirée Simeg
Umschlaggestaltung: Laura Osswald, Pamela Machleidt
Umschlagabbildung: shutterstock/PRILL
Satz: Daniel Förster, Belgern
Druck: GGP Media GmbH, Pößneck
Printed in Germany

ISBN Print 978-3-7423-0649-4
ISBN E-Book (PDF) 978-3-7453-0206-6
ISBN E-Book (EPUB, Mobi) 978-3-7453-0207-3

Weitere Informationen zum Verlag finden Sie unter

www.rivaverlag.de

Beachten Sie auch unsere weiteren Verlage unter www.m-vg.de

*Ich möchte dieses Buch meiner wundervollen Frau Mina widmen.
Du bist mein Leitstern, ohne den ich in die Irre gehen würde.
Du bist mein Leben, meine Liebe, mein Ein und Alles.*

Inhalt

Stimmen zu *Diabetes rückgängig machen* 8
Vorwort 11
Wie man Typ-2-Diabetes rückgängig macht und verhindert:
die Schnellstartanleitung 16

Teil I DIE EPIDEMIE 25

1 Wie Typ-2-Diabetes epidemische Ausmaße annahm .. 27
2 Die Unterschiede zwischen Typ-1- und Typ-2-Diabetes 39
3 Der Ganzkörpereffekt 47

Teil II HYPERINSULINÄMIE UND INSULINRESISTENZ 61

4 Diabesitas: die Kalorienlüge 63
5 Die Rolle des Insulins für die Energiespeicherung 77
6 Insulinresistenz: das Überlaufphänomen 86

Teil III ZUCKER UND DER ANSTIEG DES TYP-2-DIABETES 105

7 Diabetes, eine Krankheit der dualen Defekte 107
8 Die Verbindung zwischen Fructose und Insulinresistenz 125
9 Der Zusammenhang mit dem metabolischen Syndrom 138

Teil IV WIE MAN TYP-2-DIABETES NICHT BEHANDELN DARF 153

10 Insulin: nicht die Antwort auf Typ-2-Diabetes 155
11 Orale Hypoglykämika: keine Lösung 171
12 Kalorienarme Ernährung und Bewegung: nicht die Antwort 186

Teil V WIE MAN TYP-2-DIABETES EFFEKTIV BEHANDELT 197

13 Lektionen aus der bariatrischen Chirurgie 199
14 Kohlenhydratreduzierte Ernährungsformen 210
15 Intermittierendes Fasten 229

Nachwort 251
Anhang: Zwei Speisepläne für eine Woche 259
Anmerkungen 265
Stichwortverzeichnis 293

Stimmen zu *Diabetes rückgängig machen*

»*Dr. Fung erklärt die Ursache für die Krankheit und offenbart, wie [Typ-2-Diabetes] nicht mit Medikamenten, sondern mit natürlichen Ernährungsmethoden verhindert und sogar rückgängig gemacht werden kann. Das ist ein wichtiges und längst überfälliges Buch. Sehr empfehlenswert.*«

Dr. Mark Hyman, Autor von *Iss Fett, werde schlank* und *Hoher Blutzucker*

»*Dr. Jason Fung legt eine Fülle wissenschaftlicher Belege vor und gibt das Startsignal, damit wir unsere Sichtweise auf und die Behandlung von Diabetes überdenken können. Angesichts der Tatsache, dass etwa die Hälfte aller Erwachsenen weltweit an Diabetes erkrankt ist oder als Prädiabetiker geradewegs darauf zusteuert, ist* Diabetes rückgängig machen *eine eindeutige Leseempfehlung.*«

Dr. Benjamin Bikman, außerordentlicher Professor für Physiologie an der Brigham Young University

»*In* Diabetes rückgängig machen *plädiert Dr. Fung dafür, Zucker und raffinierte Kohlenhydrate vom Speiseplan zu streichen und durch unverarbeitete Nahrungsmittel und gesunde Fette zu ersetzen. Dr. Fung stellt eine leicht umsetzbare Lösung vor, um Typ-2-Diabetes rückgängig zu machen, indem er die Ursache der Krankheit, nämlich eine ungesunde Ernährung, an der Wurzel packt.*«

Maria Emmerich, Autorin von *Die 30-Tage-Keto-Stoffwechselkur*

»*In diesem hervorragenden und hoffnungsvollen Buch bringt Ihnen Dr. Fung alles bei, was Sie wissen müssen, um Typ-2-Diabetes rückgängig zu machen. Das könnte die Welt verändern.*«

Dr. Andreas Eenfeldt, Autor von *Echt Fett: Iss dich satt und nimm ab. Warum uns Kohlenhydrate und Zucker süchtig machen*

»*Diabetes rückgängig machen sollte nicht nur im Bücherregal eines jeden Arztes stehen, sondern auch von jedem Patienten gelesen werden, dem es schwerfällt, seinen Blutzucker unter Kontrolle zu bringen.*«

Dr. Carrie Diulus, medizinische Leiterin des Crystal Clinic Spine Wellness Center

»*Diabetes rückgängig machen ist extrem provokant und praktisch zugleich … eine klare Anleitung für jeden, der seinen Blutzucker, seine Gesundheit und sein Leben in den Griff bekommen will.*«

Dr. Will Cole, führender Arzt für funktionelle Medizin und Sprecher von Drwillcole.com

»*Mit seinem unnachahmlichen Humor enthüllt Jason Fung das Geheimnis, dass sich Typ-2-Diabetes mit der richtigen Kombination aus Ernährung und Lebensgewohnheiten umkehren lässt – Sie können Ihre Gesundheit und Vitalität wiedererlangen. Dr. Fung zeigt Ihnen, wie es geht.*«

Amy Berger, Autorin von *The Alzheimer's Antidote*

»*Diabetes rückgängig machen lüftet den Schleier um Typ-2-Diabetes und zeigt, dass er sich bei den meisten Menschen verhindern oder rückgängig machen lässt.*«

Dr. Karim Khan, *British Journal of Sports Medicine*

Vorwort

In nur einer Generation hat sich Diabetes von einer seltenen Krankheit zu einer Epidemie ausgebreitet – eine katastrophale Entwicklung, die uns vor dringende Fragen stellt: Warum sind so viele Menschen in so kurzer Zeit daran erkrankt? Warum ist es den Gesundheitsbehörden bisher nicht gelungen, für diese vernichtende Geißel eine Erklärung oder Behandlung zu finden, obwohl Milliarden ausgegeben werden, um dieses Problem zu lösen? Sie haben aufgegeben, nach einer Heilung zu suchen, und stattdessen verkündet, dass Typ-2-Diabetes[1] eine chronische, progressive Krankheit ist, die zu einem langsamen, schmerzhaften Verfall und frühen Tod führt.

Leider sind führende Diabetesforscher weltweit zu dem Schluss gekommen, dass Betroffene die Krankheit nur dann in den Griff bekommen oder ihren Verlauf verlangsamen können, wenn sie für den Rest ihres Lebens Medikamente nehmen und gegebenenfalls zu technischen Hilfsmitteln und Adipositas-Chirurgie greifen. Eine bessere Ernährung wird nicht thematisiert. Stattdessen verkündeten an die 45 internationale medizinische und wissenschaftliche Gesellschaften und Dachverbände, dass die Adipositas-Chirurgie, die kostspielig ist und Gesundheitsrisiken birgt, bei einer Diabetesbehandlung die erste Maßnahme sein sollte. Eine andere unlängst befürwortete Idee ist ein neues Abnehmverfahren, bei dem ein dünner Schlauch in den Magen eingesetzt wird, der Nahrung aus dem Körper schleust, bevor alle Kalorien aufgenommen werden können – ein Eingriff, der von manchen bereits als »medizinisch sanktionierte Bulimie« bezeichnet wird. Und das alles ist eine Ergänzung des Standardprogramms, das Diabetikern üblicherweise verordnet wird: verschiedene Medikamente, die Hunderte von Dollar im Monat kosten, darunter Insulin, das paradoxerweise oft zu einer *Gewichtszunahme* führt.

Diese Maßnahmen zur Behandlung von Diabetes sind kostspielig, invasiv und tragen nicht dazu bei, die Krankheit umzukehren – weil, wie Dr. Jason Fung in *Diabetes rückgängig machen* erklärt, »Medikamente [oder Geräte] nicht dabei helfen, eine ernährungsbedingte Krankheit zu heilen«. Dr. Fung stellt auf den folgenden Seiten die bahnbrechende Idee vor, dass Diabetes durch die im Körper ausgelöste Insulinreaktion auf den chronischen übermäßigen Konsum von Kohlenhydraten verursacht wird und sich die Krankheit am besten und natürlichsten behandeln lässt, indem dieser Konsum verringert wird. Eine kohlenhydratarme Ernährung zur Behandlung von Fettleibigkeit wird mittlerweile nicht nur von Hunderten von Ärzten weltweit angewendet, sondern sie ist auch durch über 75 klinische Studien mit insgesamt Tausenden von Teilnehmern bestätigt. Manche Studien erstreckten sich über zwei Jahre und belegen somit, dass diese Ernährungsweise langfristig sicher und wirksam ist.

Erstaunlicherweise wurde Diabetes bereits vor über einem Jahrhundert durch die Einschränkung der Kohlenhydratzufuhr behandelt; damals galt diese Maßnahme noch als Standardbehandlung. In einer medizinischen Abhandlung aus dem Jahr 1923 definiert der »Vater der modernen Medizin«, Sir William Osler, Diabetes als eine Krankheit, »bei der die normale Verwertung von Kohlenhydraten beeinträchtigt ist«. Als kurze Zeit später synthetisches Insulin verfügbar wurde, änderte sich dieser Ratschlag jedoch, und eine höhere Zufuhr von Kohlenhydraten wurde wieder zur Norm. Oslers Idee wurde erst wieder aktuell, als der Wissenschaftsjournalist Gary Taubes in seinem bahnbrechenden Buch *Good Calories, Bad Calories* (2007) dieses alte Konzept aufgriff und zur Grundlage für die »Kohlenhydrat-Insulin-Hypothese« machte. Das moderne klinische Modell für Diabetes wurde von den Wissenschaftlern Stephen D. Phinney und Jeff S. Volek sowie von dem Arzt Richard K. Bernstein ausgearbeitet.[2]

In einer spannenden neuen Entwicklung treten jetzt Beweise aus klinischen Studien über Diabetes zutage. Zurzeit gibt es mindestens eine Studie mit 330 Probanden, die das Ziel verfolgt, die Krankheit mit einer sehr kohlenhydratarmen Kost zu behandeln. Nach einem Jahr stellten die Forscher fest, dass rund 97 Prozent der Patienten ihre Insulindosis verringern oder das Medikament absetzen konnten und 58 Prozent offiziell nicht mehr als Diabetiker galten.[3] Diese Patienten konnten mit anderen Worten ihren Diabetes rückgängig machen, indem sie ihren Kohlenhydratkonsum einschränkten – Resultate, die mit den offiziellen Behandlungsempfehlungen für Diabetes abgeglichen werden sollten, die mit absoluter Gewissheit behaupten, die Krankheit sei »irreversibel«.

Dr. Fung ist ein leidenschaftlicher und wortgewandter Befürworter des kohlenhydratarmen Ansatzes und hat sich als praktizierender Nephrologe den Ruf erworben, mithilfe von intermittierendem Fasten Fettleibigkeit in den Griff zu bekommen. Er bietet nicht nur faszinierende Einblicke, sondern besitzt darüber hinaus die Gabe, kompliziertes Fachwissen mit einfachen Worten und anschaulichen Anekdoten zu erklären. Man vergisst zum Beispiel niemals das Bild der japanischen Pendler, die im Berufsverkehr in übervolle U-Bahn-Waggons gedrückt werden; sie stehen für die im Blut vorhandene, überschüssige Glucose, die in die Zellen gezwängt wird. Wir begreifen: Der menschliche Körper ist einfach nicht in der Lage, so viel Glucose zu verarbeiten! Dr. Fung erklärt die Beziehung zwischen Glucose und Insulin und wie diese nicht nur Fettleibigkeit und Diabetes, sondern mit großer Wahrscheinlichkeit auch eine Reihe anderer, verwandter chronischer Krankheiten verursacht.

Die offensichtliche Frage ist, warum der kohlenhydratarme Ansatz nicht bekannter ist. Sechs Monate bevor ich dieses Vorwort geschrieben habe, erschienen in so angesehenen Printmedien wie *New York Times, Scientific American* und *Time* vielbeachtete Artikel über Fettleibigkeit. Doch obwohl die Beiträge aus Tausenden von Wörtern bestanden, fiel kaum das Wort, mit dem sich so viel erklären lässt: Insulin. Diese Fahrlässigkeit ist irritierend, spiegelt aber leider auch die Sichtweise wider, die ein halbes Jahrhundert lang in Expertenkreisen kursierte, die einem völlig anderen Ansatz folgten. Dieser Ansatz bestand darin, Kalorien zu zählen und sich möglichst fettarm zu ernähren. In den vergangenen Jahren haben unter anderem die US-Landwirtschaftsbehörde und das US-Gesundheitsministerium, die gemeinsam die *Ernährungsrichtlinien für Amerikaner* herausbringen, sowie die American Heart Association von einer »fettarmen« Ernährung

Abstand genommen. Nichtsdestotrotz glauben sie, dass eine Gewichtszunahme beziehungsweise -abnahme durch das Konzept der Energiebilanz erklärt werden kann. Viele Fachpublikationen haben diese Vorstellung als Mythos entlarvt und die Ausbreitung chronischer Krankheiten konnte bis heute nicht dadurch aufgehalten werden, aber die scheinbare Logik und weitverbreitete Bestätigung durch Experten führten dazu, dass sich dieser Ansatz hartnäckig halten konnte.

Wir müssen außerdem der Tatsache ins Auge sehen, dass die meisten medizinischen Verbände heutzutage von Pharmakonzernen und Herstellern medizinischer Geräte bezuschusst werden, die kein Interesse daran haben, Diabetes mithilfe von Ernährung zu heilen. Eine solche Lösung, die die Krankheit rückgängig und eine Medikamenteneinnahme obsolet macht, würde ihnen vielmehr schaden. Das muss die Erklärung dafür sein, warum die Teilnehmer der letzten Jahresversammlungen der American Diabetes Association (ADA) berichteten, dass es zwar viele Vorträge über medizinische Geräte und Operationen gab, aber so gut wie gar nicht über kohlenhydratarme Ernährungsformen gesprochen wurde. Und diese Tatsache muss erklären, warum die medizinischen Leiter von zwei Adipositas-Kliniken (darunter eine an der Harvard University) bei der ADA in Ungnade fielen, als diese einen Gastkommentar in der *New York Times* veröffentlichten, in dem sie sich über die unzureichende Auseinandersetzung mit Ernährung auf der ADA-Konferenz 2016 beklagten.[4] Es ist auch vorstellbar, dass für Experten nicht nur die finanziellen Implikationen Anlass zur Sorge bieten, sondern darüber hinaus die Tatsache schwer hinzunehmen ist, dass ihr Wissen und die Empfehlungen, die sie in den letzten 50 Jahren ausgesprochen haben, schlichtweg falsch waren. Mehr noch: Sie waren sogar schädlich.

Denn das ist die bittere Wahrheit: Der Erfolg, der sich mit einer Einschränkung der Kohlenhydratzufuhr erzielen lässt, ist ein klarer Beweis dafür, dass die fettarme, kohlenhydratreiche Ernährung, die in den letzten Jahrzehnten propagiert wurde, mit an Sicherheit grenzender Wahrscheinlichkeit eben jene Fettleibigkeits- und Diabetesepidemien begünstigte, die sie eigentlich hätte verhindern sollen. Nach einem halben Jahrhundert, in dem große Anstrengungen unternommen wurden, die öffentliche Gesundheit zu fördern, ist das ein vernichtendes Resultat. Doch wenn wir diese Epidemien rückgängig machen wollen, müssen wir diese Tatsache akzeptieren und damit anfangen, uns mit der alternativen Wissenschaft zu beschäftigen, die in diesem Buch vorgestellt wird, um einen neuen Weg zu gehen – um der Wahrheit, der Wissenschaft und der Gesundheit willen.

Nina Teicholz
Autorin des internationalen Bestsellers *The Big Fat Surprise* (2014)

Wie man Typ-2-Diabetes rückgängig macht und verhindert: die Schnellstartanleitung

Vor 30 Jahren wurden Videorekorder und andere technische Geräte mit einer dicken Bedienungsanleitung geliefert. »Vor Gebrauch unbedingt lesen« stand auf der ersten Seite, und dann ging es auch gleich mit detaillierten Installationshinweisen und Fehlerbehebungen los, die haarklein beschrieben, was alles nicht funktionieren konnte. Die meisten von uns ignorierten das Handbuch, schlossen das neue Gerät an und versuchten den Rest durch Ausprobieren herauszufinden, sobald die Uhrenanzeige aufleuchtete und 12:00 anzeigte. Heute wird neue Elektronik mit einer Schnellstartanleitung geliefert, die einige grundlegende Schritte erklärt, mit denen man das Gerät zum Laufen bringt. Alles andere wird im ausführlichen Bedienungshandbuch geschildert, das es oft nur noch online gibt. Ein Download lohnt sich aber nur, wenn man an dem Gerät komplexere Einstellungen vornehmen will. Diese Handhabung ist viel praktischer.

Betrachten Sie diesen Buchabschnitt als Schnellstartanleitung, um Typ-2-Diabetes rückgängig zu machen und zu verhindern. Es ist eine kurze Einführung in die Krankheit: was sie ist, warum herkömmliche Behandlungsansätze nicht funktionieren und was Sie heute tun können, um Ihre Gesundheit in den Griff zu bekommen.

Fakt: Typ-2-Diabetes ist in vollem Umfang reversibel und vermeidbar

Die meisten Gesundheitsexperten halten Typ-2-Diabetes für eine chronische und progressive Krankheit. Diese Sichtweise untermauert die Vorstellung, dass Typ-2-Diabetes eine Einbahnstraße ist, ein lebenslängliches Urteil ohne

Aussicht auf vorzeitige Entlassung: Die Krankheit wird immer schlimmer, bis man sich schließlich Insulin spritzen muss.

Aber das ist eine dicke fette Lüge – was eine hervorragende Nachricht für jeden ist, der die Diagnose Prädiabetes oder Typ-2-Diabetes erhalten hat. Diese Überzeugung als Fehler zu erkennen ist der entscheidende erste Schritt, um die Krankheit rückgängig zu machen. Viele von uns erkennen das bereits instinktiv. Es lässt sich sehr einfach beweisen, dass Typ-2-Diabetes fast immer reversibel ist.

Stellen Sie sich vor, Sie haben einen Freund mit Typ-2-Diabetes, das heißt, sein Blutzuckerspiegel ist dauerhaft erhöht. Er gibt sich große Mühe und nimmt 20 Kilogramm ab, was dazu führt, dass er seine blutzuckersenkenden Medikamente absetzen kann, weil sich seine Blutwerte normalisiert haben. Was würden Sie ihm sagen? Vermutlich so etwas wie: »Tolle Leistung! Du nimmst deine Gesundheit in die Hand. Weiter so!« Sie würden vermutlich *nicht* sagen: »Du verlogener Mistkerl. Mein Arzt hat gesagt, dass die Krankheit chronisch und progressiv ist, also musst du lügen.« Es scheint naheliegend zu sein, dass der Diabetes verschwunden ist, weil Ihr Freund so viel abgenommen hat. Und das ist der springende Punkt: *Typ-2-Diabetes ist eine reversible Krankheit.*

Wir haben diese Wahrheit schon lange geahnt. Doch nur eine Veränderung der Ernährung und Lebensweise – *nicht* Medikamente – werden diese Krankheit rückgängig machen, weil Typ-2-Diabetes größtenteils eine ernährungsbedingte Krankheit ist. Die meisten Medikamente, mit denen Typ-2-Diabetes behandelt wird, verursachen keinen Gewichtsverlust. Es ist vielmehr das Gegenteil der Fall. Insulin ist beispielsweise bekannt dafür, eine *Gewichtszunahme* zu verursachen. Wenn sich Typ-2-Diabetiker Insulin spritzen, merken sie oft schnell, dass sie auf dem falschen Weg sind. Meine Diabetespatienten sagten oft: »Herr Doktor, Sie sagen doch immer, dass ich abnehmen muss, wenn ich gesund werden will. Und trotzdem haben Sie mir ein Medikament verschrieben, mit dem ich 10 Kilogramm zugenommen habe. Wie kann das gut sein?« Ich hatte nie eine befriedigende Antwort auf diese wichtige Frage, weil es keine gab. Die einfache Antwort ist, dass es *nicht* gut war. Diabetes lässt sich nur richtig behandeln, wenn der Patient abnimmt. Weil Insulin aber eine Gewichtszunahme verursacht, macht es die Situation nicht besser, sondern verschlimmert den Krankheitszustand.

Da der Gewichtsverlust der entscheidende Faktor ist, um Typ-2-Diabetes rückgängig zu machen, helfen Medikamente nicht. Wir tun nur so als ob, was der Grund dafür ist, dass die meisten Ärzte denken, Typ-2-Diabetes sei chronisch und progressiv. Wir haben es vermieden, uns einer unangenehmen Tatsache zu stellen: *Medikamente können eine ernährungsbedingte Krankheit nicht heilen.* Sie sind in etwa so hilfreich wie ein Schnorchel bei einem Radrennen. Das Problem ist nicht die Krankheit an sich. Das Problem ist die Art und Weise, wie wir die Krankheit behandeln.

Dieselben Prinzipien, die gelten, um Typ-2-Diabetes rückgängig zu machen, gelten auch, um ihn zu vermeiden. Fettleibigkeit und Typ-2-Diabetes sind eng miteinander verknüpft, und ein höheres Gewicht führt grundsätzlich zu einem höheren Krankheitsrisiko. Die Korrelation ist nicht perfekt, aber die Erlangung beziehungsweise Aufrechterhaltung eines Idealgewichts ist ein erster Schritt zur Prävention.

Viele Menschen halten Typ-2-Diabetes für einen unvermeidlichen Aspekt des heutigen Lebens, aber das stimmt nicht. Die Epidemie von Typ-2-Diabetes brach erst Ende der 1980er Jahre aus. Wir müssen also nur eine Generation zurückgehen, um zu einer Lebensweise zu finden, die ein Auftreten dieser Krankheit weitgehend verhindern kann.

Fakt: Typ-2-Diabetes wird durch zu viel Zucker verursacht

Typ-2-Diabetes kann im Grunde als eine Krankheit verstanden werden, die durch zu viel Insulin verursacht wird, welches unser Körper ausschüttet, wenn wir zu viel Zucker essen. Es ist extrem hilfreich, das Problem auf diese Weise zu betrachten, weil uns die Lösung dann sofort ins Auge springt. Wir müssen unseren Insulinspiegel senken, indem wir unsere Zufuhr an Zucker und raffinierten Kohlenhydraten (eine Form von Zucker) senken.

Stellen Sie sich Ihren Körper als große Zuckerschale vor. Bei der Geburt ist die Schale leer. Im Laufe der Jahrzehnte essen Sie Zucker und raffinierte

Kohlenhydrate, und die Schale füllt sich langsam. Bei jedem Essen kommt Zucker dazu und rieselt irgendwann über die Ränder der Schüssel, weil sie bereits voll ist. Dieselbe Situation herrscht in Ihrem Körper vor. Wenn Sie Zucker essen, schüttet Ihr Körper das Hormon Insulin aus, um den Zucker in Ihre Zellen zu schleusen, wo er als Energiequelle genutzt wird. Wenn Sie diesen Zucker nicht effizient verbrennen, füllen sich Ihre Zellen über die Jahrzehnte und sind früher oder später überfordert. Wenn Sie das nächste Mal Zucker essen, kann das Insulin nicht noch mehr Zucker in die überquellenden Zellen transportieren, weshalb er ins Blut fließt. Zucker schwimmt in Form von Glucose in Ihrem Blut, und wenn Sie zu viel davon haben, ist das ein Hauptsymptom von Typ-2-Diabetes – bekannt als hoher Blutzucker.

Wenn zu viel Glucose im Blut ist, scheint das Insulin seine übliche Arbeit nicht zu verrichten, Zucker in die Zellen zu schleusen. Wir sagen dann, dass der Körper insulinresistent geworden ist, aber eigentlich ist dem Insulin kein Vorwurf zu machen. Das Hauptproblem ist, dass die Zellen mit Glucose überschwemmt werden. Der hohe Blutzuckerspiegel ist nur ein Teil des Problems. Es ist nicht nur zu viel Glucose im Blut, sondern in allen Zellen. Typ-2-Diabetes ist einfach ein Überlaufphänomen, das eintritt, wenn im *gesamten Körper* zu viel Glucose ist.

Als Antwort auf die überschüssige Glucose im Blut schüttet der Körper mehr Insulin aus, um diesen Widerstand zu überwinden. Das zwingt noch mehr Glucose in die überquellenden Zellen, um den Glucosespiegel im Blut normal zu halten. Das funktioniert zwar, aber nur temporär, weil dadurch das Problem des Zuckerüberschusses nicht gelöst wird; es wird nur der Überschuss aus dem Blut in die Zellen geschleust, wodurch sich die Insulinresistenz verstärkt. Früher oder später kann der Körper selbst mit mehr Insulin nicht noch mehr Glucose in die Zellen zwängen.

Stellen Sie sich vor, Sie packen einen Koffer. Zuerst passt Ihre Kleidung problemlos in den leeren Koffer. Sobald der Koffer aber voll ist, wird es schwierig, die letzten beiden T-Shirts hineinzubekommen. Sie gelangen an einen Punkt, an dem Sie den Koffer nicht mehr schließen können. Man könnte sagen, dass sich das Gepäckstück der Kleidung widersetzt. Dies ähnelt dem Überlaufphänomen, das wir in unseren Zellen feststellen. Wenn der Koffer voll ist, könnten Sie einfach mehr Kraft aufwenden, um die letzten T-Shirts doch noch hineinzuquetschen. Diese Strategie funktioniert aber nur kurzfristig, weil Sie das eigentliche Problem nicht behoben haben, nämlich dass der Koffer schlichtweg zu voll ist. Sobald Sie mehr Shirts in den Koffer stopfen wollen – nennen wir es Gepäckresistenz –, wird die Sache nur schlimmer. Die beste Lösung ist also, einige Kleidungsstücke zu entfernen.

Was geschieht im Körper, wenn wir die überschüssige Glucose nicht beseitigen? Zuerst fängt er an, mehr Insulin auszuschütten, um mehr Glucose in die Zellen zu transportieren. Aber das verstärkt die Insulinresistenz nur – ein Teufelskreis. Wenn der Insulinspiegel mit der zunehmenden Resistenz nicht Schritt halten kann, steigt der Blutzuckerspiegel an. Das ist der Punkt, an dem Ihr Arzt vermutlich die Diagnose Typ-2-Diabetes stellen wird.

Ihr Arzt verordnet Ihnen vielleicht Insulinspritzen oder ein Medikament wie Metformin, um den Blutzuckerspiegel zu senken, aber *diese Medikamente entfernen die überschüssige Glucose nicht aus dem Körper*. Sie ziehen die Glucose lediglich aus dem Blut und stopfen sie wieder in den Körper. Dann wird sie in andere Organe transportiert, wie etwa in die Nieren, die Nerven, die Augen und das Herz, wo sie andere Probleme verursachen. Das eigentliche Problem bleibt natürlich bestehen.

Denken Sie zurück an die Schale, die so voll ist, dass der Zucker über den Rand rieselt: Das tut er immer noch. Das Insulin hat die Glucose einfach aus dem Blut (wo sie sichtbar ist) in den Körper bewegt (wo sie unsichtbar ist). Wenn Sie das nächste Mal essen, fließt der Zucker wieder ins Blut und Sie spritzen sich Insulin, um es in Ihren Körper zu stopfen. Ob man es nun als prallvollen Koffer oder als überlaufende Schale betrachtet, es ist in beiden Fällen dasselbe Phänomen.

Je mehr Glucose Sie Ihrem Körper zumuten, desto mehr Insulin braucht er, um seinen Widerstand dagegen zu überwinden. Aber dieses Insulin erzeugt nur mehr Widerstand, während sich die Zellen immer stärker aufblähen. Sobald Sie die Menge überschreiten, die der Körper auf natürlichem Weg bilden kann, können Medikamente helfen. Zuerst brauchen Sie nur ein Präparat, aber es werden schließlich zwei und dann drei, und die Dosis wird immer höher. Und das ist das Problem: Indem Sie mehr und mehr Medikamente nehmen, um Ihren Blutzuckerspiegel stabil zu halten, verschlimmert sich Ihr Diabetes.

Herkömmliche Diabetesbehandlungen: Wie man die Probleme verschlimmert

Der Blutzucker verbessert sich zwar mit Insulin, aber der Diabetes wird schlimmer. Die Medikamente verstecken den Blutzucker nur, indem sie ihn in die bereits angeschwollenen Zellen stopfen. Der Diabetes bessert sich nur *scheinbar*, verschlimmert sich aber tatsächlich.

Viele Ärzte klopfen sich vielleicht gegenseitig auf die Schulter, weil sie glauben, ihre Aufgabe gut gemacht zu haben, obwohl die Patienten kränker werden. Man kann aber noch so viele Medikamente nehmen – sie verhindern keine Herzinfarkte, Herzinsuffizienz, Schlaganfälle, Nierenversagen, Amputationen und Erblindungen, die eintreten, wenn sich der Diabetes verschlimmert. »Na ja«, rechtfertigen sich die Ärzte dann, »es ist eben eine chronische, progressive Krankheit.«

Hierzu eine weitere Analogie: Um den Eindruck zu erwecken, Ihr Haus sei blitzsauber, entsorgen Sie Ihre Abfälle nicht, sondern verstecken sie unter dem Bett. Wenn dort kein Platz mehr ist, werfen Sie den Müll in den Kleiderschrank. Sie verstecken ihn überall dort, wo man ihn nicht sehen kann: im Keller, auf dem Dachboden, sogar im Bad. Doch wenn Sie Ihren Müll nur verstecken, wird er schließlich anfangen zu schimmeln und zu stinken. Es bringt nichts, den Müll zu verstecken – *Sie müssen ihn wegwerfen!*

Wenn die Lösung für Ihren überquellenden Koffer und Ihr überquellendes Haus offensichtlich scheint, sollte die Lösung für zu viel Glucose, die zu viel Insulin zur Folge hat, ebenso naheliegend sein: *Werden Sie sie los!* Doch die Standardbehandlung für Typ-2-Diabetes folgt derselben problematischen Logik und versteckt die Glucose, statt sie loszuwerden. Wenn wir verstehen, dass zu viel Glucose im Blut toxisch ist, warum können wir dann nicht den Transfer leisten und verstehen, dass zu viel Glucose im Körper ebenfalls toxisch ist?

Fakt: Typ-2-Diabetes wirkt sich auf jedes Organ im Körper aus

Was passiert, wenn sich über einen Zeitraum von zehn oder zwanzig Jahren zu viel Glucose im Körper ansammelt? Jede Zelle fängt an zu »schimmeln«, was der Grund dafür ist, warum sich Typ-2-Diabetes – im Gegensatz zu anderen Krankheiten – auf jedes Organ auswirkt. Die Augen schimmeln und man erblindet. Die Nieren schimmeln und man muss zur Dialyse. Das Herz schimmelt und man bekommt Herzinfarkte und -insuffizienz. Das Gehirn schimmelt und man bekommt Alzheimer. Die Leber schimmelt und man bekommt eine Fettleber und Zirrhose. Die Beine schimmeln und man bekommt diabetische Fußgeschwüre. Die Nerven schimmeln und man bekommt eine diabetische Neuropathie. Kein Teil des Körpers bleibt verschont.

Standardbehandlungen können das fortschreitende Organversagen nicht verhindern, weil sie nicht dazu beitragen, die toxische Zuckerlast loszuwerden. Nicht weniger als sieben internationale randomisierte, placebokontrollierte Studien an verschiedenen medizinischen Zentren haben bewiesen, dass herkömmliche blutzuckersenkende Medikamente nicht dabei helfen, eine Herzinsuffizienz zu reduzieren – die häufigste Todesursache bei Diabetikern. Wir haben so getan, als ob die blutzuckersenkenden Medikamente die Patienten gesünder machen, aber das war eine Lüge. Wir haben die unumstößliche Wahrheit übersehen: *Eine ernährungsbedingte Krankheit lässt sich nicht mit Medikamenten heilen.*

Fakt: Typ-2-Diabetes ist ohne Medikamente reversibel und vermeidbar

Sobald wir verstehen, dass Typ-2-Diabetes einfach zu viel Zucker im Körper ist, ist die Lösung naheliegend: Wir müssen den Zucker loswerden. Ihn nicht verstecken, sondern loswerden. Das ist nur auf zwei Arten möglich:

1. Sich weniger Zucker zuführen.
2. Den vorhandenen Zucker verbrennen.

Das war's. Mehr müssen wir nicht tun. Das Beste daran? Dieser Ansatz ist ganz natürlich und kostet nichts. Keine Medikamente. Keine Operation. Keine Kosten.

Schritt 1: sich weniger Zucker zuführen

Im ersten Schritt geht es darum, Zucker und raffinierte Kohlenhydrate von unserem Speiseplan zu streichen. Zugefügter Zucker hat keinen ernährungsphysiologischen Wert, man kann bedenkenlos darauf verzichten. Komplexe Kohlenhydrate, die lange Zuckerketten sind, und stark raffinierte Kohlenhydrate wie Mehl werden vom Körper schnell in Glucose umgewandelt. Die optimale Strategie ist es, Brot und Nudeln aus Weißmehl zu begrenzen oder ganz wegzulassen, ebenso wie weißen Reis und Kartoffeln. Sie sollten eine moderate, nicht übermäßig hohe Menge an Proteinen zu sich nehmen. Wenn Proteine – zum Beispiel Fleisch – verdaut werden, spalten sie sich in Aminosäuren auf. Eine ausreichende Menge Proteine ist für die Gesundheit erforderlich, aber zu viele Aminosäuren können im Körper nicht gespeichert werden, weshalb die Leber sie in Glucose umwandelt. Deshalb führt zu viel Protein letztlich zu mehr Zucker im Körper. Vermeiden Sie daher stark verarbeitete, konzentrierte Proteinquellen wie Proteinshakes, -riegel und -pulver.

Was ist mit Nahrungsfetten? Naturbelassenes Fett wie jenes, das in Avocados, Nüssen und Olivenöl vorkommt – wichtige Bestandteile der Mittelmeerdiät –, beeinflussen den Blutzuckerspiegel oder das Insulin kaum, wirken sich aber bei Herzinsuffizienz oder Diabetes positiv auf die Gesundheit aus. Eier und Butter sind ebenfalls hervorragende natürliche Fettquellen. Es hat sich gezeigt, dass Cholesterin, das mit diesen Nahrungsmitteln oft in Verbindung gebracht wird, keine schädliche Wirkung auf den menschlichen Körper hat. Der Konsum von Nahrungsfetten führt weder zu Typ-2-Diabetes noch zu Herzinsuffizienz. Sie sind sogar vorteilhaft, weil sie ganz ohne Zucker zu einem guten Sättigungsgefühl verhelfen.

Um Ihrem Körper weniger Zucker zuzuführen, halten Sie sich an naturbelassene, unverarbeitete Nahrungsmittel. Essen Sie eine moderate Menge Proteine und viel natürliches Fett, aber wenig raffinierte Kohlenhydrate.

Schritt 2: Den vorhandenen Zucker verbrennen

Training – sowohl Kraft- als auch Ausdauertraining – kann sich vorteilhaft auf Typ-2-Diabetes auswirken, ist aber weitaus weniger wirksam als eine Ernährungsumstellung, wenn man die Krankheit rückgängig machen will. Und Fasten ist die einfachste und sicherste Methode, seinen Körper dazu zu zwingen, Fett zu verbrennen.

Fasten ist das Gegenteil von Essen: Wenn Sie nicht essen, fasten Sie. Wenn Sie essen, speichert Ihr Körper Nahrungsenergie; wenn Sie fasten, verbrennt er sie. Und Glucose ist die am leichtesten verfügbare Energiequelle. Wenn Sie also Ihre Fastendauer verlängern, können Sie den gespeicherten Zucker verbrennen.

Es klingt vielleicht drastisch, aber Fasten ist die älteste Ernährungstherapie, die es gibt, und wurde im Laufe der Menschheitsgeschichte problemlos angewendet. Wenn Sie Medikamente einnehmen müssen, sollten Sie natürlich vorher Ihren Arzt konsultieren. Unter dem Strich:

- Wird Ihr Blutzucker fallen, wenn Sie nichts essen? Natürlich.
- Werden Sie abnehmen, wenn Sie nichts essen? Natürlich.
- Wo liegt also das Problem? Es gibt meiner Meinung nach keins!

Um Zucker zu verbrennen, empfiehlt es sich, zwei- oder dreimal pro Woche an nicht aufeinanderfolgenden Tagen für 24 Stunden zu fasten. Ein weiterer beliebter Ansatz ist es, fünf- bis sechsmal pro Woche für 16 Stunden zu fasten.

Wir haben es in der Hand, Typ-2-Diabetes rückgängig zu machen – wie es geht, das wissen Sie nun. Sie müssen nur bereit sein, ein neues Paradigma zu akzeptieren, und den Mut haben, alte Annahmen zu hinterfragen. Sie kennen nun die Grundlagen und können loslegen. Doch wenn Sie wirklich verstehen wollen, warum Typ-2-Diabetes zu einer Epidemie geworden ist, und wissen möchten, was Sie aktiv tun können, um ihre Gesundheit nachhaltig in den Griff zu bekommen, sollten Sie weiterlesen. Viel Erfolg!

Teil I

DIE EPIDEMIE

1

Wie Typ-2-Diabetes epidemische Ausmaße annahm

Die Weltgesundheitsorganisation veröffentlichte im Jahr 2016 ihren ersten globalen Bericht zu Diabetes, und die Neuigkeiten waren alles andere als gut. Diabetes war ein gnadenloses Desaster. Seit 1980 – in nur einer einzigen Generation – hat sich die Anzahl der Menschen, die weltweit unter Diabetes leiden, vervierfacht. Wie konnte sich diese alte Krankheit so plötzlich zur Geißel des 21. Jahrhunderts entwickeln?

Eine kurze Geschichte des Diabetes

Die Krankheit namens *Diabetes mellitus* ist bereits seit Tausenden von Jahren bekannt. Sie wurde erstmals in der altägyptischen medizinischen Schrift *Ebers Papyrus*, die um 1550 v. Chr. verfasst wurde, als »starker Harndrang« beschrieben.[1] Etwa zur selben Zeit gingen alte Hindu-Schriften auf die Krankheit *Madhumeha* ein, die frei übersetzt »Honigurin« heißt.[2] Betroffene Patienten, oft Kinder, nahmen aus unerfindlichen Gründen unaufhaltsam ab. Versuche, diese Auszehrung aufzuhalten, blieben ohne Erfolg, obwohl ihnen kontinuierlich Essen gegeben wurde, und die Krankheit endete fast immer tödlich. Seltsamerweise wurden Ameisen von dem Urin angelockt, der unerklärlich süß war.

250 v. Chr. hatte der griechische Arzt Apollonius von Memphis dieser Krankheit bereits den Namen *Diabetes* gegeben, mit dem eine übermäßige Harnausscheidung zum Ausdruck gebracht wird. Thomas Willis fügte 1675 den Begriff *mellitus* hinzu, der »aus Honig« bedeutet. Dieser Zusatz unterscheidet *Diabetes mellitus* von einer anderen, weniger geläufigen Krankheit namens *Diabetes insipidus*. Letztere wird üblicherweise durch traumatische Hirnverletzungen verursacht und zeichnet sich ebenfalls durch eine übermäßige Harnausscheidung aus, allerdings ist der Urin nicht süß. Dementsprechend bedeutet *insipidus* »ohne Geschmack«.

Umgangssprachlich ist mit dem Begriff »Diabetes« ohne Zusatz Diabetes mellitus gemeint, der wesentlich häufiger auftritt als Diabetes insipidus. In diesem Buch bezieht sich der Begriff Diabetes ausschließlich auf Diabetes mellitus, und wir gehen nicht weiter auf den Diabetes insipidus ein.

Im ersten Jahrhundert nach Christus beschrieb der griechische Arzt Aretaios von Kappadokien Typ-1-Diabetes mit den Worten: »Fleisch und Bein schmelzen im Urin zusammen.« Diese Zusammenfassung bringt das Hauptmerkmal dieser Krankheit in seiner unbehandelten Form auf den Punkt: Übermäßige Harnausscheidung und der fast vollständige Schwund aller Gewebearten. Egal was Patienten auch essen, sie können nicht zunehmen. Aretaius merkte weiterhin an, dass das »Leben (mit Diabetes) kurz, leidvoll und schmerzhaft« war, da es keine wirksame Behandlung gab. Sobald Patienten einmal betroffen waren, war ein tödlicher Verlauf unvermeidlich.

Als klassischer diagnostischer Test für Diabetes wurde der Urin des betroffenen Patienten geschmacklich geprüft, um festzustellen, ob er süß war (igitt …). Im Jahr 1776 identifizierte der englische Arzt Matthew Dobson (1732–1784) Zucker als die Substanz, die den charakteristisch süßlichen Geschmack hervorrief. Doch nicht nur der Urin war süß, sondern auch das Blut. Langsam entwickelte sich ein Verständnis für Diabetes, aber eine Lösung war deswegen noch lange nicht in Sicht.

Im Jahr 1797 war der schottische Militärarzt John Rolle der erste Mediziner, der eine Behandlung mit realistischen Erfolgsaussichten formulierte.

Er hatte beobachtet, dass sich der Gesundheitszustand eines diabeteskranken Patienten deutlich verbesserte, wenn dieser ausschließlich Fleisch aß. Angesichts der durchweg düsteren Prognose für Diabetes war dieser Ansatz ein Durchbruch. Diese extrem kohlenhydratarme Kost war die erste Diabetesbehandlung ihrer Art. Im Gegensatz dazu riet der französische Arzt Pierre Piorry (1794–1879) Diabetikern dazu, viel Zucker zu essen, um die Menge auszugleichen, die durch die Harnausscheidung verloren ging. Obwohl die Logik damals nachvollziehbar erschien, handelte es sich dabei um keine erfolgreiche Strategie. Ein diabeteskranker Kollege, der seinem Rat bedauerlicherweise folgte, starb wenig später, und so findet sich Dr. Piorry nur als Randnotiz in den Geschichtsbüchern.[3] Dieses Resultat war aber ein unheilvolles Vorzeichen für unseren extrem ineffektiven Ratschlag, sich an eine kohlenhydratreiche Kost zu halten, um Typ-2-Diabetes zu behandeln.

Apollinaire Bouchardat (1806–1886), der manchmal als Begründer der modernen Diabetologie bezeichnet wird, entwickelte seine eigene Ernährungstherapie auf der Grundlage der Beobachtung, dass die Hungersnot im Deutsch-Französischen Krieg von 1870 den Harnzucker reduzierte. Sein Buch, *De la Glycosurie ou diabète sucré* (*Glycosuria oder Diabetes mellitus*) beschreibt seine umfassende Ernährungsstrategie, die zu einem Verzicht auf alle zuckerreichen und stärkehaltigen Nahrungsmittel riet.

Im Jahr 1889 entfernten Dr. Josef von Mering und Oskar Minkowski an der Universität Straßburg einem Hund die Bauchspeicheldrüse (Pankreas), ein zwischen Magen und Darm liegendes, kommaförmiges Organ. Der Hund fing daraufhin an, häufig zu urinieren, was Dr. von Mering als Symptom eines zugrunde liegenden Diabetes identifizierte. Ein anschließender Urintest bestätigte den hohen Zuckergehalt.

Im Jahr 1910 äußerte Sir Edward Scharpey-Schafer, der manchmal als Begründer der Endokrinologie, also der Lehre von den Hormonen gilt, die Vermutung, dass der Mangel eines einzelnen Hormons namens Insulin für Diabetes verantwortlich sei. Das Wort Insulin stammt von dem lateinischen Wort »insula«, was so viel wie »Insel« bedeutet, da dieses Hormon in bestimmten Pankreaszellen produziert wird, den sogenannten Langerhansschen Inseln.

Um die Wende zum 20. Jahrhundert wurden die bekannten amerikanischen Ärzte Frederick Madison Allen (1879–1964) und Elliott Joslin (1869–1962) in Ermangelung anderer wirksamer Behandlungsmethoden energische Verfechter einer rigorosen Ernährungsumstellung bei Diabetes. Dr. Allen fasste Diabetes als eine Krankheit auf, bei der das überlastete Pankreas nicht mehr mit den Anforderungen einer übermäßigen Ernährung Schritt halten konnte.[4] Damit sich das Pankreas erholen konnte, verordnete er die »Allensche Hungerkur«, die sehr kalorienarm war (1.000 Kalorien am Tag) und nur wenige Kohlenhydrate enthielt (<10 Gramm am Tag). Die Patienten wurden ins Krankenhaus eingeliefert, und zwischen 7 und 19 Uhr wurde ihnen im Abstand von zwei Stunden jeweils Whiskey und schwarzer Kaffee gebracht. Diese Behandlung setzte sich so lange fort, bis kein Zucker mehr im Urin feststellbar war. Warum Whiskey verordnet wurde? Der Alkohol war im Grunde gar nicht notwendig; er wurde einfach verabreicht, damit »sich der Patient während der Hungerkur wohlfühlte«.[5]

Die Reaktion einiger Patienten unterschied sich von allem, was man zuvor gesehen hatte. Ihr Gesundheitszustand verbesserte sich so schnell, dass es schon beinahe an ein Wunder grenzte. Andere hingegen verhungerten und starben, was euphemistisch als »Entkräftung« bezeichnet wurde.

Ein mangelndes Verständnis für den Unterschied zwischen Diabetes Typ 1 und Typ 2 beeinträchtigte den Nutzen der Allenschen Behandlung massiv. Typ-1-Diabetiker waren normalerweise extrem untergewichtige Kinder, während Typ-2-Diabetiker vor allem übergewichtige Erwachsene waren. Eine Ernährung mit extrem geringer Kalorienzufuhr konnte für den sehr unterernährten Typ-1-Diabetiker tödlich sein. Mehr über die Unterschiede zwischen den beiden Diabetesformen erfahren Sie im weiteren Verlauf dieses Kapitels sowie in Kapitel 2.

Angesichts der ohnehin tödlichen Prognose von Typ-1-Diabetes war das aber nicht die Tragödie, die sie auf den ersten Blick zu sein schien. Allens Kritiker taten seine Behandlung verächtlich als Hungerkur ab, die aber bis zur Entdeckung des Insulins im Jahr 1921 gemeinhin als beste – ernährungsspezifische oder sonstige – Therapie galt.

Im Jahr 1898 eröffnete Dr. Elliot P. Joslin nach seinem Medizinstudium an der Harvard Medical School seine Praxis in Boston und wurde der erste amerikanische Diabetesspezialist. Das nach ihm benannte Joslin Diabetes Center an der Harvard University zählt nach wie vor zu den führenden Diabetesinstituten weltweit, und das Lehrbuch, das Joslin seinerzeit verfasste, *Die Behandlung von Diabetes Mellitus*, gilt immer noch als Bibel der Diabetesbehandlung. Joslin selbst ist vermutlich der berühmteste Diabetologe der Geschichte.

Obwohl viele Diabetespatienten von Dr. Joslin verstarben, konnte er mithilfe der Allenschen Behandlungsmethode auch viele Leben retten. Anno 1916 schrieb er: »Dass kurze Phasen der Unterernährung in der Behandlung von Diabetes hilfreich sind, wird nach diesen zwei Jahren mit Fastenexperimenten vermutlich von allen anerkannt werden.«[6] Er hatte den Eindruck, dass die Verbesserungen bei allen Beteiligten so offensichtlich waren, dass nicht einmal Studien nötig sein würden, um diesen Standpunkt zu beweisen.

Die Entdeckung des Jahrhunderts

Frederick Banting, Charles Best und John Macleod machten im Jahr 1921 an der University of Toronto eine bahnbrechende Entdeckung. Es gelang ihnen, aus dem Pankreas von Kühen Insulin zu isolieren, und in Zusammenarbeit mit James Collip fanden sie eine Methode, das Hormon so weit zu reinigen, dass es im Jahr 1922 dem ersten Patienten verabreicht werden konnte.[7] Leonard Thompson, ein 14-jähriger Junge mit Typ-1-Diabetes, wog nur knapp 30 Kilogramm, als seine Behandlung mit Insulininjektionen begann. Seine Symptome und Merkmale besserten sich schnell, und er erreichte im Nu wieder Normalgewicht. Sie behandelten kurz darauf sechs weitere Patienten mit genauso erstaunlichem Erfolg. Die durchschnittliche Lebenserwartung eines Zehnjährigen bei der Diagnose erhöhte sich von etwa 16 Monaten[8] auf 35 Jahre!

Das Pharmaunternehmen Eli Lilly and Company ging mit der University of Toronto eine Kooperation ein, um das revolutionäre neue Medikament Insulin kommerziell herzustellen. Das Patent wurde öffentlich zugänglich gemacht, damit die ganze Welt von der medizinischen Entdeckung des Jahrhunderts profitieren konnte. Im Jahr 1923 wurden bereits 25.000 Patienten mit Insulininjektionen behandelt, und Banting und Macleod erhielten den Nobelpreis für Physiologie beziehungsweise Medizin.

Die Welt war euphorisch. Mit der wichtigen Entdeckung des Insulins glaubte man, Diabetes endlich geheilt zu haben. Der britische Biochemiker Frederick Sanger identifizierte die molekulare Struktur des menschlichen Insulins, was ihm anno 1958 den Nobelpreis für Chemie einbrachte und den Weg für die Biosynthese und kommerzielle Herstellung dieses Hormons ebnete. Die Entdeckung des Insulins stellte die Diabetesbehandlungen des vorigen Jahrhunderts in den Schatten und brachte sie sogar in Misskredit. Leider endete die Geschichte des Diabetes an dieser Stelle nicht.

Es wurde schnell klar, dass es verschiedene Formen von Diabetes mellitus gab. Im Jahr 1936 kategorisierte Sir Harold Percival Himsworth (1905–1993) Diabetiker aufgrund ihrer *Insulinsensitivität*.[9] Er hatte bemerkt, dass manche Patienten extrem empfindlich auf die Wirkungen von Insulin reagierten, andere hingegen nicht. Wenn der insulininsensitiven Gruppe Insulin verabreicht wurde, rief das nicht die erwünschte Wirkung hervor: Statt den Blutzuckerspiegel effizient zu senken, schien das Insulin nicht viel auszurichten. Im Jahr 1948 spekulierte Joslin, dass viele Menschen aufgrund von Insulinresistenz an undiagnostiziertem Diabetes litten.[10]

Im Jahr 1959 wurde dann eine offizielle Unterscheidung zwischen Typ 1 oder »insulinabhängigem Diabetes« und Typ 2 oder »nicht insulinabhängigem Diabetes« vorgenommen. Diese Begriffe waren nicht ganz korrekt, weil vielen Typ-2-Patienten ebenfalls Insulin verschrieben wird. Im Jahr 2003 wurden die Zusätze »insulinabhängig« und »nicht insulinabhängig« weggelassen, sodass nur noch die Bezeichnungen Typ-1-Diabetes und Typ-2-Diabetes übrig blieben.

Die Begriffe Jugend- und Altersdiabetes wurden auch verwendet, um auf das Alter der Patienten Bezug zu nehmen, in dem die Krankheit normalerweise einsetzt. Aber da Typ-1-Diabetes zunehmend auch bei Erwachsenen vorkommt und Typ-2-Diabetes zunehmend auch bei Kindern, wurden diese Unterscheidungen weggelassen.

Die Wurzeln der Epidemie

In den 1950er Jahren bekamen scheinbar gesunde Amerikaner immer häufiger Herzanfälle. Jede gute Geschichte braucht einen Bösewicht, und schon bald wurde dem Nahrungsfett diese Rolle zugewiesen. Man nahm fälschlicherweise an, dass das Nahrungsfett den Cholesterinspiegel im Blut ansteigen lässt, was wiederum zu einer Herzinsuffizienz führt. Ärzte rieten daher zu einer fettarmen Ernährung, und so begann die Verteufelung von Nahrungsfett. Wir erkannten es damals nicht, aber die Einschränkung von Nahrungsfett bedeutete, dass man damit die Kohlenhydratzufuhr erhöhte, weil beide Makronährstoffe ein Sättigungsgefühl bewirken. In den Industrienationen waren diese Kohlenhydrate oft stark raffiniert.

Im Jahr 1968 bildete die Regierung der Vereinigten Staaten ein Komitee, um das Problem von Hunger und Mangelernährung im Land zu analysieren und Lösungsansätze zu entwickeln. Der Bericht »Ernährungsziele für die USA«, der 1977 veröffentlicht wurde, führte 1980 zu den *Ernährungsrichtlinien für Amerikaner*. Diese enthielten eine Reihe konkreter Ernährungsziele, beispielsweise die Erhöhung des Kohlenhydratanteils auf 55 bis 60 Prozent der Tageszufuhr und die Reduktion des Fettkonsums von etwa 40 auf 30 Prozent der Tageszufuhr.

Obwohl die fettarme Ernährung ursprünglich den Sinn hatte, das Risiko von Herzinsuffizienz und Herzinfarkten zu verringern, gibt es neue Beweise, die einen Zusammenhang zwischen kardiovaskulären Erkrankungen und dem insgesamt konsumiertem Ernährungsfett widerlegen. Viele fettreiche Nahrungsmittel wie Avocados, Nüsse und Olivenöl enthalten einfach und mehrfach ungesättigte Fettsäuren, die heute als gesund gelten. (In den aktuellsten *Ernährungsrichtlinien für Amerikaner* von 2016 gibt es tatsächlich keine Vorgaben mehr, wie viel Fett im Rahmen einer gesunden Ernährung konsumiert werden soll.[11])

Ähnlich konnte der Zusammenhang zwischen natürlichem gesättigtem Fett und Herzinsuffizienz widerlegt werden.[12] Während künstlich gesättigte Fette wie Transfette gemeinhin als schädlich angesehen werden, trifft das nicht auf natürliches Fett zu, das in Fleisch und Milchprodukten wie Butter, Sahne und Käse vorkommt – Lebensmittel, die wir bereits seit Jahrtausenden essen.

Wie sich herausstellt, waren die Folgen dieser neu ersonnenen, in ihrer Wirksamkeit unbewiesenen fettarmen und kohlenhydratreichen Kost unbeabsichtigt: Die Fettleibigkeitsrate stieg an und ist seither nicht wieder gesunken.

Die *Ernährungsrichtlinien für Amerikaner* von 1980 brachten die berüchtigte Ernährungspyramide in all ihrem kontrafaktischen Ruhm hervor. Ohne auch nur einen einzigen wissenschaftlichen Beleg erlebten die einst als Dickmacher verschrienen Kohlenhydrate nun als gesundes Vollkorn eine Wiedergeburt. Zu den Nahrungsmitteln, die die Basis der Pyramide bildeten – und die wir jeden Tag essen sollten – zählten Brot, Nudeln und Kartoffeln. Das waren genau die Lebensmittel, die wir zuvor gemieden hatten, um schlank zu bleiben. Das waren auch genau die Nahrungsmittel, die den stärksten Anstieg des Blutzuckers und des Insulins bewirkten.

Entwicklung der Fettleibigkeit in den USA nach Einführung der Ernährungspyramide[13]

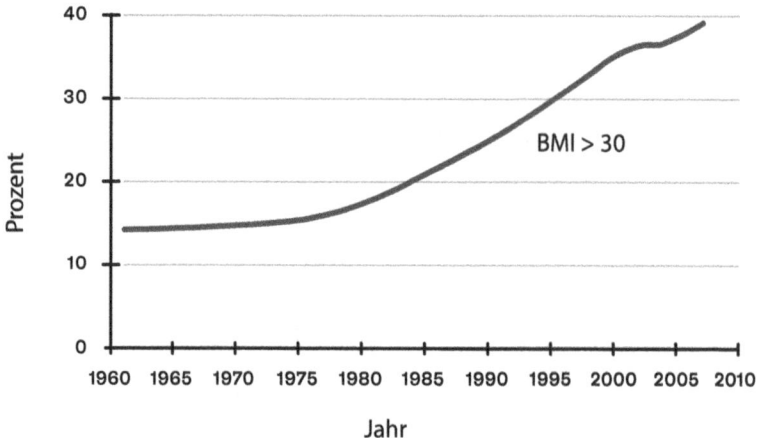

Wie Abbildung 1.1 zeigt, nahm die Fettleibigkeit sofort zu. Abbildung 1.2 zeigt, dass der Diabetes zehn Jahre später seinen unaufhaltsamen Aufstieg erlebte. Die altersangepasste Prävalenz nimmt immer noch steil zu. 1980 gab es weltweit geschätzt 108 Millionen Diabetiker. Bis 2014 ist diese Zahl auf 422 Millionen angestiegen.[14] Noch beunruhigender ist allerdings die Tatsache, dass noch lange kein Ende in Sicht zu sein scheint.

Die Geißel des 21. Jahrhunderts

Diabetes hat bei Männern und Frauen, in allen Altersgruppen, ethnischen Gruppen und Bildungsschichten deutlich zugenommen. Die Patienten, die an Typ-2-Diabetes erkranken, werden immer jünger. Kinderkliniken, in denen früher ausschließlich Fälle von Typ-1-Diabetes eingeliefert wurden, sehen sich jetzt mit einer Epidemie fettleibiger Jugendlicher mit Typ-2-Diabetes konfrontiert.[15]

Der Anstieg des Diabetes in den USA[16]

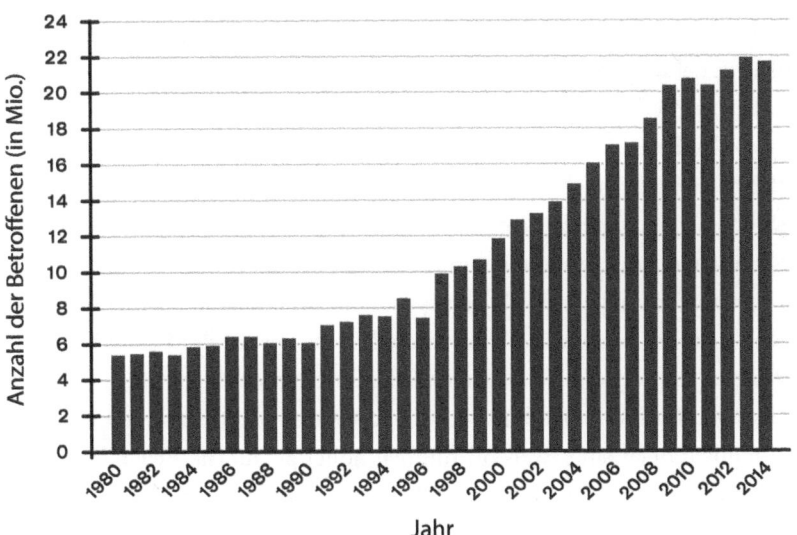

Da an die 80 Prozent der erwachsenen Diabetiker in Entwicklungsländern leben, handelt es sich nicht um eine ausschließlich in Nordamerika grassierende Epidemie, sondern um ein weltweites Phänomen.[17] Die Diabetesraten steigen in den Ländern mit niedrigem oder mittlerem Einkommen am steilsten an. In Japan sind 80 Prozent aller neuen Diabetesfälle vom Typ 2. Vor allem in China greift der Diabetes um sich. Im Jahr 2013 hatten geschätzte 11,6 Prozent der erwachsenen Chinesen Typ-2-Diabetes, womit das Reich der Mitte den alten Dauer-Champion USA ablöste, der »nur« 11,3 Prozent hatte.[18] Seit 2007 ist bei 22 Millionen Chinesen – etwa genauso viele Menschen wie die gesamte Bevölkerung Australiens – Diabetes diagnostiziert worden. Diese Zahl ist sogar noch erschreckender, wenn man bedenkt, dass im Jahr 1980 nur 1 Prozent der Chinesen an Typ-2-Diabetes litt. In einer einzigen Generation ist die Diabetesrate demnach um schwindelerregende 1.160 Prozent angestiegen. Die International Diabetes Federation schätzt, dass im Jahr 2040 jeder zehnte Erwachsene weltweit von Diabetes betroffen sein wird.[19]

Das ist keineswegs ein triviales Problem. In den USA sind 14,3 Prozent aller Erwachsenen Typ-2-Diabetiker und 38 Prozent der Bevölkerung haben Prädiabetes, das heißt, die Gesamtziffer beläuft sich auf 52,3 Prozent. Somit gibt es zum ersten Mal in der Geschichte des Landes mehr Diabetiker beziehungsweise Prädiabetiker als Nichtdiabetiker. Diabetes und Prädiabetes sind der neue Normalzustand. Schlimmer noch, die Prävalenz von Typ-2-Diabetes hat erst in den letzten 40 Jahren zugenommen – das zeigt, dass dies keine erbliche Krankheit ist oder zum normalen Alterungsprozess gehört, sondern vielmehr ein Problem ist, das auf ungünstige Lebensgewohnheiten zurückzuführen sein muss.

Es wird geschätzt, dass Diabetes im Jahr 2012 in den USA 245 Milliarden Dollar gekostet hat, die durch direkte Kosten für das Gesundheitssystem und verlorene Produktivität verursacht wurden.[20] Die medizinischen Ausgaben für die Behandlung von Diabetes und allen damit verbundenen Komplikationen sind zwei- bis fünfmal höher als für die Behandlung von Nichtdiabetikern. Die Weltgesundheitsorganisation schätzt, dass 15 Prozent des jährlichen Gesundheitsetats weltweit für Krankheiten aufgewendet werden, die mit Diabetes in Zusammenhang stehen. Diese Auslagen können ganze Nationen in den finanziellen Ruin treiben.

Die Kombination aus untragbaren wirtschaftlichen und sozialen Kosten, steigender Prävalenz und dem immer früheren Einsetzen der Krankheiten machen Fettleibigkeit und Typ-2-Diabetes zu den prägenden Epidemien dieses Jahrhunderts. Trotz des explosionsartigen Anstiegs von medizinischem Fachwissen und technologischem Fortschritt stellt Diabetes heute sogar ein größeres Problem dar als im Jahr 1816.[21]

Im 19. Jahrhundert herrschte Typ-1-Diabetes vor. Diese Krankheit hatte zwar fast immer einen tödlichen Verlauf, kam aber relativ selten vor. Im Jahr 2016 machte Typ-1-Diabetes weniger als 10 Prozent aller Diabetesfälle aus. Typ-2-Diabetes überwiegt und nimmt zu, obwohl er bereits endemisch ist. Fast alle Typ-2-Diabetiker sind übergewichtig oder fettleibig und werden an den Komplikationen leiden, die mit Diabetes in Zusammenhang stehen. Obwohl Insulin und andere moderne Medikamente den Blutzucker effizient behandeln können, verhindert eine Senkung des Blutzuckerspiegels alleine nicht die Komplikationen des Diabetes, wie zum Beispiel Herzinsuffizienz, Infarkte und Krebs – die häufigsten Todesursachen.

Es ist bitter, dass sich eine der ältesten Krankheiten der Welt zu einer weltweiten Epidemie ausbreiten konnte. Während andere Krankheiten, von Windpocken über Influenza bis hin zu Tuberkulose und Aids, im Laufe der Zeit unter Kontrolle gebracht werden konnten, nehmen die Krankheiten, die mit Diabetes in Verbindung stehen, mit bedrohlicher Geschwindigkeit zu. Aber die Frage bleibt: *Warum?* Warum können wir die Ausbreitung von Typ-2-Diabetes nicht aufhalten? Warum schaffen wir es nicht, seine Ausbreitung unter unseren Kindern aufzuhalten? Warum gelingt es uns nicht, den Schaden einzudämmen, den Typ-2-Diabetes in uns anrichtet? Warum können wir die Herzinfarkte, Schlaganfälle, Erblindungen, Nierenversagen und Amputationen nicht verhindern, die damit einhergehen? Warum ist über 3000 Jahre nach der Entdeckung dieser Krankheit immer noch keine Heilung in Sicht?

Die Antwort ist, dass wir die Krankheit namens Typ-2-Diabetes grundlegend missverstanden haben. Um vernünftige Behandlungen zu entwickeln, die eine Erfolgsaussicht haben, müssen wir wieder ganz von vorne anfangen. Wir müssen die Ursachen der Krankheit verstehen oder, um den medizinischen Fachausdruck zu verwenden, ihre *Ätiologie*. Was ist die Ätiologie von Typ-2-Diabetes? Sobald wir sie verstehen, können wir anfangen. Legen wir los!

2

Die Unterschiede zwischen Typ-1- und Typ-2-Diabetes

Diabetes mellitus umfasst eine Gruppe metabolischer Krankheiten, die sich durch einen chronisch erhöhten Blutzucker, die sogenannte Hyperglykämie, auszeichnen. Das Präfix »hyper« bedeutet »zu viel« und das Suffix »-ämie« bedeutet »im Blut«, also bezeichnet dieser Begriff im wahrsten Sinne des Wortes »zu viel Glucose im Blut«.

Es gibt vier übergeordnete Kategorien des Diabetes mellitus: Typ 1, Typ 2, Schwangerschaftsdiabetes (hoher Blutzuckerspiegel während der Schwangerschaft) und andere spezifische Typen.[1] Typ-2-Diabetes ist am weitesten verbreitet und macht geschätzte 90 Prozent aller Fälle aus. Schwangerschaftsdiabetes ist per Definition keine chronische Krankheit, obwohl sie das Risiko für ein künftiges Auftreten von Typ-2-Diabetes erhöht. Wenn nach der Schwangerschaft die Hyperglykämie bestehen bleibt, muss sie als Typ 1, Typ 2 oder anderer spezifischer Typ neu klassifiziert werden. Andere spezifische Diabetestypen, wie sie in Tabelle 2.1 aufgezählt werden, sind selten. Wir werden auf diese Varianten und den Schwangerschaftsdiabetes in diesem Buch nicht weiter eingehen.

Klassifizierung von Diabetes mellitus

Typ 1
Typ 2
Schwangerschaftsdiabetes
Andere spezifische Diabetestypen: ▪ Genetische Defekte ▪ Erkrankung des Pankreas ▪ Medikamentös-chemisch induziert ▪ Infektionen ▪ Endokrinopathien

Symptome von Diabetes

Hyperglykämie oder hoher Blutzucker ist ein Merkmal aller Formen von Diabetes. Wenn der Blutzuckerspiegel so stark ansteigt, dass die Nieren nicht mehr in der Lage sind, die Glucose zu resorbieren (Nierenschwelle), tritt sie in den Urin über, was zu häufigem, übermäßigem Wasserlassen und starkem Durst führt. Der chronische Glucoseverlust kann zu einer schnellen Gewichtsabnahme führen und den Appetit beeinträchtigen.

Zu den typischen Symptomen von Diabetes zählen:

- gesteigerter Durst,
- häufiges Wasserlassen,
- schneller, unerklärlicher Gewichtsverlust,
- gesteigerter Appetit trotz Gewichtsverlust und
- Erschöpfung.

Diese Symptome der Hyperglykämie kommen bei allen Formen von Diabetes vor, treten aber häufiger beim Typ-1-Diabetes auf, da sich der Beginn von Typ-2-Diabetes normalerweise sehr schleichend vollzieht. Heute wird

Typ-2-Diabetes oft durch einen Bluttest diagnostiziert, bevor der Patient überhaupt Symptome feststellt.

In schweren Fällen können Patienten – normalerweise Typ-1-Diabetiker – eine *diabetische Ketoazidose* haben: Aufgrund eines massiven Insulinmangels akkumuliert sich eine gefährlich hohe Säurekonzentration im Blut. Zu den Symptomen zählen Bewusstseinsstörungen, schnelle Atmung, Bauchschmerzen, ein fruchtiger Atem und Bewusstlosigkeit. Das ist ein medizinischer Notfall, der mit einer sofortigen Insulingabe behandelt werden muss.

Schwere Fälle von Typ-2-Diabetes können mit einem *nichtketotischen hyperosmolaren Syndrom* einhergehen: Ein hoher Blutzuckerspiegel stimuliert eine übermäßige Harnausscheidung, welche zu starker Dehydrierung, Krämpfen, Koma und sogar zum Tod führen kann. Da der Insulinspiegel bei Typ-2-Diabetes normal oder erhöht sein kann, entwickelt sich keine Ketoazidose.

Die Diagnose von Diabetes

Diabetes kann mit einem von zwei Blutwerten diagnostiziert werden: Hämoglobin A1c (oft abgekürzt als A1c) oder Blutzucker. Das A1c, das seit 2009 als diagnostisches Kriterium von der American Diabetes Association anerkannt wird, ist der praktischste Nachweis für Diabetes, weil der Patient nicht nüchtern sein muss und der Test daher zu jeder Tageszeit durchgeführt werden kann.

Hämoglobin A1c

Hämoglobin ist ein Protein, das in den roten Blutkörperchen enthalten ist und den gesamten Körper mit Sauerstoff versorgt. Im Laufe des durchschnittlich dreimonatigen Lebens eines roten Blutkörperchens heften sich je nach vorherrschendem Blutzuckerspiegel mehr oder weniger Glucosemoleküle an das Hämoglobin. Die Menge an Glucose, die sich an das Hämoglobin heftet, kann mit einem einfachen Bluttest namens Hämoglobin A1c gemessen werden. Der A1c-Wert spiegelt daher den durchschnittlichen Blutzuckerspiegel über drei Monate wider – weshalb er auch als »Langzeitblutzucker« bezeichnet wird.

In Nordamerika wird das A1c in Prozent angegeben, während es in Großbritannien und Australien in mmol/mol ausgedrückt wird. Die American Diabetes Association definiert einen A1c-Wert von ≤ 5,7 Prozent als normal. Ein Wert über 6,5 Prozent gilt als diabetisch (siehe Tabelle 2.2).

Klassifizierung von Diabetes und Prädiabetes anhand des A1c-Werts

A1c	Klassifizierung
< 5,7 %	Normal
5,7 %–6,4 %	Prädiabetes
> 6,5 %	Diabetes

Prädiabetes ist die Zwischenstufe, in der der Blutzuckerspiegel zwar anormal hoch ist, aber nicht hoch genug, um als Diabetes eingestuft zu werden. Dieser Zustand stellt ein sehr hohes Risiko für einen künftigen Ausbruch von Typ-2-Diabetes dar. Bei einem Patienten mit einer A1c-Baseline von 6,0 bis 6,5 Prozent (42 bis 48 mmol/mol) liegt das geschätzte Risiko, in den nächsten fünf Jahren an Diabetes zu erkranken, bei 25 bis 50 Prozent. Das ist ein zwanzigfach erhöhtes Risiko im Vergleich zu einer Person, die einen A1c-Wert von 5,0 Prozent hat (31 mmol/mol).[2]

Blutzucker

Der zweite Test zur Diagnose von Diabetes ist der Blutglucosetest, auch bekannt als Blutzucker- oder Plasmaglucose-Test. Er wird entweder mithilfe einer Blutentnahme im Nüchternzustand oder eines oralen Glucosetoleranztests (OGTT) gemessen.

Bei der Blutentnahme im Nüchternzustand wird der Patient darum gebeten, mindestens acht Stunden keine Kalorien aufzunehmen. Dann wird eine Blutprobe entnommen und die Glucosekonzentration im Blut gemessen. Ein Wert über 7,0 mmol/l (oder 126 mg/dl) gilt als diabetisch.

Für das OGTT wird der Patient darum gebeten, die genormte Menge von 75 Gramm Glucose zu sich zu nehmen. Zwei Stunden später wird eine Blutprobe entnommen und der Blutzucker gemessen. Ein Wert über 11,1 mmol/l (oder 200 mg/dl) gilt als diabetisch.

Der A1c-Test hat den Blutglucosetest im Nüchternzustand und das OGTT als Diagnose weitgehend ersetzt, weil er einfach und praktisch zu handhaben ist; aber alle genannten Tests sind akkurat und akzeptabel. Hin und wieder wird Diabetes auch unter Verwendung eines Gelegenheits-Blutglucosetests diagnostiziert. Dabei wird zu einem zufälligen Zeitpunkt eine Blutprobe entnommen und der Blutzuckerspiegel gemessen. Ein Wert über 11,1 mmol/l (oder 200 mg/dl) gilt als diabetisch, sofern er von anderen Symptomen begleitet wird.

Diagnostische Kriterien für Diabetes

Blutglucose im Nüchternzustand > 7,0 mmol/l (126 mg/dl)
2 Stunden Blutglucose > 11,1 mmol/l (200 mg/dl) während OGTT
A1C > 6,5 % (48 mmol/mol)
Symptome der Hyperglykämie und Gelegenheits-Blutglucose > 11,1 mmol/l (200 mg/dl)

Die Menge an Glucose, die im Blut zirkuliert, ist erstaunlich gering – ungefähr ein Teelöffel. Glucose schwimmt nicht frei im Blut, der Großteil davon befindet sich in unseren Zellen.

Hormone regulieren unseren Blutzucker streng, um einen extrem hohen oder niedrigen Spiegel zu vermeiden. Auch wenn wir viel Zucker essen, bleibt der Blutzuckerspiegel aufgrund der koordinierten Aktionen verschiedener Hormone immer noch in einem erstaunlich engen, kontrollierten Bereich.

Wenn die Glucose durch den Darmtrakt ins Blut gelangt, schütten die Inselzellen im Pankreas das Hormon Insulin aus. Mit dessen Hilfe gelangt die Glucose in die Zellen und steht dort als Energiequelle zur Verfügung. Der Körper speichert überschüssige Glucose für eine künftige Verwendung in der Leber, wodurch die Blutglucose ein normales Maß nicht übersteigt.

Typ-1-Diabetes: die Fakten

Typ-1-Diabetes wurde früher »Jugenddiabetes« genannt, weil er normalerweise bereits in der Kindheit einsetzt. Obwohl 75 Prozent aller Patienten zum Zeitpunkt der Diagnose unter 18 Jahre alt sind, kann diese Form von Diabetes in jedem Alter auftreten. Das globale Auftreten von Typ-1-Diabetes hat in den letzten Jahrzehnten aus unbekannten Gründen zugenommen und könnte in den USA um bis zu 5,3 Prozent jährlich steigen.[3] In Europa werden sich bei dem aktuellen Tempo die neuen Fälle von Typ-1-Diabetes zwischen 2005 und 2030 verdoppeln.

Typ-1-Diabetes ist eine Autoimmunerkrankung, das heißt, dass das Immunsystem die Zellen beschädigt, die das Insulin ausschütten. Das Blut des Patienten enthält Antikörper für die normalen Inselzellen, die ein Nachweis für den Autoimmunangriff sind. Im Laufe der Zeit führt die kumulative Zerstörung der insulinproduzierenden Zellen dazu, dass sich der Typ-1-Diabetes zu einem massiven Insulindefizit ausweitet, woraufhin normalerweise die Symptome auftreten.[4]

Es gibt eine starke genetische Prädisposition für Typ-1-Diabetes, aber was genau diese Autoimmunerkrankung auslöst, ist noch unbekannt. Eine saisonale Variation der Diagnose weist möglicherweise auf einen Infekt als Auslöser hin, aber um welchen es sich konkret handelt, ist noch nicht erforscht. Andere Umweltfaktoren können ebenfalls eine Rolle spielen, unter anderem eine Unverträglichkeit von Kuhmilch, Gluten und ein niedriger Vitamin-D-Spiegel. Typ-1-Diabetes tritt häufig mit anderen Autoimmunkrankheiten auf, wie etwa der Basedowschen Krankheit, welche die Schilddrüse betrifft, oder Vitiligo, einer Pigmentstörung der Haut.

Typ-1-Diabetiker weisen einen massiven Insulinmangel auf. Daher ist der Eckpfeiler einer erfolgreichen Behandlung der angemessene Ersatz des fehlenden Hormons Insulin. Die Entwicklung von Insulinspritzen hat die Prognose dramatisch verbessert und den Eindruck erzeugt, dass Diabetes Typ 1 heilbar ist. Aber die Geschichte ist nicht gut ausgegangen. Langfristig haben Typ-1-Diabetiker ein wesentlich höheres Risiko als Nichtdiabetiker, Komplikationen zu erleiden, die fast alle Organe des Körpers betreffen können. Im Vergleich zu gesunden Patienten haben Typ-1-Diabetiker eine um fünf bis acht Jahre geringere Lebenserwartung und ein über zehnmal höheres Risiko einer Herzinsuffizienz.[5]

Typ-2-Diabetes: die Fakten

Typ-2-Diabetes hat früher vor allem ältere Erwachsene betroffen, aber die Zahl der Kinder, die weltweit daran erkranken,[6] nimmt drastisch zu und spiegelt die Zunahme der Kinderfettleibigkeit wider.[7] Eine Klinik in New York City berichtete von einer zehnfachen Zunahme neuer Diabetesfälle zwischen 1990 und 2000, wobei die Hälfte aller neuen Fälle vom Typ 2 waren.[8] Im Jahr 2001 waren weniger als 3 Prozent der neu diagnostizierten Diabetesfälle bei Jugendlichen vom Typ 2. Nur ein Jahrzehnt später, im Jahr 2011, ist dieser Wert auf 45 Prozent gestiegen.[9] Das ist eine wahrhaft beeindruckende Epidemie. In weniger Zeit, als ein guter Käse für seine Reifung braucht, hat Typ-2-Diabetes wie ein Zyklon gewütet und eine Schneise der Verwüstung hinterlassen.

Insgesamt macht Typ-2-Diabetes etwa 90 bis 95 Prozent aller Diabetesfälle weltweit aus. Er entwickelt sich über viele Jahre hinweg und hat einen nachvollziehbaren Verlauf – vom Normalzustand über Prädiabetes bis hin zum ausgewachsenen Typ-2-Diabetes. Das Risiko nimmt mit zunehmendem Alter und Körpergewicht zu.

Die Hyperglykämie tritt hier jedoch nicht wie bei Typ-1-Diabetes aufgrund von Insulinmangel auf, sondern aufgrund einer Insulinresistenz. Als Forscher die ersten Insulintests entwickelten, rechneten sie damit, dass Typ-

2-Diabetiker einen sehr niedrigen Spiegel aufweisen würden, doch zu ihrem Erstaunen war ihr Insulinspiegel sehr hoch.

Wenn das Insulin nicht in der Lage ist, den Blutzucker zu senken, liegt eine Insulinresistenz vor. Der Körper überwindet diese Resistenz durch eine höhere Insulinausschüttung, um einen normalen Blutzuckerspiegel aufrechtzuerhalten. Der Preis dafür ist ein hoher Insulinspiegel. Aber dieser Ausgleich hat seine Grenzen. Wenn die Insulinausschüttung mit der steigenden Resistenz nicht Schritt halten kann, steigt der Blutzucker, was zur Diagnose Typ-2-Diabetes führt.

Verschiedene Ursachen erfordern verschiedene Heilungen

Im Grunde kann man sagen, dass Typ-1- und Typ-2-Diabetes diametral entgegengesetzt sind, denn die eine Krankheit zeichnet sich durch einen sehr niedrigen Insulinspiegel aus, die andere durch einen sehr hohen. Doch seltsamerweise ist die medikamentöse Standardbehandlung in beiden Fällen dieselbe. Sie zielt jeweils auf den Blutzuckerwert ab und will diesen durch eine Erhöhung des Insulinspiegels senken, obwohl der hohe Blutzuckerspiegel nur das Symptom der Krankheit ist und nicht die Krankheit selbst.

Insulin hilft bei Typ-1-Diabetes, weil das Kernproblem der Krankheit ein Mangel an natürlich im Körper vorkommendem Insulin ist. Aber das Kernproblem bei Typ-2-Diabetes ist eine Insulinresistenz, die praktisch unbehandelt bleibt, weil es keinen klaren Konsens über ihre Ursache gibt. Ohne dieses Verständnis besteht keine Hoffnung, die Krankheit rückgängig zu machen. Das ist unsere Herausforderung. Es mag ein hohes Ziel sein, aber der Lohn ist genauso verlockend: die Heilung von Typ-2-Diabetes.

3

Der Ganzkörpereffekt

Im Gegensatz zu so ziemlich jeder anderen bekannten Krankheit hat Diabetes das einzigartige und gefährliche Potenzial, den gesamten Körper zu zerstören. Praktisch kein Organsystem bleibt von ihm verschont. Diese Komplikationen werden entweder als *mikrovaskulär* (die kleinen Blutgefäße betreffend) oder als *makrovaskulär* (die großen Blutgefäße betreffend) klassifiziert.

Bestimmte Organe, wie etwa Augen, Nieren und Nerven, werden überwiegend durch kleine Blutgefäße versorgt. Schäden an diesen kleinen Blutgefäßen führen zu Sehstörungen, chronischer Niereninsuffizienz und Nervenschäden, die bei langjährigen Diabetikern typischerweise auftreten. Diese werden kollektiv als *mikrovaskuläre Krankheiten* bezeichnet. Andere Organe, wie etwa Herz, Gehirn und Beine, werden von großen Blutgefäßen durchzogen. Schäden an größeren Blutgefäßen führen zu ihrer Verengung durch atherosklerotische Plaque. Wenn diese Plaque reißt, entstehen Entzündungen und Blutgerinnsel, die Herzinfarkte, Schlaganfälle und Wundbrand an den Beinen auslösen. Das sind die sogenannten *makrovaskulären Krankheiten*.

Wie Diabetes diesen Schaden an den Blutgefäßen verursacht, wird im Laufe dieses Buchs noch ausführlich besprochen. Er wurde gemeinhin als Folge eines hohen Blutzuckers betrachtet, aber wie wir noch sehen werden, ist die Wahrheit weit davon entfernt. Neben den vaskulären Krankheiten gibt es noch viele andere Komplikationen, darunter Hautprobleme, Leberverfettung, Infektionen, polyzystisches Ovarialsyndrom (PCOS), Alzheimer-Krankheit und Krebs. Aber fangen wir zunächst mit den Problemen an, die mit den kleinen Blutgefäßen in Zusammenhang stehen.

Mikrovaskuläre Komplikationen

Retinopathie

Diabetes ist die Hauptursache für Erblindungen in den USA.[1] Augenkrankheiten – in der Regel sind es Schäden an der Netzhaut (Retinopathie) – zählen zu den häufigsten Komplikationen, die mit Diabetes einhergehen. Die Netzhaut ist eine lichtempfindliche Nervenschicht an der Augenrückwand, die ihr »Bild« an das Gehirn sendet. Diabetes schwächt die kleinen Blutgefäße der Netzhaut, was dazu führt, dass Blut und andere Flüssigkeiten austreten. Während einer normalen Augenuntersuchung kann dieses Leck mit einer herkömmlichen Augenspiegelung (Ophthalmoskopie) sichtbar gemacht werden.

Infolge dieses Schadens bilden sich in der Netzhaut neue Blutgefäße, die aber zart und empfindlich sind. Dies führt zu weiteren Blutungen und zur Bildung von Narbengewebe. In schweren Fällen kann dieses Narbengewebe die Netzhaut abheben und damit ihre normale Position verändern, was schließlich zur Erblindung führt. Eine Laserbehandlung kann eine Retinopathie verhindern, indem die leckenden neuen Blutgefäße abgedichtet oder zerstört werden.

Geschätzte 10 000 Neuerblindungen jährlich sind in den USA die Folge einer diabetischen Retinopathie.[2] Ob sich eine Retinopathie entwickelt, hängt davon ab, wie lange der Diabetes bereits besteht und wie schwer die Erkrankung ist.[3] Die meisten Typ-1-Diabetiker entwickeln innerhalb von 20 Jahren eine mehr oder minder stark ausgeprägte Retinopathie. Bei Typ-2-Diabetikern kann bereits sieben Jahre *vor* einer Diabetesdiagnose eine Retinopathie auftreten.

Nephropathie

Die Hauptaufgabe der Nieren ist es, das Blut zu reinigen. Wenn sie nicht mehr dazu in der Lage sind, sammeln sich im Körper Giftstoffe, was zu Appetitverlust, Gewichtsabnahme, Übelkeit und Erbrechen führt. Wenn die Krankheit nicht behandelt wird, führt sie zu Koma und Tod. In den USA erhalten über 100 000 Patienten jährlich die Diagnose chronisches Nierenversagen, was im Jahr 2005 Kosten in Höhe von 32 Milliarden Dollar verursacht hat. Die Krankheit ist aber nicht nur in finanzieller, sondern auch in emotionaler Hinsicht extrem belastend.

Diabetische Niereninsuffizienz (Nephropathie) ist die Hauptursache für chronisches Nierenversagen im Endstadium in den USA, und im Jahr 2005 machte sie 44 Prozent aller Neuerkrankungen aus.[4] Patienten, deren Nieren eine Funktionseinschränkung von 90 Prozent aufweisen, benötigen eine Dialyse, um die akkumulierten Giftstoffe im Blut zu beseitigen.

Angepasste Prävalenz von chronischem Nierenversagen im Endstadium[5]

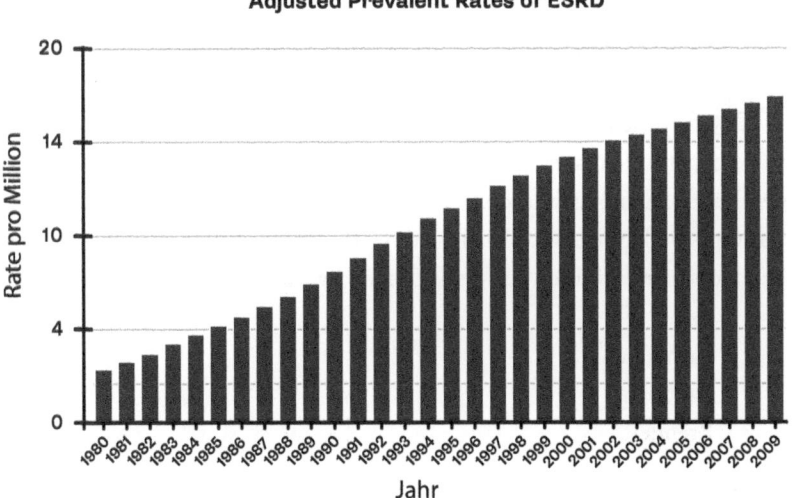

Adjusted Prevalent Rates of ESRD

Hierbei wird das »schmutzige« Blut des Patienten über das Dialysegerät von Schadstoffen gereinigt, bevor das saubere Blut wieder in den Körper geleitet wird. Um am Leben zu bleiben, müssen die Patienten dreimal wöchentlich für vier Stunden an die Dialyse angeschlossen werden, und zwar so lange, bis sie eine Transplantation erhalten. Die diabetische Niereninsuffizienz entwickelt sich oft über einen Zeitraum von 15 bis 25 Jahren, aber wie die Retinopathie kann sie manchmal bereits vor dem eigentlichen Auftreten von Typ-2-Diabetes diagnostiziert werden. Geschätzte 2 Prozent aller Typ-2-Diabetiker erkranken jedes Jahr daran. Zehn Jahre nach der Diagnose sind 25 Prozent der Patienten nierenkrank.[6] Wenn erst einmal eine diabetische Nephropathie vorliegt, verschlimmert sie sich in der Regel und führt zu einer immer stärker eingeschränkten Nierenfunktion, bis der Patient schließlich eine Dialyse oder eine Transplantation benötigt.

Neuropathie

Etwa 60 bis 70 Prozent aller Diabetiker sind von diabetischen Nervenschäden (Neuropathien) betroffen.[7] Auch hier gilt: Je länger der Diabetes vorliegt und je schwerer der Krankheitsverlauf ist, umso höher ist das Risiko für eine Neuropathie.[8]

Es gibt verschiedene Arten von diabetischen Nervenschäden. Normalerweise betrifft die diabetische Neuropathie die peripheren Nerven, zuerst in den Füßen, dann auch in den Händen und Armen, was zum sogenannten Strumpf- beziehungsweise Handschuhgefühl führt. Schäden an verschiedenen Nervenarten führen zu verschiedenen Symptomen, unter anderem:

- Kribbeln,
- Taubheit,
- Brennen,
- Schmerz.

Der Dauerschmerz, der mit einer schweren diabetischen Neuropathie einhergeht, ist stark beeinträchtigend und die Symptome sind nachts normalerweise schlimmer. Selbst starke Schmerzmittel wie Narkotika sind oft wirkungslos. Patienten spüren manchmal aber auch keine Schmerzen, sondern vielmehr völlige Taubheit. Anhand einer eingehenden medizinischen Untersuchung kann ermittelt werden, ob eine verringerte Empfindlichkeit gegenüber Berührung, Vibration und Temperatur sowie ein Verlust der Reflexe in den betroffenen Körperbereichen vorliegen.

Ein Gefühlsverlust scheint vernachlässigbar, doch er ist alles andere als das. Schmerz schützt uns vor schädigenden Traumata. Wenn wir uns den Zeh anstoßen oder in der falschen Position liegen, sagt uns der Schmerz, dass wir uns schnell anpassen müssen, um uns vor weiterem Gewebeschaden zu schützen. Wenn wir keine Schmerzen spüren, ändern wir unser Verhalten nicht und riskieren damit, wiederholte Traumata zu erleiden. Über die Jahre nimmt der Schaden zu und kann manchmal dauerhaft entstellend sein. Ein typisches Beispiel ist der Fuß. Ein signifikanter Nervenschaden kann zur vollständigen Zerstörung des Gelenks führen – ein Zustand namens Charcot-Fuß –, der unter Umständen zur Folge hat, dass der Patient nicht mehr gehen kann und möglicherweise seinen Fuß durch eine Amputation verliert. Eine weitere Nervenkrankheit, die die großen Muskelgruppen betrifft, ist die sogenannte *diabetische Amyotrophie*, die sich durch starke Schmerzen und Muskelschwäche auszeichnet, vor allem in den Oberschenkeln.[9]

Das autonome Nervensystem steuert automatisch ablaufende Körperfunktionen wie Atmung, Verdauung, Schweißbildung und Herzfrequenz. Schäden an diesen Nerven können Übelkeit, Erbrechen, Verstopfung, Durchfall, Blasenschwäche, erektile Dysfunktion und orthostatische Hypotension (ein plötzlicher massiver Abfall des Blutdrucks beim Aufstehen) herbeiführen. Wenn die Nerven zum Herzen betroffen sind, steigt das Risiko für einen stillen Infarkt, möglicherweise mit Todesfolge.[10]

Es gibt zurzeit keine Behandlung, die einen diabetischen Nervenschaden rückgängig macht. Medikamente können zwar helfen, die Symptome zu lindern, ändern aber nicht den Verlauf. Eine Neuropathie kann also nur verhindert und nicht geheilt werden.

Makrovaskuläre Komplikationen

Atherosklerose (Gefäßverkalkung)

Atherosklerose ist eine Erkrankung der Arterien, bei der sich Ablagerungen einer fettigen Substanz in den Innenwänden der Blutgefäße anreichern und zu einer Verengung und Verhärtung führen. Dies verursacht kardiovaskuläre Erkrankungen wie Herzinfarkte, Schlaganfälle und periphere arterielle Verschlusskrankheit. Diabetes erhöht das Risiko von Atherosklerose erheblich.

Es wird oft fälschlicherweise angenommen, dass Atherosklerose aufgrund von Cholesterin entsteht, das langsam die Arterien verstopft, so wie sich Ablagerungen in einem Abwasserrohr festsetzen. Sie entsteht jedoch, weil die Arterie verletzt ist, obwohl die genaue Ursache für die Verletzung unbekannt ist. Es gibt viele Faktoren, die dazu beitragen, unter anderem das Alter, die genetische Veranlagung, Rauchen, Diabetes, Stress, hoher Blutdruck und mangelnde körperliche Aktivität. Jeder Schaden an den Gefäßwänden kann eine Kaskade von Entzündungen auslösen. Cholesterin, eine wachsartige, fettige Substanz, die in den Körperzellen vorkommt, dringt in den beschädigten Bereich ein und verengt das Blutgefäß. Der glatte Muskel, der das Gewebe des Blutgefäßes unterstützt, weitet sich, und Kollagen, ein strukturelles Protein, das im Körper in großer Menge vorhanden ist, akkumuliert sich ebenfalls infolge dieser Verletzung. Dies führt zu einer weiteren Verengung des Blutgefäßes. Im Gegensatz zu einer einzelnen Schädigung, die repariert werden kann, tritt diese Reaktion aufgrund chronischer Verletzungen der Gefäßwand auf.

Das Ergebnis ist die Entwicklung von Plaque, bekannt als *Atherom* – ein Beutel aus Cholesterin, glatten Muskelzellen und Entzündungszellen in der Blutgefäßwand. Dieses schränkt die Durchblutung der betroffenen Organe zunehmend ein. Wenn das Atherom reißt, bildet sich ein Thrombus (Blutgerinnsel). Die plötzliche Verstopfung der Arterie durch das Gerinnsel beeinträchtigt die normale Durchblutung und das wiederum führt dazu, dass den stromabwärts gelegenen Zellen nicht genügend Sauerstoff zur Verfügung steht, was das Absterben der Zellen und kardiovaskuläre Erkrankungen zur Folge hat.

Herzinsuffizienz

Herzinfarkte, die medizinisch als *Myokardinfarkte* bezeichnet werden, sind die bekanntesten und gefürchtetsten Komplikationen, die bei Diabetes auftreten können. Sie werden durch Atherosklerose in den Blutgefäßen verursacht, die das Herz versorgen. Die plötzliche Verstopfung dieser Arterien verursacht eine Sauerstoffunterversorgung des Herzens, was zu einem teilweisen Absterben des Herzmuskels führt.

Die Framingham-Studien, die in den 1970er Jahren durchgeführt wurden, stellten eine enge Verbindung zwischen Herzinsuffizienz und Diabetes her.[11] Diabetes verdoppelt bis vervierfacht demnach das Risiko für kardiovaskuläre Erkrankungen, und diese Komplikationen entwickeln sich im Vergleich zu Nichtdiabetikern bereits in jüngeren Jahren. 68 Prozent aller Diabetiker im Alter von 65 Jahren oder älter sterben an Herzinsuffizienz, weitere 16 Prozent sterben an einem Schlaganfall.[12] Es ist daher äußerst wichtig, das Risiko für makrovaskuläre Krankheiten zu reduzieren. Kardiovaskuläre Erkrankungen sind wesentlich häufiger für einen frühen Tod und schwere gesundheitliche Beeinträchtigungen verantwortlich als mikrovaskuläre Krankheiten. Im Laufe der letzten drei Jahrzehnte gab es signifikante Verbesserungen bei der Behandlung von Herzinsuffizienz, aber Diabetiker konnten diesen Fortschritt kaum nutzen. Während die allgemeine Sterberate für männliche Nichtdiabetiker um 36,4 Prozent gesunken ist, hat sie für männliche Diabetiker lediglich um 13,1 Prozent abgenommen.[13]

Schlaganfall

Ein Schlaganfall wird durch Atherosklerose in den großen Blutgefäßen verursacht, die das Gehirn mit Sauerstoff versorgen. Eine plötzliche Störung der normalen Durchblutung verursacht eine Sauerstoffunterversorgung des Gehirns, die dazu führen kann, dass Hirnbereiche absterben. Je nachdem welcher Bereich betroffen ist, können unterschiedliche Symptome auftreten, aber die fatale Wirkung eines Schlaganfalls darf nicht unterschätzt werden. In den USA sind Schlaganfälle die dritthäufigste Todesursache und der Hauptgrund für Behinderungen.

Diabetes ist der stärkste unabhängige Risikofaktor für Schlaganfälle, das heißt, dass Diabetes für sich genommen das Risiko für einen Schlaganfall um 150 bis 400 Prozent erhöht.[14] Ungefähr ein Viertel aller neuen Schlaganfälle treten bei Diabetikern auf.[15] Mit jedem Jahr, in dem eine Diabeteserkrankung vorliegt, steigt das Risiko für einen Schlaganfall um 3 Prozent[16], und die Prognose ist auch deutlich schlimmer.

Periphere arterielle Verschlusskrankheit

Die periphere arterielle Verschlusskrankheit, kurz paVK, wird durch Atherosklerose der großen Blutgefäße verursacht, die die Beine versorgen. Die Störung der normalen Durchblutung führt dazu, dass die Beine nicht ausreichend mit sauerstofftransportierendem Hämoglobin versorgt werden. Die gängigsten Symptome von paVK sind Schmerzen oder Krämpfe, die beim Gehen auftreten und in Ruhe nachlassen. Wenn sich die Blutgefäße verengen und die Durchblutung abnimmt, kann der Schmerz auch bei Inaktivität auftreten, vor allem nachts. Eine paVK verringert die Mobilität erheblich, was zu einer langfristigen körperlichen Beeinträchtigung führen kann.

Haut, die schlecht mit Blut versorgt wird, nimmt leichter Schaden und heilt langsamer. Bei Diabetikern können aus kleinen Wunden oder Verletzungen an den Füßen chronische Fußgeschwüre werden. In schweren Fällen entstehen offene Wunden, die zu Wundbrand führen. Zu diesem Zeitpunkt ist die Durchblutung stark eingeschränkt oder vollständig eingestellt, was zu einem Absterben des Gewebes führt, und der betroffene Körperteil muss – als letzte und leider unvermeidliche Maßnahme – amputiert werden, um chronische Infektionen zu behandeln und Schmerzen zu lindern.

Neben Rauchen ist Diabetes der größte Risikofaktor für eine paVK. Der Gesundheitszustand von ungefähr 27 Prozent aller Diabetiker mit einer paVK wird sich über einen Zeitraum von fünf Jahren progressiv verschlechtern und 4 Prozent werden eine Amputation benötigen.[17] Patienten mit Wundbrand und Amputierte werden vielleicht nie wieder gehen können, was zu einer gesundheitlichen Abwärtsspirale führen kann: Eine eingeschränkte Bewegungsfähigkeit führt zu nachlassender körperlicher Aktivität, die wiederum zu progressivem Muskelabbau führt. Schwächere Muskeln führen wiederum zu weniger körperlicher Aktivität – ein Teufelskreis.

Andere Komplikationen

Alzheimer-Krankheit

Die Alzheimer-Krankheit ist eine chronische, progressive, neurodegenerative Erkrankung, die zu Gedächtnisverlust, Persönlichkeitsveränderungen und kognitiven Problemen führt. Sie ist die am weitesten verbreitete Form der Altersdemenz und die sechsthäufigste Todesursache in den USA.[18] Die Alzheimer-Krankheit steht möglicherweise mit einer gestörten Glucoseverwertung in Zusammenhang, es könnte sich dabei um eine Form von selektiver Insulinresistenz im Gehirn handeln. Die Verbindung zwischen der Alzheimer-Krankheit und Diabetes ist mittlerweile so offensichtlich, dass viele Forscher vorgeschlagen haben, die Alzheimer-Krankheit als Typ-3-Diabetes zu bezeichnen.[19] Diese Thematik sprengt jedoch den Rahmen dieses Buchs.

Krebs

Typ-2-Diabetes erhöht das Risiko, an einem der gängigsten Krebstypen zu erkranken, unter anderem Brust-, Magen-, Enddarm-, Nieren- und Gebärmutterkrebs. Das kann mit einigen Antidiabetika in Zusammenhang stehen, die in Kapitel 10 ausführlicher besprochen werden. Die Überlebensrate von Krebspatienten mit vorliegendem Diabetes ist deutlich niedriger als die von Nichtdiabetikern.[20]

Leberverfettung

Eine nichtalkoholische Fettlebererkrankung (NAFLD) wird als Speicherung und Ansammlung von überschüssigem Fett definiert, das in Form von Triglyzeriden eingelagert wird und über 5 Prozent des Gesamtgewichts der Leber ausmacht. Eine entsprechende Diagnose lässt sich mithilfe einer Ultraschalluntersuchung des Bauchraums stellen. Wenn das überschüssige Fett dem Lebergewebe Schaden zufügt, der durch herkömmliche Bluttests ermittelt werden kann, liegt eine nichtalkoholische Steatohepatitis (NASH) vor. Aktuellen Schätzungen zufolge sind 30 Prozent der US-Bevölkerung von einer nichtalkoholischen Fettleber betroffen und 5 Prozent von einer alkoholischen Fettleber; beide Krankheiten sind wichtige Ursachen für Leberzirrhose, eine irreversible Vernarbung der Leber.[21]

Eine nichtalkoholische Fettlebererkrankung ist bei einer Typ-1-Diabetes-Neuerkrankung praktisch nicht existent. Im Gegensatz dazu leiden bis zu 75 Prozent aller Typ-2-Diabetiker daran. Die zentrale Rolle der Fettleber wird in Kapitel 7 ausführlich erklärt.

Infektionen

Diabetiker neigen eher dazu, an Infektionen zu erkranken, die durch fremde Organismen verursacht werden, welche in den Körper eindringen und sich dort vermehren. Sie sind nicht nur anfälliger für viele Arten von Bakterien- und Pilzinfektionen als Nichtdiabetiker, die Auswirkungen sind auch viel schwerwiegender. Diabetiker haben zum Beispiel ein vier- bis fünfmal höheres Risiko, an einer schweren Niereninfektion zu erkranken.[22] Alle Arten von Pilzinfektionen, darunter Kandidose, vaginale Pilzinfektionen, Nagelpilz und Fußpilz, treten bei Diabetikern wesentlich häufiger auf.

Zu den für Diabetiker gefährlichsten Infektionen zählen jene, die die Füße betreffen. Trotz einer angemessenen Kontrolle der Blutglucose entwickeln 15 Prozent aller Diabetiker im Laufe ihres Lebens nicht heilende Fußverletzungen. In diese Verletzungen dringen oft verschiedene Mikroorganismen ein, sodass die Anwendung eines Breitbandantibiotikums erforderlich wird. Die verschlechterte Durchblutung, die mit einer paVK in Verbindung steht, trägt ebenfalls zur schlechteren Wundheilung bei. Infolgedessen ist das Risiko für eine Fuß- oder Beinamputation bei Diabetikern fünfzehnmal höher – sie machen über 50 Prozent aller Amputationen aus, die in den USA vorgenommen werden (Unfälle nicht eingeschlossen). Es wird geschätzt, dass jedes infizierte diabetische Fußgeschwür Behandlungskosten in Höhe von rund 25 000 Dollar verursacht.[23]

Es gibt noch viele Faktoren, die zu den höheren Infektionsraten beitragen. Ein hoher Blutzuckerspiegel schwächt das Immunsystem. Außerdem kann eine schlechte Durchblutung die Fähigkeit der weißen Blutkörperchen beeinträchtigen, alle Körperteile zu erreichen und Infektionen zu bekämpfen.

Erkrankungen der Haut und Nägel

Es gibt auch zahlreiche Haut- und Nagelerkrankungen, die mit Diabetes in Zusammenhang stehen. Normalerweise stören sie mehr in ästhetischer als in gesundheitlicher Hinsicht. Allerdings weisen sie oft auf eine zugrunde liegende gravierende Diabeteserkrankung hin, die eine medizinische Behandlung erfordert.

Acanthosis nigricans ist eine grau-schwarze, samtige Hautverdickung, vor allem am Nacken und in den Körperfalten, die durch einen hohen Insulinspiegel verursacht wird. Eine diabetische Dermopathie erscheint an den unteren Extremitäten als dunkle, schuppige Hautläsion, oft in Form von Flecken auf den Schienbeinen. Weiche Fibrome sind Hautausstülpungen, die häufig an den Augenlidern, im Nacken und in den Achseln auftreten. Über 25 Prozent der Patienten mit weichen Fibromen haben Diabetes.[24] Nagelprobleme sind bei Diabetikern ebenfalls gängig, vor allem Pilzinfektionen. Die Nägel werden gelblich braun, verdicken und lösen sich vom Nagelbett (*Onycholyse*).

Erektile Dysfunktion

Gemeindebasierte Populationsstudien von Erwachsenen im Alter zwischen 39 und 70 Jahren ergaben, dass die Prävalenz von Impotenz zwischen 10 und 50 Prozent beträgt. Diabetes ist ein wesentlicher Risikofaktor, er erhöht das Risiko für eine erektile Dysfunktion um mehr als das Dreifache und betrifft Patienten, die vergleichsweise jung sind. Eine schlechte Durchblutung bei Diabetikern ist der wahrscheinliche Grund für dieses erhöhte Risiko.

Das Risiko für eine erektile Dysfunktion nimmt auch mit dem Alter und dem Ausmaß der Insulinresistenz zu, wobei geschätzte 50 bis 60 Prozent der Diabetiker im Alter von über 50 Jahren dieses Problem haben.[25]

Polyzystisches Ovarialsyndrom

Ein gestörter Hormonhaushalt kann dazu führen, dass manche Frauen Zysten – gutartige Wucherungen – in den Ovarien entwickeln. Dieser Zustand, das sogenannte polyzystische Ovarialsyndrom, kurz PCOS, zeichnet sich durch eine unregelmäßige Periode, einen übermäßig hohen Testosteronspiegel und Zysten aus, die normalerweise mit einer Ultraschalluntersuchung nachgewiesen werden können. PCOS-Patientinnen haben einige Gemeinsamkeiten mit Typ-2-Diabetikern, unter anderem Fettleibigkeit, Hypertonie, hohes Cholesterin und Insulinresistenz. PCOS wird durch eine erhöhte Insulinresistenz[26] verursacht und erhöht bei jungen Frauen das Risiko für Typ-2-Diabetes um das Drei- bis Fünffache.

Die Ursache behandeln, nicht die Symptome

Während die meisten Krankheiten ein einziges Organsystem angreifen, befällt der Diabetes jedes Organ auf unterschiedliche Weise. Infolgedessen ist er die Hauptursache für Erblindungen. Er ist die Hauptursache für Nierenversagen. Er ist die Hauptursache für Herzinsuffizienz. Er ist die Hauptursache für Schlaganfälle. Er ist die Hauptursache für Amputationen. Er ist die Hauptursache für Demenz. Er ist die Hauptursache für Unfruchtbarkeit. Er ist die Hauptursache für Nervenschäden.

Aber die große Frage ist, warum sich diese Probleme *verschlimmern* und nicht bessern, obwohl diese Krankheit bereits seit Jahrhunderten bekannt ist. Je mehr wir über Diabetes wissen, umso mehr steht eigentlich zu erwarten, dass sich die Komplikationen verringern. Das tun sie aber nicht! Wenn sich die Situation also verschlimmert, ist die einzige logische Erklärung, dass unser Verständnis von und Vorgehen bei Typ-2-Diabetes grundlegend falsch sind.

Wir wollen um jeden Preis den Blutzuckerspiegel senken. Aber hoher Blutzucker ist nur ein Symptom und nicht die Ursache. Die eigentliche Ursache für Hyperglykämie bei Typ-2-Diabetes ist die hohe Insulinresistenz. Solange wir dieses Grundproblem nicht beseitigen, breitet sich die Epidemie von Typ-2-Diabetes und allen damit verbundenen Komplikationen nur weiter aus. Wir müssen also ganz von vorne anfangen. Was verursacht Typ-2-Diabetes? Was verursacht Insulinresistenz und wie können wir sie rückgängig machen? Fettleibigkeit spielt dabei offensichtlich eine große Rolle. Wir müssen mit der Ätiologie der Fettleibigkeit beginnen.

SIMON

Als Simon, 66 Jahre alt, an meinem IDM-Programm teilnahm, wog er 120 Kilogramm, hatte einen Taillenumfang von 135 Zentimetern und einen BMI von 43. Er hatte acht Jahre zuvor die Diagnose Diabetes erhalten und nahm Sitagliptin, Metformin und Glicizid ein, um seinen Blutzuckerspiegel zu regulieren. Außerdem hatte er bereits Vorerkrankungen: Er hatte hohen Blutdruck und einen Teil seiner Niere durch eine Krebserkrankung verloren.

Wir berieten ihn, empfahlen ihm eine kohlenhydratarme Ernährung mit viel gesundem Fett und rieten ihm dazu, dreimal wöchentlich für jeweils 24 Stunden zu fasten. Innerhalb von sechs Monaten konnte er alle Medikamente bis auf Canagliflozin absetzen, das er noch eine Zeit lang nahm, um besser abzunehmen. Ein Jahr später konnte Simon auch auf dieses Medikament verzichten, weil sich sein Gewicht und Blutzucker signifikant verbessert hatten. Seither nimmt er überhaupt keine Medikamente mehr.

Bei seiner letzten Untersuchung lag Simons Hämoglobin A1c bei 5,9 Prozent, was als nichtdiabetisch gilt, und er hat seit über zwei Jahren seinen Gewichtsverlust von über 22 Kilogramm aufrechterhalten. Heute erfreut er sich bester Gesundheit. Seine Hosengröße hat sich um drei Nummern verkleinert und der Typ-2-Diabetes, den er zuvor für unheilbar gehalten hatte, ist vollständig verschwunden. Simon ernährt sich weiterhin kohlenhydratarm und fastet zweimal pro Woche für jeweils 24 Stunden.

BRIDGET

Als wir Bridget, 62 Jahre alt, kennenlernten, litt sie bereits seit Jahren an Typ-2-Diabetes, chronischer Niereninsuffizienz und hohem Blutdruck. Sie war in starkem Maße insulinresistent und benötigte 210 Einheiten Insulin am Tag, um ihren Blutzucker unter Kontrolle zu halten. Sie wog 147 Kilogramm, hatte einen Taillenumfang von 147 Zentimetern und einen BMI von 54,1.

Sie war fest entschlossen, das Insulin abzusetzen, und fing mit einer siebentägigen Fastenkur an, die so gut lief und ihr so viel Zuversicht gab, dass sie noch zwei weitere Wochen fastete. Am Ende der 21 Tage hatte sie nicht nur aufgehört, sich Insulin zu spritzen, sondern benötigte überhaupt keine Antidiabetika mehr. Um ihr neues, niedrigeres Gewicht zu halten, fastete sie fortan jeden zweiten Tag für 24 bis 36 Stunden und fing wieder an, Dapagliflozin einzunehmen, um ihr Gewicht unter Kontrolle zu halten. In dieser Zeit lag ihr A1c bei 6,8 Prozent – ein besserer Wert als zu der Zeit, als sie noch Insulin nahm.

Vor dem IDM-Programm fühlte sich Bridget ständig müde und schleppte sich nur mit großer Anstrengung in meine Praxis. Als sie mit dem Fasten anfing, fühlte sie sich frischer und konnte sich besser bewegen. Ihre Konfektionsgröße reduzierte sich merklich. Bridget nimmt seit drei Jahren kein Insulin mehr und hat in dieser Zeit ihren Gewichtsverlust von insgesamt knapp 30 Kilogramm aufrechterhalten. Ihr Blutdruck hat sich normalisiert und sie konnte alle Medikamente absetzen.

Teil II

HYPERINSULINÄMIE UND INSULINRESISTENZ

4

Diabesitas: die Kalorienlüge

Diabesitas ist eine Wortneuschöpfung, die aus Diabetes, also Typ-2-Diabetes, und Adipositas besteht. So wie das mittlerweile allseits bekannte Wort »Bromance« vermittelt es einen engen Zusammenhang zwischen den beiden Vorstellungen. Diabetes und Adipositas sind in der Tat ein und dieselbe Krankheit – so seltsam es auch klingen mag. Doch viele Ärzte erkennen diese offenkundige und grundlegende Verbindung nicht immer.

Im Jahr 1990, als Grunge der Rockmusik neue Impulse verlieh und Hüfttaschen nicht nur von Touristen mittleren Alters getragen wurden, identifizierte Dr. Walter Willett, heute Professor für Epidemiologie und Ernährung an der Harvard School of Public Health, die starke und konsistente Beziehung zwischen einer Gewichtszunahme und Typ-2-Diabetes.

Ende der 1970er Jahre hatte die Fettleibigkeitsepidemie bereits begonnen, sie war aber noch nicht das Desaster für die öffentliche Gesundheit, das sie heute ist. Typ-2-Diabetes bot damals noch kaum Anlass zur Sorge. Vielmehr war Aids das heiße Thema. Man dachte nicht, dass Typ-2-Diabetes und Fettleibigkeit in irgendeiner Weise in Zusammenhang standen. Im Bericht des Beratungskomitees für Ernährungsrichtlinien, den das US-Landwirtschaftsministerium im Jahr 1990 veröffentlichte, stand vielmehr, dass eine leichte Gewichtszunahme ab dem 35. Lebensjahr ein Zeichen für gute Gesundheit sei.

Im selben Jahr stellte Dr. Willett diese Ansicht infrage und behauptete, dass eine Gewichtszunahme nach dem 18. Lebensjahr die Hauptdeterminante für Typ-2-Diabetes sei.[1] Eine Gewichtszunahme von 20 bis 35 Kilogramm erhöhe das Risiko für Typ-2-Diabetes um 11 300 Prozent. Eine Zunahme über 35 Kilogramm erhöhe das Risiko um 17 300 Prozent! Selbst eine geringere Gewichtszunahme könne das Risiko erheblich steigern. Doch diese Vorstellung war einer skeptischen Ärzteschaft nicht leicht zu verkaufen.[2] »Es fiel uns schwer, das erste Paper zu veröffentlichen, in dem wir darlegten, dass selbst leichtes Übergewicht das Risiko für Diabetes erheblich erhöhen kann«, erinnert sich Willett. »Sie glaubten es einfach nicht.«

Body-Mass-Index: Die Beziehung zwischen Adipositas und Diabetes

Der Body-Mass-Index, kurz BMI, ist eine standardisierte Gewichtsmessung und errechnet sich über folgende Formel:

Body-Mass-Index = Gewicht (kg) : Körpergröße^2 (m^2)

Ein BMI von über 25,0 gilt als Übergewicht, während ein BMI zwischen 18,5 und 24,9 als gesunder Bereich gilt.

Klassifikationen des Body-Mass-Index

Body-Mass-Index	Klassifikation
< 18,5	Untergewicht
18,5–24,9	Normalgewicht
25,0–29,9	Übergewicht
30,0–34,9	Adipositas
35,0–39,9	Schwere Adipositas
> 40,0	Morbide Adipositas

Dennoch haben Frauen mit einem BMI von 23 bis 23,9 ein um 360 Prozent höheres Risiko, Typ-2-Diabetes zu entwickeln, als Frauen mit einem BMI unter 22 – was umso erstaunlicher ist, als ein BMI von 23,9 als normal und gesund gilt. Bis 1995 hatten Forscher aufbauend auf dieser neuen Erkenntnis festgestellt, dass eine Gewichtszunahme von nur 5,0 bis 7,9 Kilogramm das Risiko für Typ-2-Diabetes um 90 Prozent erhöhte, während eine Gewichtszunahme von 8,0 bis 10,9 Kilogramm das Risiko um 270 Prozent erhöhte.[3] Ein Gewichtsverlust hingegen verringerte das Risiko um über 50 Prozent. Dieses Ergebnis zeigte eine enge Beziehung zwischen Gewichtszunahme und Typ-2-Diabetes auf. Noch viel düsterer war, dass dieses zusätzliche Gewicht das Sterberisiko ebenfalls erheblich erhöhte.[4]

Bald traten weitere Beweise ans Licht. Dr. Frank Speizer von der Harvard School of Public Health hatte im Jahr 1976 die ursprüngliche Nurses' Health Study (NHS) ins Leben gerufen. Diese großangelegte epidemiologische Studie ist eine der größten Untersuchungen von Risikofaktoren für kardiovaskuläre Erkrankungen und Krebs, die jemals durchgeführt wurden. Es nahmen insgesamt 121 700 Krankenschwestern teil, die aus Boston und Umgebung stammten. Dr. Willett machte mit der Nurses' Health Study II weiter, die seit 1989 im Abstand von zwei Jahren Daten von weiteren 116 000 Krankenschwestern sammelte. Zu Beginn der Studie waren alle Teilnehmerinnen relativ gesund, jedoch entwickelten viele von ihnen mit der Zeit chronische Krankheiten wie Diabetes und Herzinsuffizienz. In der Rückschau vermitteln die gesammelten Daten eine ungefähre Vorstellung davon, welche Risikofaktoren für das Auftreten dieser Krankheiten verantwortlich waren. Im Jahr 2001 zeigte Dr. Willett,[5] dass der mit Abstand wichtigste Risikofaktor für die Entwicklung von Typ-2-Diabetes wieder einmal die Fettleibigkeit war.

Glykämischer Index: Ernährung und Diabetes

Die Nurses' Health Study II veranschaulichte, dass andere Variablen ebenfalls wichtig waren. So wurde festgestellt, dass mit einem stabilen Normalgewicht, regelmäßiger Bewegung, dem Verzicht auf Zigaretten und gesunder Ernährung erstaunliche 91 Prozent aller Typ-2-Diabetesfälle potenziell vermeidbar sind. Aber die große Preisfrage ist: Was zeichnet eine »gesunde« Ernährung aus? Dr. Willett verstand unter gesunder Ernährung eine Kost, die reich an pflanzlichen Ballaststoffen und mehrfach ungesättigten Fettsäuren war und zugleich wenig Transfette enthielt und eine niedrige glykämische Last aufwies.

Wenn Kohlenhydrate verdaut werden, werden sie zu Glucose zerlegt. Der glykämische Index (GI) misst den Anstieg der Blutglucose nach der Einnahme von 50 Gramm eines kohlenhydrathaltigen Nahrungsmittels. Aber die Menge an Kohlenhydraten, die in einer Portion enthalten ist, weicht enorm ab. Eine Portion Obst kann zum Beispiel weniger als 50 Gramm Kohlenhydrate enthalten, während ein Stück Kuchen viel mehr enthalten kann. Die glykämische Last (GL) präzisiert dieses Maß, indem der glykämische Index eines Nahrungsmittels mit der Menge an Kohlenhydraten in Gramm, die in einer Portion dieses Nahrungsmittels enthalten sind, multipliziert wird.

Im Allgemeinen haben Lebensmittel, die viel Zucker und raffinierte Kohlenhydrate enthalten, eine hohe glykämische Last. Da Fette und Proteine den Blutzuckerspiegel kaum ansteigen lassen, haben sie eine minimale glykämische Last. Anders als die fettarme Kost, die weltweit von allen medizinischen Vereinigungen empfohlen wurde, war Dr. Willetts gesunde Ernährung fett- und proteinreich. In seinem Ernährungskonzept ging es nicht darum, weniger Fett zu essen, sondern weniger Zucker und raffinierte Kohlenhydrate.

Im Jahr 1990 dachte man noch, dass Nahrungsfett schlecht sei – ein heimlicher, hinterhältiger Killer. Den Begriff »gesunde Fette« gab es damals nicht. Es war ein Oxymoron, wie eine »Riesengarnele«. Avocados? Ein Herzinfarkt in Obstverpackung. Nüsse? Ein Herzinfarkt in Snackform. Olivenöl? Ein flüssiger Herzinfarkt. Die meisten Menschen waren davon überzeugt, dass Fett die Arterien verstopfe, doch das entsprach nicht der Realität.

Die Adipositas-Forscherin Dr. Zoë Harcombe, die an der Cambridge University studiert hatte, untersuchte alle Daten, die Anfang der 1980er

Jahre verfügbar waren, als die Richtlinien für eine fettarme Ernährung in den USA und Großbritannien eingeführt wurden. Es gab *nie* einen Beweis dafür, dass natürliche Nahrungsfette kardiovaskuläre Erkrankungen begünstigen. Der Beweis für die fettarmen Richtlinien war einfach ein großangelegtes Märchen.[6] Die Wissenschaft war sich damals alles andere als einig, sodass die Regierung einschritt und die endgültige Entscheidung traf, Nahrungsfett zum Übeltäter zu deklarieren. Aber diese Überzeugung fand in medizinischen Fachkreisen und in der allgemeinen Öffentlichkeit so starke Verbreitung, dass es beinahe als ketzerisch galt, nicht Fett, sondern Getreide und Zucker als das eigentliche Problem zu sehen.

In einer Zeit, in der eine fettarme Ernährung als Maß aller Dinge galt, erschien Dr. Willetts Behauptung wie Hochverrat. Aber die Wahrheit konnte nicht dauerhaft verborgen werden. Heute verstehen wir, dass Fettleibigkeit das Problem ist, das hinter Typ-2-Diabetes steckt. Doch das Problem ist nicht einfach nur Fettleibigkeit; es ist vielmehr die Fettleibigkeit *im Bauchbereich.*

Taillenumfang: Fettverteilung und Typ-2-Diabetes

Im Jahr 2012 war Dr. Michael Mosley ein TOFI. Ein was? Das hat nichts mit der asiatischen Spezialität Tofu zu tun. Das Akronym steht für »thin outside, fat inside« – also »außen dünn, innen dick«. Dr. Mosley ist Arzt, Journalist für die BBC, Dokumentarfilmer und internationaler Bestsellerautor. Und mit Mitte 50 war er außerdem eine tickende Zeitbombe. Er war nicht besonders übergewichtig, er wog bei 180 Zentimetern Körpergröße 85 Kilogramm und hatte einen Taillenumfang von 91,5 Zentimetern. Das entspricht einem BMI von 26,1. Er galt somit als leicht übergewichtig. Unter herkömmlichen Gesichtspunkten galt er als gesund. Er fühlte sich wohl, hatte altersbedingt höchstens etwas Hüftgold. Einfach ein bisschen Speck, mehr nicht.

Doch der BMI ist nicht der beste Indikator für das Risiko, an Typ-2-Diabetes zu erkranken. Der Bauchumfang, ein Maß für die Körperfettverteilung im Rumpfbereich, ist ein wesentlich besserer Prädiktor für Typ-2-Diabetes.[7] Als Mosley einen Gesundheitsbeitrag für die BBC filmte, unterzog er sich einem MRT. Zu seiner großen Überraschung und Bestürzung schwammen seine Organe nahezu in Fett. Wenn man ihn sah, hätte man das nie vermutet, weil der Großteil des Fetts in seinem Bauch versteckt war. Bei einem Arztbesuch 18 Monate später ergab ein routinemäßiger Bluttest, dass er Typ-2-Diabetes hatte. Dr. Mosley war am Boden zerstört und sagte: »Ich hatte gedacht, dass ich gesund sei, und plötzlich stellte ich fest, dass das gar nicht der Fall war, und ich musste das Problem mit dem viszeralen Fett ernst nehmen.«[8]

Viszerales Fett sammelt sich in und um Organe wie Leber, Nieren und Darm an und äußert sich als größerer Taillenumfang. Dieses Muster der Fettleibigkeit, bei dem ein Großteil des Fetts im Bauchbereich lagert, wird auch als zentrale Fettleibigkeit oder zentrale Adipositas bezeichnet. Im Gegensatz dazu befindet sich subkutanes Fett direkt unter der Haut. Die unterschiedlichen Gesundheitsrisiken, die mit der unterschiedlichen Fettverteilung assoziiert werden, erklären, warum etwa 30 Prozent aller adipösen Erwachsenen in metabolischer Hinsicht dem Normalen entsprechen.[9] Diese Menschen haben mehr subkutanes Fett als das gefährlichere viszerale Fett. Andererseits zeigen manche Normalgewichtige aufgrund von zu viel viszeralem Fett dieselben metabolischen Anomalitäten wie Fettleibige.[10]

Typ-2-Diabetes kann bei Patienten mit unterschiedlich hohem BMI diagnostiziert werden, es existiert also eine Normalverteilung ohne eine spezielle Subpopulation »dünner« Diabetiker.[11] Ganze 36 Prozent der Neudiabetiker haben einen als normal geltenden BMI von unter 25. Werfen Sie einmal einen Blick auf Abbildung 4.1. Der zentrale klinische Indikator ist nicht das Gesamtkörperfett, das mit dem BMI gemessen wird. Es ist vielmehr das zwischen den Organen liegende viszerale Fett.[12]

BMI-Verteilung in der Population der neu diagnostizierten Diabetiker[13]

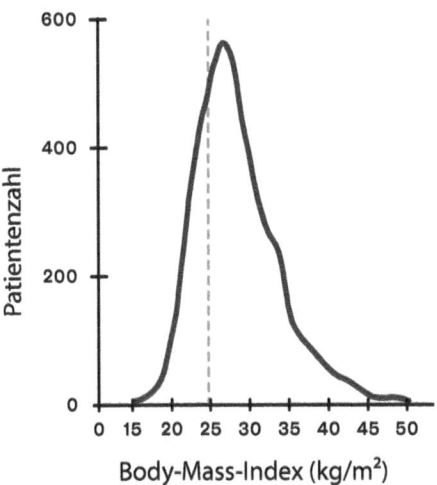

Unabhängig vom Gesamtgewicht besteht eine hohe Korrelation zwischen zentraler Adipositas und metabolischen Anomalitäten,[14] erhöhtem Infarktrisiko[15] und der Entwicklung von Typ-2-Diabetes[16]. Die Reduktion des viszeralen Fetts verringert auch erfolgreich das Risiko für ein Voranschreiten von Typ-2-Diabetes.[17]

Subkutanes Fett hingegen weist kaum eine Korrelation zu Typ-2-Diabetes oder Herzinsuffizienz auf. Die chirurgische Entfernung von fast 10 Kilogramm subkutanem Fett mittels Fettabsaugung[18] erzielte keine signifikanten metabolischen Vorteile, was ein Hinweis darauf ist, dass subkutanes Fett für die Entwicklung von Typ-2-Diabetes keine wesentliche Rolle spielt.

Die zentrale Adipositas lässt sich einfach durch das Verhältnis von Taillenumfang zu Körpergröße messen. Dieses Verhältnis sagt wesentlich mehr über die Lebenserwartung aus als der BMI.[19] Im Idealfall sollte der Taillenumfang weniger als die Hälfte der Körpergröße betragen. Ein Mann mit einer Körpergröße von 1,80 Metern sollte also einen Taillenumfang von 90 Zentimeter oder weniger haben. Mit zunehmender zentraler Adipositas steigt das Risiko für metabolische Erkrankungen enorm an.

Verhältnis von Taille zu Körpergröße und verlorene Lebensjahre – ein dramatischer Anstieg[20]

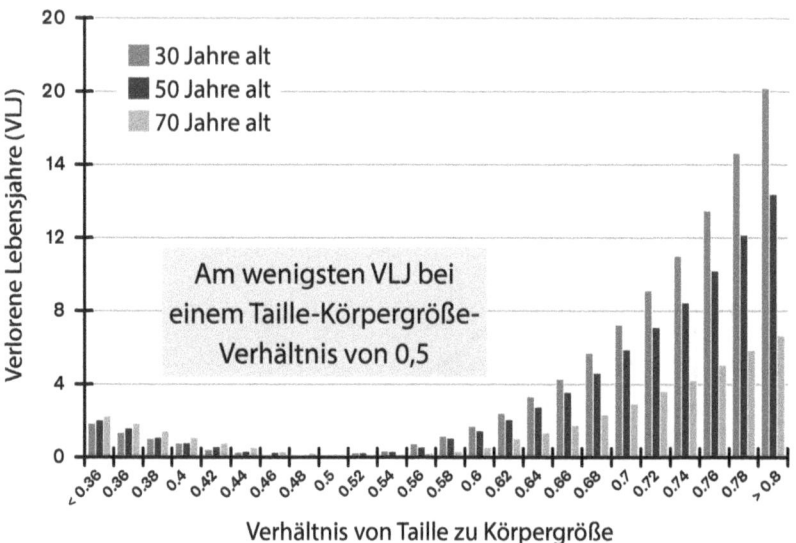

Verhältnis von Taille zu Körpergröße

Es gibt selbst beim viszeralen Fett unterschiedliche Formen. Fett, das sich in den Organen befindet, wie in der Leber und im Pankreas, wird als intraorganisches Fett bezeichnet und ist gefährlicher als das omentale Fett, das sich um die Organe legt. Intraorganisches Fett erhöht das Risiko für die metabolischen Komplikationen von Fettleibigkeit, wozu Typ-2-Diabetes, NASH (nichtalkoholische Steatohepatitis oder Fettleber) und kardiovaskuläre Erkrankungen zählen.[21] Die chirurgische Entfernung von omentalem Fett führt zu keiner Verbesserung des metabolischen Zustands.[22]

Fett in der Leber, das intrahepatisches Fett genannt wird, spielt eine entscheidende Rolle bei der Entwicklung einer Insulinresistenz.[23] Zentrale Adipositas steht in sehr engem Zusammenhang mit dem Fettgehalt der Leber.[24] Wie wir in Kapitel 7 noch sehen werden, spielt Fett im Pankreas bei Typ-2-Diabetes ebenfalls eine wichtige Rolle. Angesichts der entscheidenden Rolle der zentralen Adipositas stellt sich die Frage, warum dieses Fett in den Organen eingelagert wird. Und welche Rolle spielen Kalorien dabei?

Kalorienverwirrung: kein Zusammenhang zwischen Diabetes und Kalorien

»Essen Sie weniger«, »Schränken Sie Ihre Kalorienzufuhr ein«, »Achten Sie auf Ihre Portionsgröße« – diese und ähnliche Mantras bildeten in den letzten 50 Jahren die Grundlage der üblichen Abnehmtipps. Doch die Fettleibigkeitsepidemie beweist, dass dieser Ratschlag eine Katastrophe verursacht hat, die vielleicht nur durch den Reaktorunfall von Tschernobyl übertroffen wurde. Der Ratschlag, Kalorien zu reduzieren, beruht auf einem falschen Verständnis davon, was die Ursache für eine Gewichtszunahme ist.

Was verursacht Fettleibigkeit? Wir machen uns ständig Gedanken über diese ganz grundlegende Frage, weil wir glauben, dass wir bereits die ganze Antwort kennen. Es scheint doch auch naheliegend zu sein, oder? Zu viele Kalorien verursachen Fettleibigkeit. Eine Gewichtszunahme entsteht, wenn man mehr Kalorien aufnimmt, als man verbraucht. Dieses Modell der Energiebilanz wurde uns von Kindesbeinen an eingetrichtert:

Fettzunahme = Kalorienzufuhr – Kalorienverbrauch

In den letzten 50 Jahren bestand unser erster und wichtigster Abnehmtipp darin, unsere Kalorienaufnahme einzuschränken. Uns wurde vor allem dazu geraten, weniger Fett zu essen, weil dieses Energiesubstrat besonders kaloriendicht ist. Das heißt, dass wir weniger fettreiche Nahrungsmittel wie Fleisch, Butter, Käse und Nüsse essen sollten, um unsere Kalorienzufuhr zu senken und in der Folge abzunehmen. Wir erstellten Ernährungsrichtlinien, Lebensmittelpyramiden und Schaubilder, um Kindern diese nagelneue Religion der Kalorienreduktion zu vermitteln. »Reduziert eure Kalorienzufuhr«, predigten wir, und das Motto lautete: »Weniger essen, mehr bewegen.«

Es wurden Zutatenlisten eingeführt, die den Kaloriengehalt angaben. Es wurden außerdem Programme und Apps entwickelt, mit denen wir Kalorien präziser zählen konnten. Wir erfanden kleine Geräte, um unseren Kalorienverbrauch zu messen. Wir wurden sehr einfallsreich, konzentrierten unsere ganze Aufmerksamkeit darauf und bemühten uns redlich, Kalorien zu reduzieren.

Was war das Resultat? Verschwand dadurch das Problem der Fettleibigkeit? Kurz gesagt: Nein. Die zugrunde liegende, stillschweigend vorausgesetzte Prämisse dieses Modells ist, dass Energieerzeugung (Kalorienzufuhr), Energieverbrauch (Kalorienverbrauch) und Fettzunahme unabhängige Variablen sind, die unserer bewussten Kontrolle unterliegen. Das Ganze basiert auf der Annahme, dass die Kalorienmenge, die genutzt wird, um unseren Körper halbwegs normal am Laufen zu halten, stabil und unveränderlich bleibt. Aber das stimmt nicht!

Vielmehr ist es so, dass der Körper seinen Grundumsatz – das heißt die Energie, die erforderlich ist, damit die Organe ihren Dienst verrichten, also das Herz schlägt, die Lunge atmet, die Nieren und die Leber entgiften, das Gehirn denkt, der Körper Wärme erzeugt et cetera – um bis zu 40 Prozent hoch- oder herunterfahren kann. Wenn wir jedoch weniger Kalorien zu uns nehmen, arbeitet der Körper automatisch langsamer, um weniger Kalorien zu verbrauchen, *was wiederum bedeutet, dass wir nicht abnehmen.*

Dieses Modell trägt außerdem in keiner Weise den verschiedenen hormonellen Systemen Rechnung, die sich überschneiden und die Hunger und Sättigung signalisieren. Das heißt, dass wir vielleicht die bewusste Entscheidung treffen können, zu einem bestimmten Zeitpunkt etwas Bestimmtes zu essen, aber wir können nicht beschließen, uns weniger hungrig zu *fühlen*. Wir können nicht beschließen, wann wir die Kalorien als Körperwärme verbrennen und wann wir sie als Fett speichern wollen. Unsere Hormone treffen diese Entscheidungen. Das Ergebnis des Ratschlags, »der Kalorienreduktion höchste Priorität einzuräumen«, hätte kaum schlimmer ausfallen können. Der Sturm der Fettleibigkeit und des Typ-2-Diabetes, der in den späten 1970er Jahren einsetzte, ist heute, etwa 40 Jahre später, zu einem weltweiten Hurrikan der Stärke 5 angewachsen, der die gesamte Welt in Not und Elend zu stürzen droht.

Es gibt nur zwei mögliche Gründe, die erklären, wie sich Fettleibigkeit angesichts unseres wunderbaren Ratschlags, Fett und Kalorien zu reduzieren, so schnell verbreiten konnte: Erstens ist dieser Rat vielleicht gut, aber die Menschen befolgen ihn einfach nicht. Zweitens ist der Rat womöglich einfach nur grottenschlecht.

Die Vorstellung, dass der Geist willig ist, das Fleisch aber schwach – dass die Menschen also vielleicht den Wunsch haben, nicht aber den Willen –, ist so absurd wie die Erwartung, dass ein Ertrinkender über seine Situation lachen kann.

War die Fettleibigkeitsepidemie also nichts weiter als ein plötzlich aufgetretener simultaner, koordinierter weltweiter Ausdruck mangelnder Willenskraft? Die Welt kann sich nicht auf Links- oder Rechtsverkehr einigen, aber wir alle haben gemeinschaftlich beschlossen, mehr zu essen und uns weniger zu bewegen, um fett zu werden? Diese Erklärung ist nur eine weitere Wiederholung des Klassikers »Das Opfer ist selbst schuld«. Sie verlagert die Verantwortung von der Person, die den Rat erteilt (der Rat ist schlecht), zu der Person, die den Rat erhält (der Rat ist gut, wird aber nicht befolgt).

Indem Ärzte und Ernährungsexperten verkündeten, dass ihr – wohlgemerkt wissenschaftlich unbewiesener! – Ratschlag, Kalorien zu reduzieren, fehlerfrei sei, konnten sie die Schuld von sich auf den Patienten schieben. *Die Ärzte* konnten nichts dafür. *Die Patienten* waren an allem schuld. Der Ratschlag war gut, er wurde nur nicht befolgt. Kein Wunder, dass jene dieses Spiel so lieben! Psychologisch war die Überwindung zu groß, zuzugeben, dass ihre geliebten Theorien über Fettleibigkeit schlichtweg falsch waren. Doch es häuften sich die Beweise, dass diese neue Strategie der Kalorienreduktion so hilfreich war wie ein Kropf.

Die Women's Health Initiative[25] war die ambitionierteste, wichtigste Ernährungsstudie, die jemals durchgeführt wurde. Diese randomisierte Studie, an der fast 50 000 Frauen teilnahmen, evaluierte den fettarmen, kalorienarmen Ansatz, mit dem ein Gewichtsverlust erzielt werden sollte. Obwohl es keine spezifische Studie zum Abnehmen war, wurde eine Gruppe von Frauen durch intensive Beratung dazu angeregt, ihre tägliche Kalorienzufuhr um 342 Kalorien zu senken und ihr Aktivitätsniveau gleichzeitig um 10 Prozent zu erhöhen. Diese Kalorienzähler erwarteten einen Gewichtsverlust von etwa 15 Kilogramm pro Jahr.

Als die Ergebnisse im Jahr 1997 ausgewertet wurden, war die Enttäuschung groß. Trotz guter Regelbefolgung hatten über sieben Jahre Kalorienzählen zu praktisch überhaupt keinem Gewichtsverlust geführt. Nicht ein

Pfund hatten die Frauen abgenommen! Die Studie war eine beeindruckende und schwere Abstrafung der Kalorientheorie der Fettleibigkeit. Kalorienreduktion führt eben nicht zu Gewichtsverlust.

Wir standen nun vor der Wahl. Entweder nahmen wir die teure, hart erarbeitete Beweislage zur Kenntnis und entwickelten eine solidere, korrektere Theorie der Fettleibigkeit. Oder wir behielten unsere alten Annahmen und Vorurteile bei und ignorierten die wissenschaftlichen Fakten. Letzteres war deutlich bequemer. Deshalb wurde diese bahnbrechende Studie weitgehend ignoriert und schnell zu den Akten gelegt. Wir haben seither auf die Rattenfänger gehört, auch nachdem Fettleibigkeit und Typ-2-Diabetes epidemische Ausmaße angenommen haben.

Real-World-Studien[26] bestätigten dieses Fiasko: Der altbekannte Ratschlag, die Kalorien zu reduzieren, wenn man abnehmen will, hilft in 99,4 Prozent aller Fälle nicht. Im Hinblick auf morbide Fettleibigkeit steigt die Ausfallquote sogar auf 99,9 Prozent. Diese Statistiken würden niemanden in der Ernährungsbranche wundern – oder jeden, der jemals versucht hat abzunehmen. Die Theorie der Energiebilanz hat auf der Grundlage einer scheinbar intuitiven Wahrheit verbreitete Akzeptanz gefunden. Aber wie bei einer faulen Melone mussten wir feststellen, dass sie innen verdorben ist.

Diese vereinfachende Formel ist mit Fehlannahmen behaftet. Der größte Fehler ist die Annahme, dass der Grundumsatz oder der Kalorienverbrauch immer stabil bleibt. Aber auf eine 40-prozentige Verringerung der Kalorienzufuhr reagiert der Körper schnell mit einer 40-prozentigen Reduktion des Grundumsatzes. Das Resultat ist demnach kein Gewichtsverlust. Die andere große Fehlannahme ist, dass das Gewicht bewusst reguliert wird. Aber kein System im Körper funktioniert so. Schilddrüse, Nebenschilddrüse, Sympathikus, Parasympathikus, Atmung, Blutkreislauf, Leber, Nieren, Darm und Nebennieren – sie alle werden durch Hormone kontrolliert. Gleiches gilt für das Körpergewicht und Körperfett. Unser Körper verfügt über mehrere Systeme, die sich überschneiden und das Körpergewicht kontrollieren. Um seine Fettreserven zu erhalten, die zu den wichtigsten Faktoren für das Überleben in der Wildnis zählen, kennt unser Körper eine Reihe von Schutzmechanismen, die nicht willentlich steuerbar sind.

Hormone: Nahrung, Körpergewicht und Diabetes

Hormone kontrollieren das Hungergefühl. Sie sagen unserem Körper, wann er essen und wann er wieder damit aufhören soll. Ghrelin ist ein einflussreiches Hormon, das Hunger verursacht; Cholecystokinin und Peptid-YY sind Hormone, die uns sagen, wann wir satt sind und die Nahrungsaufnahme einstellen sollten.

Stellen Sie sich vor, Sie stehen vor einem All-you-can-eat-Buffet. Sie haben schon viele Teller mit Essen verdrückt und sind absolut und zu 110 Prozent satt. Könnten Sie vielleicht doch noch einige Schweinekoteletts mehr verdrücken? Allein bei dem Gedanken wird Ihnen vermutlich schlecht. Aber das sind dieselben Koteletts, die Sie noch vor wenigen Minuten verschlungen haben. Der Unterschied ist, dass die Sättigungshormone ihre Wirkung entfalten und Sie davon abhalten, weiterzuessen. Im Gegensatz zu vielen gängigen Annahmen essen wir nicht deshalb weiter, weil das Essen da ist. Der Kalorienverbrauch unterliegt einer strengen hormonellen Regulierung.

Die Ansammlung von Fett ist also in Wirklichkeit kein Problem, das auf einen Energieüberschuss zurückzuführen ist. Es ist ein Problem der *Energieverteilung*. Zu viel Energie wird umgeleitet, um Fett zu erzeugen, statt – sagen wir einmal – die Körperwärme zu erhöhen oder neues Knochengewebe zu bilden. Dieser Energieverbrauch wird hormonell gesteuert. Solange wir fälschlicherweise glaubten, dass Fettleibigkeit durch eine zu hohe Kalorienzufuhr verursacht wird, waren wir zum Scheitern verurteilt, wenn wir versuchten, unsere Kalorienzufuhr zu senken.

Wir können nicht »beschließen«, uns weniger hungrig zu fühlen. Wir können nicht »beschließen«, unseren Grundumsatz zu erhöhen. Wenn wir uns weniger Kalorien zuführen, gleicht unser Körper dieses Defizit aus, indem er seinen Grundumsatz senkt. Wenn Kalorien für eine Gewichtszunahme nicht verantwortlich sind, kann eine Kalorienreduktion auch keine verlässliche Gewichtsabnahme verursachen.

Der wichtigste Faktor für die Steuerung der Fettakkumulation und Gewichtszunahme ist die Kontrolle der hormonellen Signale, die wir über die Nahrung erhalten, nicht die Anzahl der Kalorien, die wir aufnehmen. Fettleibigkeit ist ein hormonelles und kein kalorisches Ungleichgewicht. Für eine unerwünschte Gewichtszunahme ist in erster Linie ein Insulinüberschuss verantwortlich. Genauso ist es bei Typ-2-Diabetes: Bei dieser Krankheit besteht das eigentliche Problem nicht darin, dass die Energiebilanz aus den Fugen geraten ist. Es ist vielmehr das Insulin, das aus den Fugen geraten ist.

5

Die Rolle des Insulins für die Energiespeicherung

Ich sage Ihnen jetzt etwas, das Sie möglicherweise in Erstaunen versetzen wird: Ich kann Sie dick machen. Eigentlich kann ich jeden Menschen dick machen. Wie? Das geht eigentlich ganz einfach. Ich verschreibe Insulin. Obwohl Insulin ein natürliches Hormon ist, verursacht ein Insulinüberschuss eine Gewichtszunahme und Fettleibigkeit.

Hormone sind chemische Botenstoffe. Sie werden vom endokrinen System gebildet, einem Netzwerk aus Drüsen, das den Körper durchzieht und dafür sorgt, dass er korrekt funktioniert. Die erbsengroße Hypophyse oder Hirnanhangdrüse wird oft als »Hauptdrüse« bezeichnet, weil sie viele verschiedene Hormone bildet, die Stoffwechselvorgänge in anderen Körperteilen steuern. Sie schüttet beispielsweise das Wachstumshormon Somatropin aus, das dem restlichen Körper, auch den Knochen und Muskeln, das Signal gibt zu wachsen. Die schmetterlingsförmige Schilddrüse im Hals produziert Schilddrüsenhormone, die sich überall im Körper auswirken. Sie sorgen unter anderem dafür, dass das Herz schneller schlägt, sich der Atem beschleunigt und der Grundumsatz steigt. Ähnlich erzeugt die Bauchspeicheldrüse Insulin, ein Hormon, das verschiedene Botschaften sendet, die hauptsächlich im Zusammenhang mit der Aufnahme und Speicherung von Nahrungsenergie stehen.

Wichtige Fakten über Insulin

Wenn wir Nahrung zu uns nehmen, wird alles im Magen und Dünndarm aufgespalten, damit es leichter verdaut werden kann. Alle Nahrungsmittel setzen sich aus drei Hauptkomponenten zusammen, den sogenannten Makronährstoffen. Es handelt sich hierbei um Proteine, Fette und Kohlenhydrate, die vom Verdauungssystem auf unterschiedliche Weise behandelt werden. Proteine werden in Aminosäuren zerlegt. Fette werden in Fettsäuren zerlegt. Kohlenhydrate, die aus Zuckerketten bestehen, werden in kleinere Zuckermoleküle zerlegt, unter anderem in Glucose. Mikronährstoffe sind, wie der Name schon sagt, Nährstoffe, die in kleinerer Menge benötigt werden und für eine gute Gesundheit notwendig sind, beispielsweise Vitamine und Mineralstoffe.

Eine der Aufgaben des Insulins ist es, Glucose in die Zellen zu schleusen, damit diese dort als Energie zur Verfügung steht. Hierfür öffnet es einen Kanal, durch den sie eindringen kann. Hormone finden ihre Zielzelle, indem sie sich auf der Zelloberfläche an Rezeptoren binden – so wie ein Schlüssel, der in ein Schloss eingeführt wird. Nur das richtige Hormon kann den Rezeptor öffnen und die Botschaft übermitteln. Insulin funktioniert wie ein Schlüssel und passt genau in das Schloss auf der Zelle, um der Glucose Einlass zu gewähren. Jede Zelle im Körper kann Glucose als Energie nutzen. Ohne Insulin kann die Glucose, die im Blut zirkuliert, nicht einfach in die Zelle eindringen.

Bei Typ-1-Diabetes führt die Zerstörung der insulinausschüttenden Zellen durch das Immunsystem zu einem anormal niedrigen Insulinspiegel. Ohne einen Schlüssel, der die Pforte öffnet, kann die Glucose nicht eindringen und die Zelle mit Energie versorgen, wodurch sie sich im Blut anhäuft, während die Zelle innerlich zu verhungern droht. Weil die Patienten nicht in der Lage sind, die verfügbare Nahrungsenergie zu nutzen, nehmen sie immer weiter ab, ganz egal wie viel sie essen. Die Glucose bleibt ungenutzt und wird schließlich über den Harn ausgeschieden, obwohl sie eigentlich dringend benötigt wird und der Patient körperlich abbaut. Unbehandelt verläuft Typ-1-Diabetes normalerweise tödlich.

Wenn man keinen Typ-1-Diabetes hat und etwas isst, steigt der Insulinspiegel und Glucose dringt in die Zelle ein, um den sofortigen Energiebedarf zu decken. Die überschüssige Nahrungsenergie wird für die spätere Verwendung gespeichert. Manche Kohlenhydrate, vor allem Zucker und raffiniertes Getreide, lassen den Blutzucker deutlich ansteigen, was wiederum die Insulinausschüttung anregt. Nahrungsproteine lassen den Insulinspiegel auch ansteigen, nicht aber den Blutzuckerspiegel, da sie gleichzeitig für den Anstieg anderer Hormone wie Glucagon und Inkretine sorgen. Nahrungsfette heben den Blutzucker- und den Insulinspiegel nur minimal an.

Eine weitere wesentliche Aufgabe des Insulins ist es, der Leber zu signalisieren, dass Nährstoffe unterwegs sind. Die Durchblutung der Verdauung, auch bekannt als Portalgefäßsystem, sendet Aminosäuren und Zucker zur Weiterverarbeitung direkt an die Leber. Fettsäuren hingegen werden direkt absorbiert und passieren die Leber erst, nachdem sie in den normalen Blutkreislauf gelangt sind. Weil keine Leberverarbeitung erforderlich ist, muss kein Insulinsignal gesendet werden, und der Insulinspiegel bleibt durch reine Nahrungsfette relativ unverändert.

Sobald unser sofortiger Energiebedarf gedeckt ist, sendet das Insulin das Signal, die Nahrungsenergie für die spätere Verwendung zu speichern. Unser Körper verwendet Kohlenhydrate, um die arbeitenden Muskeln und das Zentralnervensystem mit Energie zu versorgen, überschüssige Glucose wandert hingegen in die Leber. Aminosäuren werden genutzt, um Proteine zu bilden, wie Muskel-, Haut- und Bindegewebe, aber die Leber verwandelt den Überschuss in Glucose, weil Aminosäuren nicht direkt gespeichert werden können.

Nahrungsenergie wird in zwei Formen gespeichert: als Glykogen und als Körperfett. Überschüssige Glucose, die aus Proteinen oder Kohlenhydraten stammen kann, wird zu langen Ketten gereiht, um das Molekül Glykogen zu bilden, das in der Leber gespeichert wird. Es kann leicht in und aus Glucose umgewandelt werden und ins Blut freigesetzt werden, um von jeder beliebigen Körperzelle genutzt zu werden. Skelettmuskeln speichern ebenfalls Glykogen, aber nur die Muskelzelle, die das Glykogen speichert, kann es als Energie nutzen.

Die Leber kann nur eine begrenzte Menge an Glykogen einlagern. Sobald sie voll ist, wird die überschüssige Glucose durch einen Prozess namens De-Novo-Lipogenese (DNL) in Fett verwandelt. *De novo* bedeutet »von Neuem« und *genese* bedeutet »Entstehung«, *Lipogenese* bedeutet also »neues Fett bilden«. Insulin regt die Leber an, überschüssige Glucose in Form von Triglyzeridmolekülen in neues Fett zu verwandeln. Das neu gebildete Fett wird aus der Leber transportiert, damit es in den Fettzellen gespeichert werden kann, um den Körper bei Bedarf mit Energie zu versorgen.

Unser Körper speichert überschüssige Nahrungsenergie also als Zucker (Glykogen) oder Körperfett. Insulin ist das Signal, das dem Körper zu verstehen gibt, die Zucker- und Fettverbrennung einzustellen und stattdessen auf Speicherung zu schalten. Sobald wir aufhören zu essen (und anfangen zu fasten), greift der Körper auf diese Energiequelle zurück. Obwohl wir den Begriff Fasten oft benutzen, um Phasen zu beschreiben, in denen wir absichtlich auf bestimmte Nahrungsmittel oder insgesamt aufs Essen verzichten, wie etwa vor einem medizinischen Eingriff oder an einem religiösen Feiertag, wird damit jede Phase zwischen einem Snack oder einer Mahlzeit beschrieben, in der wir nicht essen. In solchen Fastenphasen greift unser Körper auf seine Energiereserven zurück, das heißt, dass er Glykogen und Fett abbaut.

Speicherung von Nahrungsenergie als Zucker oder Fett

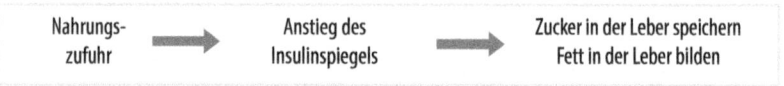

Mehrere Stunden nach der Mahlzeit sinkt der Blutzuckerspiegel, und der Insulinspiegel fängt ebenfalls an zu fallen. Um den Körper mit Energie zu versorgen, beginnt die Leber, das gespeicherte Glykogen in Glucosemoleküle zu zerlegen und ins Blut abzugeben. Das ist die Glykogenspeicherung in umgekehrter Reihenfolge, die in der Regel nachts stattfindet, sofern man in dieser Zeit nichts isst.

Glykogen ist leicht verfügbar, aber nur begrenzt vorrätig. In einer kurzen Fastenphase (24 bis 36 Stunden) stellt das Glykogen die gesamte Glucose bereit, die notwendig ist, damit der Körper weiterhin normal funktioniert. Während einer längeren Fastenphase bildet die Leber aus gespeichertem Körperfett neue Glucose. Dieser Vorgang heißt *Gluconeogenese*, also »Zuckerneubildung«. Fett wird verbrannt, um Energie freizusetzen. Das ist der Vorgang der Fettspeicherung in umgekehrter Reihenfolge.

Gluconeogenese: Die Umkehrung des Glykogenspeicherung

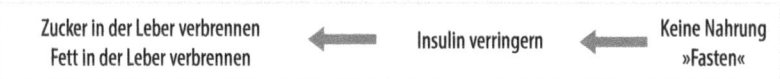

Dieser Vorgang der Energiespeicherung und -freisetzung findet jeden Tag statt. Normalerweise hält sich dieses ausgeklügelte, ausgewogene System gut im Gleichgewicht. Wir essen, der Insulinspiegel steigt und wir speichern Energie in Form von Glykogen und Fett. Wir fasten, der Insulinspiegel fällt und wir greifen auf unsere Glykogen- und Fettspeicher zurück. Solange sich Essen (hoher Insulinspiegel) und Fasten (niedriger Insulinspiegel) die Waage halten, wird insgesamt kein Fett angereichert.

Insulin hat hinsichtlich der Speicherung eine andere Rolle. Wenn die Leber voller Glykogen ist, gibt es keinen Platz für das durch die De-Novo-Lipogenese gebildete Fett. Diese Triglyzeridmoleküle werden mit speziellen Proteinen kombiniert, den sogenannten Lipoproteinen, die in der Leber gebildet und als Lipoprotein sehr niedriger Dichte, kurz VLDL, ins Blut transportiert werden. Insulin aktiviert das Hormon Lipoprotein-Lipase (LPL), das den Fettzellen, den sogenannten Adipozyten, ein Signal gibt, die Triglyzeride zur Langzeitspeicherung aus dem Blut zu schaffen. Auf diese Weise können überschüssige Kohlenhydrate und Proteine langfristig ausgelagert und als Körperfett gespeichert werden.

Ein Insulinüberschuss führt zu Fettakkumulation und Fettleibigkeit. Wie? Wenn unsere Essfenster größer als unsere Fastenfenster sind, führt die daraus folgende Insulindominanz zu einer Fettakkumulation. Zu viel Insulin signalisiert der Leber, immer mehr Glucose aufzunehmen, was über die De-Novo-Lipogenese zu einer weiteren Bildung von Körperfett führt.

Wenn Phasen von hohem Insulin (Nahrungsaufnahme) mit Phasen des niedrigen Insulins (Fasten) abwechseln, bleibt das Gewicht stabil. Wenn hingegen ein hoher Insulinspiegel bestehen bleibt, erhält der Körper ständig das Signal, Nahrungsenergie als Körperfett zu speichern.

Insulin: Die Ursache für Gewichtszunahme und Fettleibigkeit

Insulin wird verordnet, um den Blutzuckerspiegel bei Typ-1- und Typ-2-Diabetes zu senken. Nahezu jeder Diabetiker nimmt Insulin, und jeder Arzt, der Insulin verordnet, weiß genau, dass die größte Nebenwirkung dieses Medikaments eine Gewichtszunahme ist. Das ist ein eindeutiger Hinweis darauf, dass Hyperinsulinämie – also eine hohe Insulinkonzentration im Blut – eine direkte Gewichtszunahme verursacht. Aber es gibt noch andere erhärtende Beweise.

Insulinome sind seltene Tumoren, die ständig eine große Menge Insulin absondern. Dies verursacht einen niedrigen Blutzuckerwert und eine anhaltende Gewichtszunahme, die den Einfluss des Insulins erneut hervorhebt. Die operative Entfernung eines solchen Tumors führt zu Gewichtsverlust. In ähnlicher Weise sind Sulfonylharnstoffe Antidiabetika, die den Körper dazu anregen, mehr eigenes Insulin zu bilden. Damit ist vor allem eine Gewichtszunahme verbunden. Obwohl die Wirkstoffklasse der Insulin-Sensitizer, die zur Behandlung von Typ-2-Diabetes verwendet werden, keinen Anstieg des Insulinspiegels verursachen, steigern sie die Wirkung des Insulins. Das Ergebnis? Einerseits ein niedrigerer Blutzuckerwert, andererseits eine Gewichtszunahme.

Eine Gewichtszunahme ist jedoch keine unvermeidliche Konsequenz der Behandlung von Diabetes. Zurzeit ist Metformin das weltweit am häufigsten verordnete Medikament für Typ-2-Diabetes. Statt die Insulinausschüttung anzuregen, hemmt es die Produktion von Glucose in der Leber (Gluconeogenese) und senkt den Blutzuckerspiegel auf diesem Weg. Metformin behandelt Typ-2-Diabetes erfolgreich, ohne den Insulinspiegel ansteigen zu lassen, und führt daher zu keiner Gewichtszunahme.

Wir sehen also, dass ein sehr hoher Insulinspiegel zu einer Gewichtszunahme führt, während ein sehr niedriger Insulinspiegel zu einer Gewichtsabnahme führt. Wie Sie ja bereits wissen, haben Patienten mit unbehandeltem Typ-1-Diabetes krankheitsbedingt einen niedrigen Insulinspiegel und nehmen ungeachtet der zugeführten Kalorienmenge nicht zu. Ohne einen normalen Insulinspiegel können diese Patienten Nahrungsenergie weder korrekt verwerten noch speichern, und wenn sie nicht behandelt werden, entkräften sie zusehends und sterben. Durch das von außen zugeführte Insulin nehmen sie wieder zu.

Eine höhere Insulinausschüttung verursacht eine Gewichtszunahme. Eine geringere Insulinausschüttung verursacht eine Gewichtsabnahme. Das sind keine bloßen Korrelationen, sondern direkte kausale Zusammenhänge. Unsere Hormone, überwiegend Insulin, geben letztlich unser Körpergewicht und unseren Körperfettanteil vor. *Das heißt also, dass Fettleibigkeit ein hormonelles und kein kalorienbedingtes Ungleichgewicht ist.*

Die Kohlenhydrat-Insulin-Hypothese

Hyperinsulinämie verursacht Fettleibigkeit. Dieser Punkt ist entscheidend, weil er sofort aufzeigt, dass sich Fettleibigkeit nur dann erfolgreich behandeln lässt, wenn der Insulinspiegel gesenkt wird. Stark raffinierte, industriell verarbeitete Kohlenhydrate – wie etwa Zucker, Mehl, Brot, Nudeln, Muffins, Donuts, Reis und Kartoffeln – sorgen bekanntermaßen für einen Anstieg des Blutzuckerspiegels und der Insulinproduktion. Wenn diese stark raffinierten Kohlenhydrate die Hauptursache für Hyperinsulinämie sind, wären sie auch die Hauptursache für die Gewichtszunahme. Diese Theorie der Fettleibigkeit wird als Kohlenhydrat-Insulin-Hypothese bezeichnet. Sie bildet die argumentative Basis für viele kohlenhydratarme Diäten wie die Atkins-Diät. Indem wir auf »dickmachende« Kohlenhydrate verzichten, senken wir den Insulinspiegel und verhindern eine Gewichtszunahme.

Hormonelle Fettleibigkeit I: Hyperinsulinämie verursacht Fettleibigkeit

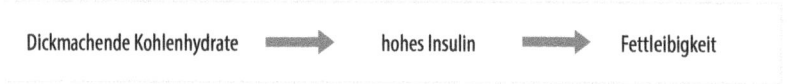

Im Laufe der folgenden Kapitel wird dieses Diagramm in den Abbildungen 5.4, 6.3, 7.2, 8.1, 9.1, 9.2, 9.3 und 9.4 erneut aufgegriffen und weiterentwickelt. Diese Progression veranschaulicht, wie sich die Bausteine des metabolischen Syndroms mit der Zeit summieren.

Die ersten kohlenhydratarmen Diäten kamen bereits Mitte des 19. Jahrhunderts auf. Anno 1863 veröffentlichte William Banting (1796–1878), ein englischer Bestattungsunternehmer, seinen *Brief über Korpulenz, an die Öffentlichkeit gerichtet*,[1] der von vielen als erster Ernährungsratgeber der Welt betrachtet wird. Banting wog zum Zeitpunkt der Publikation 92 Kilogramm und hatte erfolglos versucht, durch mehr Bewegung und weniger Essen abzunehmen. Aber genauso wie seine heutigen Leidensgenossen scheiterte er damit. Auf Anraten seines Arztes versuchte Banting eine neue Methode. Als er konsequent auf Brot, Milch, Bier, Süßspeisen und Kartoffeln verzichtete, die zuvor einen Großteil seiner Ernährung ausgemacht hatten, nahm er endlich ab. Die nächsten 100 Jahre galten Ernährungsformen, die nur einen geringen Anteil an raffinierten Kohlenhydraten aufwiesen, als Standardbehandlung für Fettleibigkeit.

Trotz des Erfolgs kohlenhydratarmer Ernährungsformen bleibt die Kohlenhydrat-Insulin-Hypothese unvollständig. Auch wenn raffinierte Kohlenhydrate maßgeblich zur Hyperinsulinämie beitragen, so sind sie doch nicht der einzige Faktor. Es gibt viele andere wichtige Einflüsse. Einer der wichtigsten ist die Insulinresistenz.

Wie wir gesehen haben, erfüllt Insulin die Funktion eines Schlüssels, der ein Tor öffnet, durch das die Glucose in die Zelle eindringt. Aber manchmal, wenn eine Insulinresistenz vorliegt, reicht die normale Insulinmenge nicht aus, und die Glucose akkumuliert sich im Blut, weil sie nicht mehr in die Zellen gelangen kann. Um die Glucose doch noch in die Zellen zu zwängen, produziert der Körper zum Ausgleich mehr Insulin. Die Folge ist, dass zwar ein normaler Blutzuckerspiegel wiederhergestellt wird, dies aber zulasten einer anhaltenden Hyperinsulinämie geht. Die Insulinresistenz ist deshalb so wichtig, weil diese kompensatorische Hyperinsulinämie eine allgemeine Gewichtszunahme befördert. Aber jetzt kommt die große Preisfrage: Wie entwickelt sich eine Insulinresistenz überhaupt?

Hormonelle Fettleibigkeit II: Insulinresistenz verursacht Hyperinsulinämie

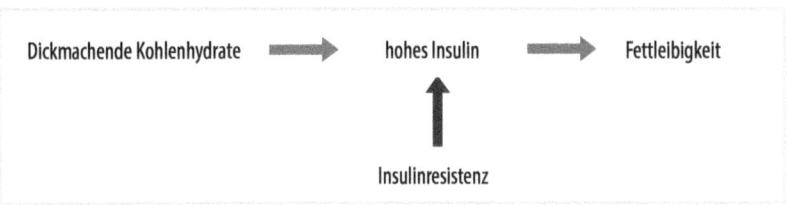

6

Insulinresistenz: das Überlaufphänomen

Fettleibigkeit geht der Diagnose von Typ-2-Diabetes normalerweise zehn Jahre oder länger voraus. Fettleibige, aber ansonsten normale, das heißt nichtdiabetische Patienten haben eine erheblich höhere Insulinresistenz als schlanke Patienten. Das Nüchterninsulin, ein Maß für das Insulin im Blut, das eine zugrunde liegende Insulinresistenz widerspiegelt, steigt durch Fettleibigkeit, Prädiabetes und schließlich Typ-2-Diabetes an (siehe Abbildung 6.1).[1] Dies lässt darauf schließen, dass Fettleibigkeit die eigentliche Ursache für die erhöhte Insulinresistenz ist. Aber trotz Kosten in Millionenhöhe und jahrzehntelanger intensiver Forschung über mögliche hormonelle Mediatoren konnte kein kausaler Zusammenhang zwischen Fettleibigkeit und Insulinresistenz hergestellt werden.

Wenn Fettleibigkeit für Insulinresistenz verantwortlich ist, wie können dann normalgewichtige Patienten Typ-2-Diabetes entwickeln? Und warum entwickeln so viele Fettleibige *keinen* Typ-2-Diabetes?

Veränderung des Insulinspiegels mit fortschreitender Fettleibigkeit im Verlauf von Typ-2-Diabetes[2]

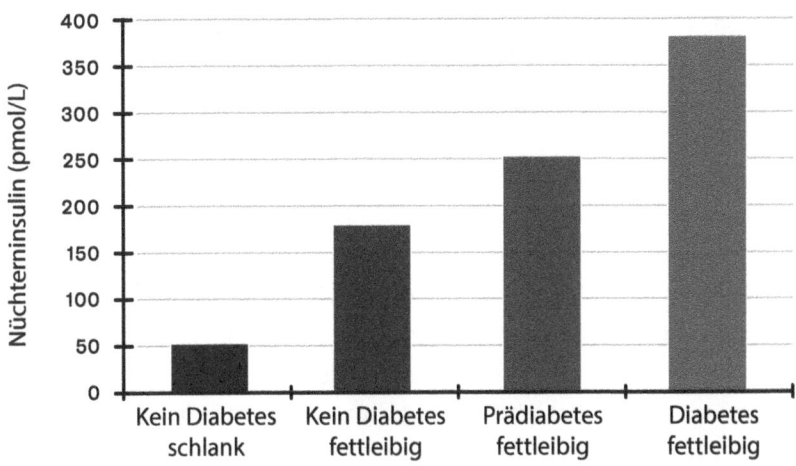

Der Umkehrschluss, also die Vorstellung, dass Insulinresistenz Fettleibigkeit verursacht, ist nicht plausibel, weil die Fettleibigkeit normalerweise der Insulinresistenz vorausgeht. Die einzige andere Möglichkeit ist, dass es einen Faktor X gibt, der sowohl für die Fettleibigkeit als auch für die Insulinresistenz verantwortlich ist. Wie wir noch sehen werden, ist die Verbindung zu viel Insulin. Der Faktor X ist Hyperinsulinämie.

Hyperinsulinämie: Der Faktor X verursacht sowohl Fettleibigkeit als auch Insulinresistenz

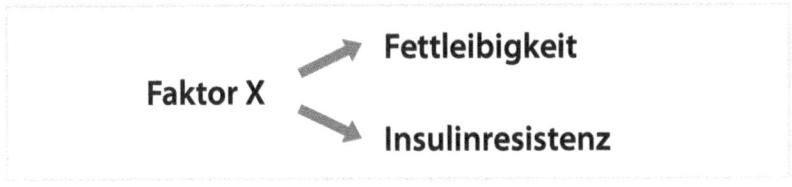

Resistenz als Schutzmechanismus

Der menschliche Körper folgt dem grundlegenden biologischen Prinzip der Homöostase. Das bedeutet, wenn sich die Dinge zu sehr in eine Richtung entwickeln, reagiert der Körper, indem er sich in die entgegengesetzte Richtung bewegt, um dadurch zu seinem ursprünglichen Zustand zurückzukehren. Wenn uns zum Beispiel sehr kalt wird, passt sich der Körper an, indem er zu zittern beginnt, um Wärme zu erzeugen. Wenn uns sehr heiß wird, schwitzen wir, um uns abzukühlen. Anpassungsfähigkeit ist eine Grundbedingung fürs Überleben, die normalerweise für alle biologischen Systeme gilt.

Widerstand ist einfach ein anderes Wort für diese Anpassungsfähigkeit. Durch Anpassung widersetzt sich der Körper der Veränderung und verlässt seine Komfortzone nicht. Exposition erzeugt Widerstand. Ein übermäßig hoher und anhaltender Wert – ganz gleich, worum es sich dabei handelt – verursacht im Körper Widerstand. Das ist ein ganz normales Phänomen, wie das folgende Beispiel zeigt.

Laura war nur 25 Jahre alt, als bei ihr ein Insulinom diagnostiziert wurde,[3] ein seltener Tumor, der in Abwesenheit anderer signifikanter Krankheiten anormal viel Insulin absondert. Dies führt dazu, dass immer mehr Glucose in die Zelle befördert wird, wodurch wiederkehrende Phasen der Hypoglykämie bzw. niedrigen Blutzuckers ausgelöst werden. Infolgedessen hatte Laura ständig Hunger und nahm bald zu, weil Insulin ein Hauptverursacher von Fettleibigkeit ist.[4] Ihr Blutzuckerspiegel war zu niedrig, sodass keine angemessene Gehirnfunktion aufrechterhalten werden konnte und sich Konzentrationsschwächen und Koordinationsprobleme einstellten. Eines Abends verlor sie beim Autofahren die Kontrolle über ihre Füße und hätte beinahe einen Unfall verursacht. Sie erlitt einen hypoglykämischen Schock.

Lauras Symptome scheinen gravierend zu sein, aber sie wären noch viel schlimmer gewesen, wenn ihr Körper keine Schutzmaßnahmen ergriffen hätte. Als ihr Insulinspiegel stieg, stieg parallel dazu auch die Insulinresistenz. Ohne die Insulinresistenz hätte ihr hoher Insulinspiegel schnell zu einem sehr, sehr niedrigen Blutzuckerspiegel und damit zum Tod geführt. Da der Körper nicht sterben möchte (und wir auch nicht), schützt er sich, indem er eine Insulinresistenz entwickelt – ganz im Sinne der Homöostase. Dieser Widerstand entwickelt sich als natürlicher Schutz des Körpers vor einem außergewöhnlich hohen Insulinspiegel. *Insulin verursacht also Insulinresistenz.* Zum Glück wurde schnell die richtige Diagnose gestellt und eine Operation vorgenommen. Nachdem der Tumor entfernt war, bildeten sich die Insulinresistenz und alle damit verbundenen Zustände schnell zurück.[5]

Sinkt der hohe Insulinspiegel, nimmt also die Insulinresistenz wieder ab: Exposition schafft Resistenz, und die Beseitigung des Stimulus beseitigt auch den Widerstand. Diese seltene Krankheit hilft uns dabei, die Ursache von Insulinresistenz zu verstehen.

Wie Resistenz funktioniert

Die Homöostase ist so fundamental für das Überleben, dass der Körper Mittel und Wege findet, Resistenzen zu entwickeln. Sein Überleben hängt davon ab. Werfen wir an dieser Stelle einen kurzen Blick auf unterschiedliche Resistenzmechanismen.

Geräuschempfindlichkeit

Das erste Mal, wenn man jemanden anbrüllt, zuckt dieser in der Regel zusammen und wird aufmerksam. Unablässiges Brüllen hat jedoch eine gegenteilige Wirkung: Die andere Person entwickelt eine Resistenz. In der Fabel vom Hirtenjungen und dem Wolf merkt der Junge schnell, dass die Dorfbewohner nicht mehr auf seine falschen Hilferufe reagieren – sie haben eine Resistenz entwickelt. *Exposition erzeugt Resistenz.*

Die Beseitigung des Stimulus beseitigt auch die Resistenz. Was passiert, wenn das Gebrüll aufhört? Wenn der Hirtenjunge einen Monat lang nicht »Hilfe, ein Wolf!« ruft, würden die Dorfbewohner wieder anfangen, auf ihn zu hören. Diese längere Pause macht die Resistenz rückgängig. Wenn er das nächste Mal um Hilfe ruft, wird seine Warnung einen sofortigen Effekt haben.

Haben Sie jemals beobachtet, wie ein Baby in einem geschäftigen, lauten Flughafen schläft? Es ist zwar sehr laut, aber die Geräuschkulisse ist konstant, und das Baby schläft tief und fest, weil es eine Resistenz gegen den Lärm entwickelt hat. Es kann aber durchaus sein, dass dasselbe Baby, das in einem Haus schläft, schon durch ein leichtes Knarzen aufwacht. Das ist der Albtraum einer jeden Mutter oder eines jeden Vaters. Selbst wenn das Geräusch nicht laut ist, ist es deutlich hörbar, weil das Baby nicht daran gewöhnt ist. Zum Leidwesen der Eltern wacht das Baby dann auf und fängt an zu weinen.

Antibiotikaresistenz

Wenn ein neues Antibiotikum eingeführt wird, tötet es praktisch alle Bakterien ab, die es töten soll. Mit der Zeit entwickeln manche Bakterien aber die Fähigkeit, eine hohe Dosis dieses Antibiotikums zu überleben, wodurch sie sich zu medikamentenresistenten »Superkeimen« entwickeln. Wenn sich diese Superkeime vermehren und die Oberhand gewinnen, verliert das Antibiotikum seine Wirksamkeit. Dies ist in vielen städtischen Krankenhäusern weltweit ein ernstes und zunehmendes Problem. Alle Antibiotika haben aufgrund von Resistenzen an Wirksamkeit eingebüßt.

Antibiotikaresistenz ist nichts Neues. Der schottische Biologe Alexander Fleming entdeckte im Jahr 1928 das Penicillin, und 1942 fing die Massenproduktion mit finanzieller Unterstützung der amerikanischen und britischen Regierungen für den Einsatz im Zweiten Weltkrieg an. In seinem Nobelpreisvortrag über Penicillin prognostizierte Dr. Fleming anno 1945 völlig zu Recht das Auftreten von Resistenzen – und das zwei Jahre bevor die ersten Fälle bekannt wurden.

Wie konnte Dr. Fleming diese Entwicklung so akkurat voraussagen? Ganz einfach, er kannte das biologische Prinzip der Homöostase. Ein biologisches System, das gestört wird, versucht zu seinem ursprünglichen Zustand zurückzukehren. Mit zunehmender Einnahme von Antibiotika werden Organismen, die dagegen resistent sind, zum Überleben und zur Reproduktion selektiert. Schließlich dominieren diese resistenten Organismen, und das Antibiotikum wird nutzlos. Eine dauerhafte, intensive Verwendung von Antibiotika verursacht eine Antibiotikaresistenz. *Exposition erzeugt Resistenz.*

Die Beseitigung des Stimulus beseitigt die Resistenz. Leider neigen viele Ärzte dazu, bei einer Antibiotikaresistenz genau das Gegenteil zu tun: Um die Resistenz zu überwinden, verschreiben sie noch mehr Antibiotika – ein Schuss, der nach hinten losgeht und nur zu mehr Resistenz führt. Um die Entwicklung einer Antibiotikaresistenz zu verhindern, muss die Verwendung von Antibiotika massiv eingeschränkt werden. Das hat viele Krankenhäuser dazu veranlasst, Programme zu entwickeln, die den Einsatz der stärksten Antibiotika *nur* in lebensbedrohlichen Situationen vorsehen. Indem die Bakterien seltener Antibiotika ausgesetzt werden, entwickeln sie eine geringere Resistenz, die für den Patienten lebensrettend sein kann.

Virusresistenz

Eine Resistenz gegen Viren wie Diphtherie, Masern, Windpocken oder Polio entwickelt sich durch die Virusinfektion selbst. Vor der Entwicklung von Impfstoffen war es geläufig, »Masernpartys« oder »Windpockenpartys« zu veranstalten, bei denen gesunde Kinder mit einem Kind in Kontakt kamen, das an dem entsprechenden Virus erkrankt war, um sie bewusst diesem Stimulus auszusetzen. Das waren nicht unbedingt die lustigsten Partys, die man sich vorstellen kann, aber wenn man als Kind Masern hatte, ist man für den Rest seines Lebens vor einer erneuten Infektion geschützt. *Exposition erzeugt Resistenz.*

Impfungen funktionieren nach demselben Prinzip. Edward Jenner, der seinerzeit als junger Landarzt in England tätig war, kam zu Ohren, dass Milchmädchen eine Resistenz gegen den tödlichen Windpockenvirus entwickelten, wenn sie sich zuvor eine Form der harmloseren Kuhpocken zugezogen hatten. Im Jahr 1796 infizierte er einen kleinen Jungen gezielt mit Kuhpocken und beobachtete, dass dieser anschließend vor den Windpocken geschützt war, einem ähnlichen Virus. Durch die sogenannte Inokulation mit einem toten oder geschwächten Virus bauen wir Immunität auf, ohne uns die Krankheit in vollem Ausmaß zuzuziehen. Mit anderen Worten: Viren verursachen Virenresistenz.

Drogenresistenz

Wenn man zum ersten Mal Kokain schnupft, gibt es eine starke Reaktion – den Rausch. Mit jedem anschließenden Drogenkonsum nimmt die anfänglich so intensive Euphorie jedoch ab. Abhängige müssen im Anschluss in der Regel eine immer höhere Dosis einnehmen, um denselben Rauschzustand zu erleben. Durch die wiederholte und anhaltende Drogenexposition entwickelt der Körper eine Resistenz gegen ihre Wirkungen – ein Zustand, der als Toleranz bezeichnet wird. Menschen können eine Toleranz gegen verschiedene Betäubungsmittel entwickeln, darunter Marihuana, Nikotin, Koffein, Alkohol, Benzodiazepin (ein Psychopharmakon) und Nitroglycerin. Wieder gilt: *Exposition erzeugt Resistenz.*

Die Beseitigung des Stimulus beseitigt den Widerstand. Um die Sensitivität gegenüber den Substanzen wiederherzustellen, ist es notwendig, die Dosis eine Zeitlang herunterzufahren. Wenn man ein Jahr lang keinen Alkohol trinkt, wird der erste Drink wieder seine volle Wirkung entfalten.

Was haben alle diese Beispiele gemeinsam? Bei Lärm ist der Mechanismus der Resistenz die Stimuluserschöpfung. Das menschliche Ohr reagiert eher auf Veränderungen und weniger auf den absoluten Geräuschpegel. Bei den Antibiotika ist der Mechanismus die natürliche Auswahl resistenter Organismen. Die Bakterien, die sich an die Medikamente anpassen, überleben und vermehren sich. Bei den Viren ist die Bildung von Antikörpern der Mechanismus der Resistenz. Bei der Drogenresistenz beziehungsweise Desensibilisierung ist der Mechanismus eine verringerte Zahl von Zellrezeptoren. Während der Mechanismus in allen Fällen unterschiedlich sein kann, ist das Endergebnis immer gleich. Das ist der ausschlaggebende Punkt. Die Homöostase ist für das Überleben so entscheidend, dass biologische Systeme immer einen Weg finden, zu kompensieren. *Exposition erzeugt Resistenz.*

Und was sagt uns das über die Insulinresistenz? *Insulin verursacht Insulinresistenz.*

Wie Insulin zu Insulinresistenz führt

Wenn es um Resistenzen geht, funktionieren Hormone wie Insulin ähnlich wie Medikamente. Sie wirken beide auf Rezeptoren an der Zelloberfläche ein und zeigen dasselbe Phänomen der Resistenz. Die Insulinresistenz wird durch eine anhaltende und übermäßige Insulinexposition verursacht: Hyperinsulinämie. Dies lässt sich experimentell leicht nachweisen. Man nehme dazu eine Gruppe gesunder Freiwilliger, verabreiche ihnen eine hohe Dosis Insulin und warte ab, ob sie eine Resistenz entwickeln. Zum Glück sind diese Experimente bereits durchgeführt worden.

In einer Studie wurde einer Gruppe gesunder junger Leute eine 40-stündige Insulininfusion verabreicht, die ihre Insulinresistenz um 15 Prozent erhöhte.[6] In einem ähnlichen Experiment erhielt eine Gruppe gesunder junger Leute über 96 Stunden hinweg eine konstante intravenöse Insulininfusion, die dazu führte, dass ihre Insulinresistenz um 20 bis 40 Prozent stieg.[7] Die Implikationen dieser Ergebnisse waren gewaltig. Allein mit einer normalen, aber dauerhaft verabreichten Menge Insulin konnten diese gesunden, jungen Leute insulinresistent gemacht werden. *Insulin verursacht Insulinresistenz.* Das heißt, dass ich *jeden Menschen* insulinresistent machen kann. Ich muss ihm nur genügend Insulin geben.

Bei Typ-2-Diabetes führt die Verabreichung sehr hoher Insulindosen zu Insulinresistenz. In einer Studie wurden Patienten, die anfangs kein Insulin einnahmen, einer Behandlung unterzogen, bei der ihre Insulindosis mit der Zeit auf 100 Einheiten täglich stieg.[8] Je mehr Insulin sie nahmen, umso resistenter wurden sie – ein direkter kausaler Zusammenhang, so untrennbar wie der Schatten, der dem Körper stets folgt. Selbst als sich ihr Blutzuckerspiegel verbesserte, verschlechterte sich ihr Diabetes. *Insulin verursacht Insulinresistenz.*

Ein hoher Hormonspiegel kann *für sich genommen* allerdings keine Resistenz verursachen, weil wir sonst alle schnell eine starke Resistenz entwickeln würden. Der menschliche Körper ist von Natur aus vor Resistenzen geschützt, weil er Hormone stoßweise abgibt. Hormone werden also zu bestimmten Zeiten in großer Menge ausgeschüttet, um einen bestimmten

Effekt zu erzeugen. Danach sinkt die Konzentration schnell ab und bleibt sehr niedrig.

Das ist zum Beispiel beim zirkadianen Rhythmus (Biorhythmen, die sich über 24 Stunden hinweg ändern) der Fall. Die längere Phase, in der ein niedriger Hormonspiegel vorliegt, stellt sicher, dass sich keine Resistenz entwickelt. Das Hormon Melatonin etwa, das in der Zirbeldrüse gebildet wird und unseren Schlaf-Wach-Rhythmus steuert, ist tagsüber praktisch nicht feststellbar. Wenn es Nacht wird, nimmt es zu und erreicht in den frühen Morgenstunden schließlich seinen Spitzenwert. Cortisol, das in den Nebennieren gebildet wird und Stress reguliert, erreicht seinen Spitzenwert, kurz bevor wir aufwachen, und fällt dann wieder ab. Das Wachstumshormon Somatropin, das in der Hypophyse gebildet wird, hilft bei der Zellregeneration, wird überwiegend im Tiefschlaf abgesondert und fällt tagsüber auf ein nicht feststellbares Maß. Das Parathormon, das den Knochenstoffwechsel reguliert, erreicht am frühen Morgen seinen Spitzenwert. Die periodische Freisetzung dieser und anderer Hormone ist notwendig, damit sich keine Resistenz entwickelt.

Unser Hormonspiegel bleibt in der Regel sehr niedrig. Um eine maximale Wirkung zu erzielen, erfolgt die sporadische, kurze Ausschüttung eines bestimmten Hormons, die oftmals durch den zirkadianen Rhythmus ausgelöst wird. Danach ist der Spiegel wieder sehr niedrig. Die kurze Hormonausschüttung ist längst vorbei, bevor sich eine Resistenz entwickeln kann. Unser Körper ruft nicht ständig – wie der Hirtenjunge in der Fabel – um Hilfe. Wenn er es gelegentlich doch einmal tut, erleben wir die volle Wirkung.

Damit sich eine Resistenz entwickeln kann, sind zwei grundlegende Voraussetzungen notwendig: ein hoher Hormonspiegel sowie ein ständiger Stimulus. Normalerweise sorgt die stoßweise Insulinausschüttung dafür, dass sich keine Insulinresistenz entwickelt. Wenn der Körper allerdings ständig mit Insulin bombardiert wird, sieht die Sache ganz anders aus.

Da sich eine Resistenz als Reaktion auf einen starken, anhaltenden Stimulus entwickelt, sollte mittlerweile klar sein, dass eine höhere Dosis zu einer höheren Resistenz führt. Es ist ein Teufelskreis, der sich immer weiter zuspitzt: *Exposition erzeugt Resistenz.* Resistenz führt zu einer höheren Exposition. Eine höhere Exposition führt zu noch größerer Resistenz. Wenn der Insulinspiegel konstant erhöht bleibt und unablässig nach Glucose »brüllt«, die in die Zelle eindringen soll, lässt die Wirkung nach (Insulinresistenz). Die automatische Reaktion des Körpers ist es, noch mehr Insulin zu produzieren – also noch lauter zu brüllen. Je lauter das Gebrüll, umso geringer die Wirkung. Hyperinsulinämie hält diesen Teufelskreis in Gang. Hyperinsulinämie führt zu Insulinresistenz, die wiederum zu einer Verschlimmerung der Hyperinsulinämie führt.

Hormonelle Fettleibigkeit III: Hohes Insulin → Resistenz → höheres Insulin

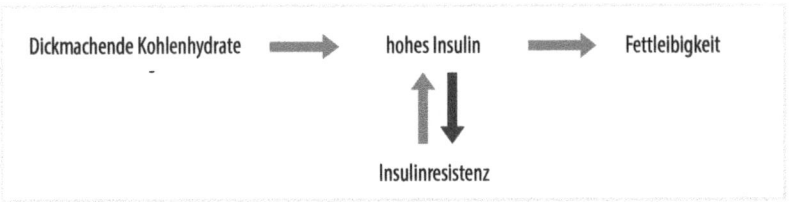

Dieser Teufelskreis setzt sich fort, bis der Insulinspiegel extrem hoch ist, der eine Gewichtszunahme und Fettleibigkeit befeuert. Je länger sich der Teufelskreis fortsetzt, umso schlimmer wird er – deswegen sind Fettleibigkeit und Insulinresistenz so zeitabhängig. Man kann jahrzehntelang in diesem Teufelskreis gefangen sein und eine signifikante Insulinresistenz entwickeln. Diese Resistenz führt zu einem hohen Insulinspiegel, *der von der Ernährung der Person unabhängig ist.*

Aber die Geschichte wird schlimmer. Insulinresistenz führt zu einem höheren *Nüchterninsulin.* Der Nüchterninsulinwert ist normalerweise niedrig. Doch statt nach dem nächtlichen Fasten mit einem niedrigen Insulinspiegel in den Tag zu starten, fangen wir jetzt mit einem hohen Insulinspiegel an. Die Folgen sind verheerend: Die Dicken werden dicker. Die Insulinresistenz wird ein immer größerer Teil des Problems und kann sogar für den hohen Insulinspiegel ausschlaggebend sein. *Fettleibigkeit schaukelt sich selbst hoch.*

Die Tatsache, dass Insulinresistenz zu einer kompensatorischen Hyperinsulinämie führt, gilt schon lange als erwiesen. Doch der Gedanke, dass Hyperinsulinämie auch eine Insulinresistenz verursacht, wird erst langsam angenommen. Dr. Barbara Corkey, die im Jahr 2011 die Banting-Medaille der medizinischen Fakultät der Boston University erhielt, nannte ihren Festvortrag »Hyperinsulinämie ist die eigentliche Ursache für Insulinresistenz, Fettleibigkeit und Diabetes«[9]. Die Banting-Medaille ist die höchste akademische Auszeichnung, die die American Diabetes Association verleiht, deshalb sind das keineswegs die Überlegungen einer kleinen Gruppe unkonventioneller Denker.

Das Hauptmerkmal von Typ-2-Diabetes ist eine höhere Insulinresistenz. Sowohl Fettleibigkeit als auch Typ-2-Diabetes sind also Manifestationen desselben Grundproblems: Hyperinsulinämie. Ihre enge Beziehung hat den Begriff »Diabesitas« hervorgebracht, der dem Umstand Rechnung trägt, dass es sich um ein und dieselbe Krankheit handelt.

Hyperinsulinämie: Die Verbindung zwischen Fettleibigkeit und Diabetes

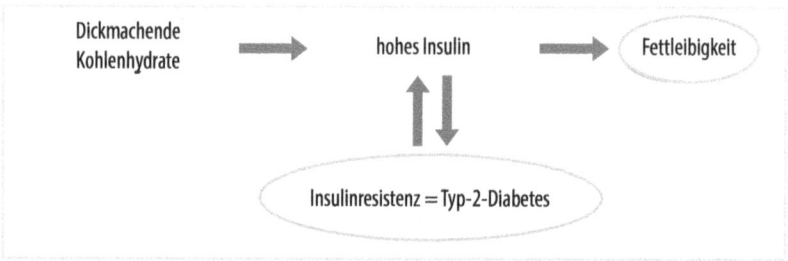

Hyperinsulinämie und das Überlaufphänomen

Insulinresistenz tritt ein, wenn der Blutzuckerwert trotz eines normalen oder hohen Insulinspiegels erhöht bleibt, weil sich die Zellen den Bitten des Insulins widersetzen, Glucose aufzunehmen. Aber wie verursacht Hyperinsulinämie dieses Phänomen?

Das zurzeit gängige Schlüssel-Schloss-Paradigma geht davon aus, dass der Schlüssel (Insulin) das Schloss (Rezeptor auf der Zelloberfläche) öffnet, um der Glucose Einlass zu gewähren, und dass kein Blutzucker mehr in die Zelle dringen kann, sobald der Schlüssel (Insulin) abgezogen wird. Bei einer Insulinresistenz passen Schlüssel und Schloss nicht mehr gut zusammen: Der Schlüssel öffnet das Schloss nur teilweise und mit großer Mühe, sodass die Glucose nicht normal eindringen kann und sich vor der Tür, also im Blut, ansammelt. Weil der Zelle weniger Glucose zur Verfügung steht, verhungert sie innerlich, und der Körper kurbelt seine Insulinproduktion an. Da jeder Schlüssel weniger effizient arbeitet, produziert der Körper zum Ausgleich mehr Schlüssel. Diese Hyperinsulinämie stellt sicher, dass genügend Glucose in die Zellen gelangt, um deren Energiebedarf zu stillen. Das ist eine schöne, ordentliche Theorie. Sie hat nur leider nichts mit der Realität zu tun.

Ist das Problem der Schlüssel (Insulin) oder das Schloss (Insulinrezeptor)? Weder noch! Sowohl die molekulare Struktur des Insulins als auch des Insulinrezeptors ist bei Typ-2-Diabetes völlig normal. Daher muss etwas anderes den Schlüssel-Schloss-Mechanismus stören. Aber was? Trotz jahrzehntelanger intensiver Forschung konnte bis dato kein plausibler Schuldiger identifiziert werden. Wir haben bereits festgestellt, dass der Insulinspiegel nach dem Essen steigt und vor allem in der Leber wirkt, damit die ankommende Nahrungsenergie gespeichert werden kann. Dafür weist Insulin die Leber an, zwei Dinge zu tun:

1. Damit aufzuhören, gespeicherte Nahrungsenergie, also Körperfett, zu verbrennen.
2. Damit anzufangen, eingehende Nahrungsenergie als Glykogen zu speichern oder über die De-Novo-Lipogenese neues Fett zu bilden.

Wenn die Zelle wirklich insulinresistent wäre und innerlich vor dem Verhungern stünde, sollten beide Aktionen beeinträchtigt sein. Das trifft auf den ersten Punkt sicher zu: Das Insulin brüllt die Leber an, keine neue Glucose mehr zu bilden, aber die Leber hört nicht darauf. Glucose fließt ins Blut. Der zweite Punkt wird jedoch paradoxerweise verstärkt. Wenn die Glucose nicht in die

Zelle dringen kann und diese verhungert, hat die Leber kein Substrat, um neues Fett zu bilden, und die De-Novo-Lipogenese sollte zum Erliegen kommen. Aber wie kann die Leber aus Glucose neues Fett bilden, wenn ihr keine Glucose zur Verfügung steht? Es ist so, als würde man ein Haus ohne Mauersteine bauen wollen. Selbst wenn Sie Bauarbeiter hätten, wäre das unmöglich.

Bei einer Insulinresistenz nimmt die De-Novo-Lipogenese jedoch zu, weshalb die Wirkung des Insulins nicht beeinträchtigt, sondern forciert wird. Es wird so viel neues Fett erzeugt, dass es nirgendwo gelagert werden kann. Dieses überschüssige Fett sammelt sich in der Leber an, wo es normalerweise aber gar nicht sein sollte. Bei einer Insulinresistenz sollte *wenig* und nicht viel Leberfett vorhanden sein. Doch Typ-2-Diabetes geht fast immer mit einer übermäßigen Fettansammlung in der Leber einher.

Wie kann sich die Leber einer Insulinwirkung widersetzen, aber die andere beschleunigen – noch dazu in derselben Zelle als Reaktion auf denselben Insulinspiegel mit demselben Insulinrezeptor? Trotz jahrzehntelanger Forschung und Ausgaben in Millionenhöhe waren die weltbesten Forscher von diesem zentralen Paradoxon der Insulinresistenz verwirrt, bis sie erkannten, dass das alte Schlüssel-Schloss-Paradigma der Insulinresistenz mit der innerlich verhungernden Zelle falsch war. Der springende Punkt ist, dass das Insulin selbst die Insulinresistenz verursacht, das heißt, dass das Hauptproblem *nicht* die Insulinresistenz ist, sondern die Hyperinsulinämie, die sie verursacht hat.

Insulinresistenz bezieht sich nur darauf, dass es einer bestimmten Menge Insulin schwerer fällt, Glucose in die Zelle zu schleusen. Was wäre also, wenn *die Glucose deshalb nicht in die Zelle eindringen kann, weil sie bereits prallvoll ist?* Das Paradigma der Insulinresistenz als Überlaufphänomen löst das zentrale Paradoxon.

Wie das Überlaufphänomen funktioniert

Stellen Sie sich eine U-Bahn zur Hauptverkehrszeit vor. Der Zug fährt in eine Station ein, der Zugführer gibt grünes Licht und die Türen öffnen sich. Alle am Gleis wartenden Fahrgäste steigen ein und der Bahnsteig ist leer, als der Zug wegfährt. Die Zelle ist die U-Bahn, das Insulin ist der Zugführer und die Glucosemoleküle sind die Fahrgäste. Wenn das Insulin das richtige Signal gibt, öffnen sich die Türen und die Glucose dringt ohne Probleme in geordneter Weise in die Zelle ein. Bei einer insulinresistenten Zelle gibt das Insulin zwar das Signal zur Türöffnung, aber es dringt keine Glucose in die Zelle ein. Die Glucose sammelt sich dafür im Blut an. Was ist geschehen?

Um bei der Analogie zu bleiben: Der Zug fährt in die Station und erhält das Signal, die Türen zu öffnen, aber es steigen keine Passagiere ein. Sie haben eine »Zugführer-Resistenz«. Als der Zug losfährt, warten noch viele Fahrgäste am Bahnsteig. Dem Schlüssel-Schloss-Paradigma zufolge werden durch das Signal die Zugtüren nicht vollständig geöffnet, weil der Türmechanismus blockiert ist. Die Passagiere können nicht in die Wägen steigen und bleiben daher auf der Plattform stehen, während der leere Zug wieder losfährt.

Das Überlaufphänomen zeichnet jedoch ein anderes Szenario. Der Zug fährt in die Station ein, ist aber bereits voll mit Passagieren, die an der letzten Station eingestiegen sind. Wenn der Zugführer das Signal gibt, die Tür zu öffnen, können die Passagiere auf der Plattform schlichtweg nicht einsteigen, *weil der Zug bereits voll ist*. Wir sehen aus unserer Perspektive lediglich, dass die Passagiere nicht in den Zug steigen, und ziehen daraus die Schlussfolgerung, dass sich die Türen nicht geöffnet haben. Dieselbe Situation herrscht in der Leberzelle vor. Wenn aufgrund eines hohen Insulinspiegels die Zelle bereits randvoll mit Glucose ist, kann keine weitere Glucose mehr eindringen, auch wenn das Insulin die Türen öffnet. Von außen können wir nur sagen, dass die Zelle jetzt *resistent* gegen das Insulin ist, das die Glucose mit allen Mitteln in die Zelle schleusen will.

Kehren wir wieder zu unserer Analogie zurück: Es gibt eine Möglichkeit, mehr Fahrgäste in den Zug zu bringen, und zwar mithilfe von speziellem Personal. In den 1920er Jahren wurden die Passagiere der New Yorker U-Bahn ziemlich unsanft in die Wägen geschoben. Während diese Praktik in Nordamerika ausgestorben ist, existiert sie in Japan bis heute. Wenn noch Personen am Bahnsteig stehen, schiebt das »Passagier-Anordnungspersonal« diese in den Zug. Die Hyperinsulinämie ist dieses Bahnhofspersonal. Sie schiebt die Glucose in die bereits prallvolle Zelle. Wenn die Glucose nicht eindringen kann, bildet der Körper mehr Insulin, um sie mit Gewalt hineinzuzwängen. Diese Taktik funktioniert anfangs, aber sobald mehr Glucose in die bereits übervolle Zelle gezwängt wird, muss dafür mehr Kraft aufgewendet werden. Insulinresistenz verursacht eine kompensatorische Hyperinsulinämie. Aber was war der Auslöser? Die Hyperinsulinämie. Es ist ein Teufelskreis.

Zurück zur Leberzelle. Am Anfang ist die Zelle (Zug) leer. Wenn die gleiche Menge Glucose (Passagiere) ein- und aussteigen, geht alles seinen normalen Gang. Wenn sich Phasen der Nahrungsaufnahme (viel Insulin) und des Fastens (wenig Insulin) die Waage halten, entwickelt sich keine Insulinresistenz. Doch mit einer anhaltenden Hyperinsulinämie kommt immer mehr Glucose (Passagiere) in die Zelle (Zug) und verlässt sie nicht. Mit der Zeit ist die Zelle (Zug) randvoll, und die Glucose (Passagiere) kann selbst dann nicht mehr eindringen, wenn der Rezeptor auf der Zelloberfläche (Tür) offen ist. Die Zelle ist jetzt insulinresistent. Deshalb produziert der Körper zum Ausgleich mehr Insulin (Personal), um mehr Glucose in die Zelle zu schaffen, doch mit der Zeit wird die Situation nur schlimmer, weil die Insulinresistenz zunimmt.

Insulinresistenz schafft Hyperinsulinämie und umgekehrt. Der Teufelskreis verschlimmert sich. Die Zelle verhungert nicht; sie ist vielmehr randvoll mit Glucose. Wenn diese aus der Zelle fließt, steigt der Blutzuckerspiegel.

Und was ist mit der Neubildung von Fett, also der De-Novo-Lipogenese? Die Zelle ist nicht leer, sondern voll, und deshalb verringert sich die De-Novo-Lipogenese nicht. Stattdessen produziert die Zelle möglichst viel neues Fett, um Platz für die viele Glucose zu schaffen. Wenn mehr neues Fett gebildet als exportiert werden kann, sammelt es sich in der Leber an, in einem Organ, das für die Fettspeicherung gar nicht geschaffen ist. Die Folge ist eine Fettleber. Dieses Überlaufparadigma erklärt das wesentliche Paradoxon bestens.

Betrachtet man die Blutglucose, scheint die Zelle insulinresistent zu sein. Betrachtet man die De-Novo-Lipogenese, scheint die Zelle eine höhere

Insulinsensitivität aufzuweisen. Das geschieht in der Leberzelle, mit demselben Insulinspiegel und denselben Insulinrezeptoren. Das Paradoxon wurde gelöst, indem dieses neue Paradigma der Insulinresistenz begriffen wurde. Die Zelle hat nicht zu wenig Glucose, sondern zu viel. Die physische Manifestation jener Zelle – randvoll mit Glucose, die über die De-Novo-Lipogenese in Fett verwandelt wird – kann als Infiltrierung der Leber durch Fett gesehen werden.

Zu viel Zucker → Fettleber → Insulinresistenz

Normal	Insulinresistenz	
Glucose ○ ○ ○ ○ ○ ● Zelle	○ ○ ○ ○ ○ ○ ○ ○ ● ●	○ ○ ○ ○ ○ ○ ○ ○ ● ● ● ●
	Paradigma des inneren Verhungerns	Überlaufparadigma

Insulinresistenz ist in erster Linie darauf zurückzuführen, dass die prallvolle, verfettete Leber nicht damit zurechtkommt, so viel Glucose zu verarbeiten. Die Leber ist die erste Haltestelle für die Verwertung zugeführter Nährstoffe, und damit das Epizentrum gesundheitlicher Probleme, die mit einem übermäßigen Konsum in Verbindung stehen. Insulinresistenz wird hauptsächlich durch eine Leberverfettung verursacht, die wiederum durch den übermäßigen Konsum von Glucose und Fructose entsteht. Mit anderen Worten: Zu viel Zucker führt zu einer Fettleber, die das Hauptproblem der Insulinresistenz ist (siehe Abbildung 6.5).

PHILIP

Philip, 46 Jahre alt, wurde ins Krankenhaus eingeliefert, um dort eine Antibiotikainfusion zu erhalten, weil er ein nicht heilendes diabetesbedingtes Fußgeschwür hatte. Das Geschwür bereitete ihm bereits seit zehn Monaten Beschwerden und entzündete sich trotz vieler Verbandswechsel und Wundversorgung durch den plastischen Chirurgen. Damals hatte er seit fünf Jahren Typ-2-Diabetes und nahm gegen seinen hohen Blutzucker Sitagliptin und Metformin ein. Ich sprach mit Philip und seinem Vater im Krankenhaus darüber, wie ernst die Lage sei, weil nicht heilende Geschwüre dem Fuß oft so schwere Schäden verursachen, dass amputiert werden muss.

Sobald Philips Antibiotikabehandlung abgeschlossen war und er das Krankenhaus verlassen konnte, fragte ich ihn, ob er am IDM-Programm teilnehmen wolle. Fasten ist ein fester Bestandteil des griechisch-orthodoxen Glaubens, den er praktizierte, und so verstand er schnell die Logik hinter unserem Programm. Er fing an, einmal wöchentlich für 48 Stunden zu fasten, und innerhalb eines Monats konnte er aufhören, seine Antidiabetika zu nehmen, weil sich seine Blutwerte normalisiert hatten. Sein vermeintlich »chronisches, nicht heilendes« Geschwür heilte innerhalb von einem Monat.

Philip nimmt seit einem Jahr am IDM-Programm teil und hat seine Medikamente abgesetzt. Seine Geschwüre haben sich zurückgebildet, er hat neun Kilogramm abgenommen und sein A1c liegt bei 6,5 Prozent – unter den 7,2 Prozent, die er selbst mit der Einnahme der beiden Medikamente erzielt hatte.

SIBYL

Sibyl, 69 Jahre alt, hat seit zehn Jahren Typ-2-Diabetes und hohen Blutdruck, außerdem hatte sie in jener Zeit einen Herzinfarkt und Schlaganfall erlitten und musste sich einer dreifachen Bypassoperation unterziehen. Als ich sie kennenlernte, nahm sie bereits seit fünf Jahren Insulin und benötigte 70 Einheiten pro Tag, außerdem nahm sie Sitagliptin und Metformin als Antidiabetika. Sie wog 92 Kilogramm, hatte einen Bauchumfang von 117 Zentimetern und einen BMI von 35,8.

Im Rahmen des IDM-Programms stellte sie ihre Ernährung auf eine kohlenhydratarme Kost mit gesundem Fett um und fastete jeden zweiten Tag für 24 beziehungsweise 36 Stunden. Ihr Arzt passte ihre Insulingabe an diese Ernährungsumstellung an, um Über- beziehungsweise Unterzucker zu vermeiden, und kontrollierte ihren Gesundheitszustand genau. Nach zwei Monaten konnte sie das Insulin und Sitagliptin absetzen. Nach sechs Monaten im Programm hatte sie fast 14 Kilogramm abgenommen und 13 Zentimeter Bauchumfang verloren. Sie musste zwar immer noch Metformin einnehmen, aber ihr A1c war bereits auf 6,2 Prozent gesunken, und so wurde die Dosis dieses Medikaments entsprechend reduziert.

Teil III

ZUCKER UND DER ANSTIEG DES TYP-2-DIABETES

7

Diabetes, eine Krankheit der dualen Defekte

Dem englischen Mönch und Philosophen William of Ockham (1287–1347) wird ein grundlegender Problemlösungsansatz zugeschrieben, der als *Sparsamkeitsprinzip* oder *Ockhams Rasiermesser* bekannt ist. Dieses Postulat besagt, dass die Hypothese mit den wenigsten Annahmen oft wahr ist. Mit anderen Worten: Die einfachste Erklärung ist in der Regel die richtige. Albert Einstein soll einmal gesagt haben: »Man soll die Dinge so einfach wie möglich machen, aber nicht einfacher.«

Typ-2-Diabetes gilt zwar in erster Linie als Krankheit aufgrund einer übermäßig hohen Insulinresistenz, stellt aber eigentlich zwei separate physiologische Defekte dar. Erstens wird die Insulinresistenz – ein Überlaufphänomen – durch eine Fettanreicherung in der Leber und Muskulatur verursacht. Die Insulinresistenz entwickelt sich schon früh im Krankheitsverlauf und geht der Diagnose Typ-2-Diabetes ein Jahrzehnt oder länger voraus, aber der Blutzucker bleibt relativ normal, weil die Betazellen der Bauchspeicheldrüse zum Ausgleich die Insulinproduktion erhöhen. Diese kompensatorische Hyperinsulinämie zwängt die Glucose in die Zellen, wodurch der Blutzuckerspiegel normal bleibt.

Eine Veränderung des Blutzuckers führt zu Typ-2-Diabetes[1]

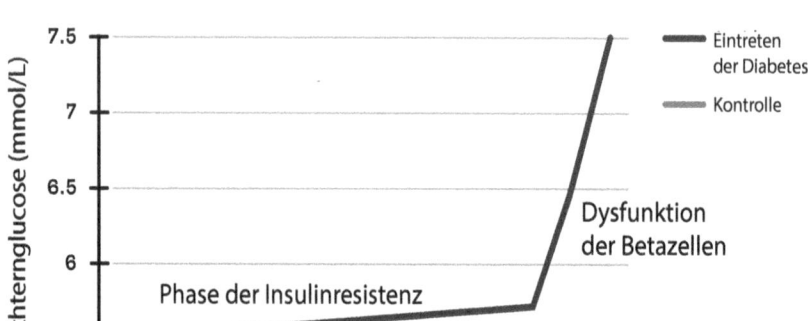

Jahre vor der Diagnose Diabetes

Ohne eine Ernährungsintervention führt die Insulinresistenz fast immer zum zweiten Problem: der Betazellendysfunktion. Überdies verursacht nur Insulinresistenz und sonst praktisch nichts eine Betazellendysfunktion. Herkömmlichem Medizinwissen zufolge tritt diese Dysfunktion auf, weil die insulinbildenden Zellen erschöpft sind und schließlich vernarben. Diese Vorstellung impliziert, dass diese beiden Phänomene – Insulinresistenz und Betazellendysfunktion – aus völlig unterschiedlichen Gründen auftreten. Angesichts der engen Beziehung dieser nur scheinbar sich gegenseitig ausschließenden Phänomene legt Ockhams Rasiermesser nahe, dass beide Defekte voraussichtlich durch denselben zugrunde liegenden Mechanismus verursacht werden.

Nur wenn die Insulinproduktion mit der steigenden Resistenz nicht Schritt halten kann, steigt der Blutzuckerwert so stark an, dass Typ-2-Diabetes diagnostiziert werden kann. Es gibt also zwei grundlegende Vorbedingungen für die Krankheit: eine erhöhte Insulinresistenz *und* eine Betazellendysfunktion. Der Anstieg des Blutzuckerspiegels in den Jahren vor der Diagnose lässt sich in zwei Phasen unterteilen, die diese beiden ausgeprägten Anomalitäten widerspiegeln.[2]

Phase 1: Hyperinsulinämie/Insulinresistenz

Wie Abbildung 7.1. zeigt, tritt im Durchschnitt eine Insulinresistenz fast 13 Jahre vor dem Auftreten von Typ-2-Diabetes auf. Die wachsende Insulinresistenz erzeugt einen langen, allmählichen Anstieg des Blutzuckerspiegels, weil die kompensatorische Hyperinsulinämie einen schnelleren Anstieg verhindert. Dies erklärt, warum der Blutzucker über ein Jahrzehnt lang relativ normal bleibt. Bei Kindern und Jugendlichen kann diese Phase schneller ablaufen: Manche entwickeln die Krankheit in nur 21 Monaten.[3]

Viszerales Fett, das sich in und um die Organe legt,[4] trägt maßgeblich zu einer hohen Insulinresistenz bei. Der allererste Ort, an dem sich dieses Fett akkumuliert – oft bevor die Insulinresistenz überhaupt bemerkbar wird –, ist die Leber.

Fettleber

Die Leber liegt, wie wir gesehen haben, an der Schnittstelle zwischen der Speicherung und der Produktion von Nahrungsenergie. Nach der Aufnahme durch den Darm werden die Nährstoffe durch die Pfortader in die Leber geleitet. Da Körperfett im Grunde nur eine Methode der Speicherung von Nahrungsenergie ist, ist es kein Wunder, dass Krankheiten, die mit der Fettspeicherung zusammenhängen, auch in starkem Maß mit der Leber in Zusammenhang stehen.

Wie Sie bereits wissen, sind nicht alle Fette gleich. Überschüssiges Nahrungsfett umgeht die Leber und kann überall im Körper gespeichert werden. Unterhautfettgewebe, sogenanntes subkutanes Fett, trägt zwar zu einem höheren Körpergewicht und BMI bei, hat aber minimale gesundheitliche Auswirkungen. Es ist vielleicht optisch nicht besonders schön, scheint aber in metabolischer Hinsicht ungefährlich zu sein.

Überschüssige Kohlehydrate und Proteine aus der Nahrung werden in der Leber zuerst als Glykogen gespeichert. Sobald die Glykogenspeicher voll sind, wird durch die De-Novo-Lipogenese die Glucose in Fett umgewandelt, das aus der Leber abtransportiert und auf den übrigen Körper verteilt werden kann, unter anderem auch auf die Fettspeicher in und um die Organe. Wenn die De-Novo-Lipogenese die Transportkapazität der Leber übersteigt, akkumuliert sich das Fett in der Leber, wo es zur zentralen Adipositas beiträgt und gefährliche gesundheitliche Konsequenzen hat. Zu viel Zucker und Insulin führen über einen zu langen Zeitraum zu einer Fettleber.[5]

Die überfüllte Fettleber schafft es nach einer Weile nicht mehr, weitere Glucose aufzunehmen, und fängt an, insulinresistent zu werden. Wie Sie zuvor gesehen haben, ist Insulinresistenz ein Überlaufphänomen. Abbildung 7.2 zeigt, wie der Kreislauf abläuft:

- Hyperinsulinämie verursacht eine Fettleber.
- Die Fettleber verursacht Insulinresistenz.
- Die Insulinresistenz führt zu kompensatorischer Hyperinsulinämie.
- Der Kreislauf schließt sich.

Hormonelle Fettleibigkeit IV: hohes Insulin → Fettleber → Insulinresistenz

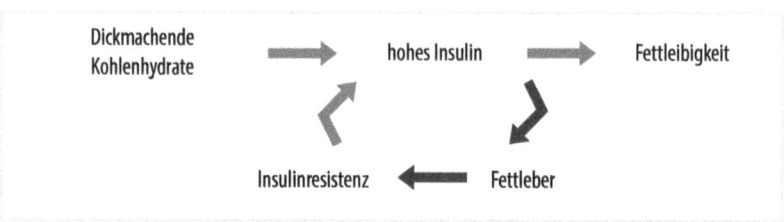

Fett in der Leber, und weniger eine den gesamten Körper betreffende Fettleibigkeit, ist der entscheidende Schritt in Richtung Insulinresistenz und Diabetes. Eine Fettleber wird mit allen Phasen der Insulinresistenz assoziiert, von Fettleibigkeit über Prädiabetes bis hin zum Ausbruch des Diabetes. Und diese Beziehung trifft auf alle ethnischen Gruppen zu.

Eine Fettleber ist das eindeutige Zeichen für eine Entwicklung von Hyperinsulinämie und Insulinresistenz, und sie ist eines der frühesten Zeichen. Eine Fettleber geht der klinischen Diagnose von Typ-2-Diabetes um zehn Jahre und mehr voraus.[6] Wenn die Leber langsam Fett akkumuliert, wird sie zunehmend insulinresistent. Eine Fettleber kann durch eine Ultraschalluntersuchung diagnostiziert werden, aber bereits ein größerer Taillenumfang oder ein gestiegenes Verhältnis von Taille zu Körpergröße sind wichtige Hinweise auf ihr Vorliegen. Blutmarker für eine Leberschädigung spiegeln diesen langsamen Anstieg auch oft wider, und diese Phase wird oft als »langer, stummer Schrei der Leber« bezeichnet.

Es gibt zwei Hauptarten der Fettlebererkrankung: eine alkoholische Steatohepatitis und eine nichtalkoholische Steatohepatitis. Die erste steht, wie der Name erkennen lässt, mit einem hohen Alkoholkonsum in Verbindung. Da Alkohol größtenteils in der Leber verstoffwechselt wird, zwingt ein häufiger und intensiver Konsum den Körper dazu, sich um den Überlauf zu kümmern. Das Ergebnis ist eine Fettleber. Aber viele Menschen, die eine Fettleber und Diabetes entwickeln, sind keine Alkoholiker, und Forscher haben erst in letzter Zeit diesen Zusammenhang erkannt.

**Nichtalkoholische Fettlebererkrankung
(Non-Alcoholic Fatty Liver Disease, NAFLD)**

Dr. Alfred Fröhlich von der Universität Wien kam im Jahr 1890 zum ersten Mal der neurohormonellen Ursache von Fettleibigkeit auf die Spur. Er beschrieb einen Jungen, der plötzlich fettleibig wurde. An dem Knaben wurde ein Schaden im Hirnbereich des Hypothalamus festgestellt, welcher der Grund für die hartnäckige Gewichtszunahme war. Somit konnte der Hypothalamus als Hauptregulator für die Energiebilanz identifiziert werden.

Eine Verletzung des Hypothalamus führte auch in Rattenexperimenten dazu, dass die Tiere einen unstillbaren Appetit entwickelten und fettleibig wurden. Forscher stellten bald noch etwas anderes fest. Alle diese fettleibigen Tiere wiesen eine Leberschädigung auf, die bisweilen so gravierend war, dass sie zur vollständigen Organzerstörung führte. Genetisch fettleibige Mäuse wiesen dieselben Leberschäden auf. Seltsam, dachten sich die Forscher. Was hat denn die Leber mit Fettleibigkeit zu tun?

Dr. Samuel Zelman, Arzt am Veterans Administration Hospital in Topeka, Kansas, war im Jahr 1952 der erste Mediziner, der die Verbindung herstellte.[7] Es war schon damals bekannt, dass Alkoholsucht zu einer Fettleber führt, aber er stellte die Krankheit auch an einem Krankenpfleger fest, der zwar keinen Alkohol trank, dafür aber über 20 Flaschen Coca-Cola am Tag. Dass Fettleibigkeit einen ähnlichen Leberschaden verursachen konnte, war damals noch nicht bekannt. Zelman, der die Daten der Rattenexperimente kannte, verbrachte die nächsten Jahre damit, 20 andere fettleibige, nicht alkoholkranke Patienten zu finden, die Anzeichen für eine Lebererkrankung hatten, und stellte fest, dass sie sich alle kohlenhydratreich ernährten.

Fast 30 Jahre später beschrieb auch Dr. Jürgen Ludwig von der Mayo Clinic 20 Patienten mit einer nichtalkoholischen Fettlebererkrankung (NAFLD).[8] Alle diese Patienten waren fettleibig und litten an Krankheiten wie Diabetes, die mit Fettleibigkeit in Zusammenhang stehen. Es lagen auch unterschiedliche Hinweise auf eine Leberschädigung vor. Jenen Patienten mit NAFLD, deren Bluttests auf einen Organschaden hinwiesen, wurde gesagt, dass bei ihnen eine nichtalkoholische Steatohepatitis (NASH) vorlag, ein Wort, das sich aus *steato* (Fett) und *hepatitis* (Leberentzündung) zusammensetzt. NASH ist schlichtweg die gravierendere Manifestation von NAFLD.

Zum Zeitpunkt der Entdeckung, im Jahr 1980, schrieb Dr. Ludwig, dass NAFLD Ärzten die »Peinlichkeit (oder Schlimmeres) ersparte, die aus den folgenden Gesprächen resultieren kann«. Mit anderen Worten: Die Erkenntnis, dass sich auch ohne Alkoholkonsum eine Fettleber bilden kann, bewahrte Patienten vor den wiederholten Anschuldigungen ihrer Ärzte, dass sie ihren Alkoholkonsum leugneten. Wichtiger noch, die neue Erkenntnis bezüglich NAFLD bestätigte die außergewöhnlich enge Beziehung zwischen Fettleibigkeit, Hyperinsulinämie, Insulinresistenz und Fettleber. Wenn man das eine fand, fand man fast immer automatisch auch die beiden anderen.

Bei fettleibigen Personen tritt eine Fettleber fünf- bis fünfzehnmal häufiger auf als bei Normalgewichtigen. Bis zu 85 Prozent der Typ-2-Diabetiker haben eine Fettleber.[9] Selbst ohne Diabetes haben insulinresistente Personen einen höheren Leberfettanteil.[10] Man schätzt, dass NAFLD mindestens zwei Drittel aller Fettleibigen betrifft.[11] Mehr noch, dass Auftreten von NAFLD bei Kindern und Erwachsenen steigt bedrohlich an[12] und nimmt parallel zum Anstieg von Fettleibigkeit und Typ-2-Diabetes zu.

Hepatische Steatose, also die Fettspeicherung in der Leber, ist einer der zuverlässigsten und wichtigsten Marker für Insulinresistenz.[13] Bei fettleibigen Kindern ist ein steigender Alanin-Transminase-Spiegel ein wichtiger Blutmarker für Leberschäden,[14] und er ist direkt mit Insulinresistenz und der Entwicklung von Typ-2-Diabetes verbunden. Das Ausmaß der Leberverfettung korreliert mit Prädiabetes, Insulinresistenz und der Einschränkung der Betazellenfunktion. Außerdem wurde NASH zu einem der Hauptgründe für Leberinsuffizienz im Endstadium, bekannt als Zirrhose, und einer der wichtigsten Indikatoren für eine Lebertransplantation in der westlichen Welt. Es wird geschätzt, dass in Nordamerika etwa 23 Prozent der Gesamtbevölkerung von NASH betroffen sind.[15]

Das ist eine wirklich besorgniserregende Epidemie: In nur einer Generation ist die nichtalkoholische Fettlebererkrankung von einer namenlosen und völlig unbekannten Krankheit zur gängigsten Ursache für anormale Leberenzyme und chronische Leberinsuffizienz in der westlichen Welt geworden.[16]

Die Insulinresistenz steigt mit dem Anteil des Leberfetts[17]

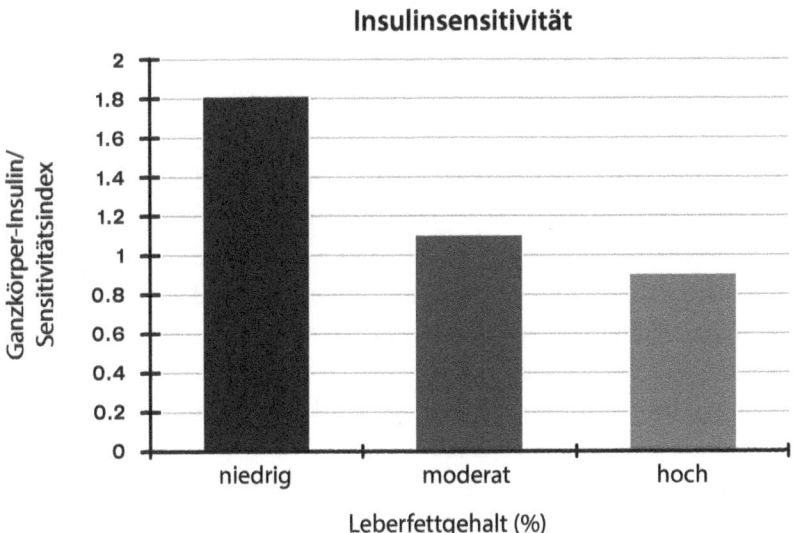

Warum manche Menschen eine schwere Leberverfettung ohne Hinweis auf einen möglichen Schaden aufweisen, während andere nur eine minimale Fettakkumulation, aber einen schweren Schaden aufweisen, ist zurzeit noch unbekannt. Während die Leber langsam Fett akkumuliert, steigt die Insulinresistenz parallel dazu an. Bei Typ-2-Diabetikern besteht eine enge Korrelation zwischen der Menge an Leberfett und der erforderlichen Insulindosis,[18] die eine höhere Insulinresistenz widerspiegelt. Kurzum: Je verfetteter die Leber, umso höher die Insulinresistenz. Um Insulinresistenz zu verstehen, müssen wir daher zuerst verstehen, wie sich eine Fettleber überhaupt entwickelt.

Wie sich eine Fettleber entwickelt

Hier ist eine weitere alarmierende Tatsache: Ich kann dafür sorgen, dass Sie an einer Fettleber erkranken. Ich kann die Leber eines jeden Menschen fett machen. Was daran besonders erschreckend ist? Dieser entscheidende erste Schritt in Richtung Typ-2-Diabetes dauert nur drei Wochen!

Überschüssige Glucose und Insulin regen die De-Novo-Lipogenese an. Wenn sich dieser Prozess schneller vollzieht als der Export der Glucose in die Adipozyten, akkumuliert sich in der Leber Fett. Dieser Zustand lässt sich einfach dadurch erzielen, dass man zu viele zuckerhaltige Snacks isst. Und schon haben wir sie, die Fettleber.

Forscher verabreichten übergewichtigen Freiwilligen zusätzliche 1000 Kalorien in Form von zuckerhaltigen Snacks, die sie täglich zu ihren normalen Mahlzeiten konsumierten.[19] Das klingt nach viel, aber es handelte sich dabei nur um zwei kleine Tüten mit Süßigkeiten, ein Glas Saft und zwei Dosen Coca-Cola. Nach drei Wochen war ihr Körpergewicht um signifikante 2 Prozent angestiegen. Das Leberfett nahm jedoch um gewaltige 27 Prozent zu, was durch einen identischen Anstieg der De-Novo-Lipogenese verursacht wurde. Als die Blutmarker für einen Leberschaden um einen ähnlichen Wert anstiegen (30 Prozent), wurde schnell klar, dass diese Fettleber alles andere als harmlos war.

Aber es war noch nicht alles verloren. Als die Freiwilligen zu ihren üblichen Essgewohnheiten zurückkehrten, sanken Gewicht, Leberfett und

Marker für einen Leberschaden wieder. Eine vierprozentige Abnahme des Körpergewichts verringerte ihren Leberfettanteil um 25 Prozent.

Das bedeutet: Eine Fettleber lässt sich *vollständig rückgängig machen*. Die Leber kann sich erholen, wenn sie die überschüssige Glucose abbauen kann und der Insulinspiegel sinkt. Hyperinsulinämie regt die De-Novo-Lipogenese an, die der Hauptfaktor für eine Fettlebererkrankung ist. Raffinierte Kohlenhydrate, die einen hohen Insulinanstieg verursachen, sind weitaus gefährlicher als Nahrungsfett. Eine hohe Kohlenhydratzufuhr kann die De-Novo-Lipogenese verzehnfachen, während ein hoher Fettkonsum mit einer entsprechend niedrigen Kohlenhydratzufuhr sich nicht nennenswert auf die hepatische Fettproduktion auswirkt.[20] Der Hauptschuldige ist der Zucker, und zwar Fructose[21] und weniger Glucose, obwohl Fructose keine sehr starke Insulinreaktion auslöst. Im nächsten Kapitel widmen wir uns daher ausführlich der Frage, warum das so ist. Im Gegensatz dazu ist der Insulinspiegel bei Typ-1-Diabetes extrem niedrig und verursacht einen *geringeren* Leberfettanteil.[22]

Es ist auch bei Tieren einfach, eine Fettleber zu erzeugen. Das sehen wir an der Delikatesse Foie gras, der sogenannten Gänsestopfleber. Gänse entwickeln eine große Fettleber, um für die lange Reise in ihr Winterquartier genügend Energiereserven zu haben, aber schon vor über 4000 Jahren praktizierten die alten Ägypter die sogenannte Sondenfütterung. Ursprünglich wurde diese gezielte Überfütterung manuell ausgeführt, heute erfolgt sie unter Einsatz moderner Technik. Eine große Menge stärkereiche Maismischung wird mehrmals am Tag über einen Trichter direkt in den Verdauungstrakt der Gans oder Ente geleitet. Nach nur zehn bis vierzehn Tagen ist die Leber fett und vergrößert.

Bei Gänsen und Menschen läuft die Entwicklung einer Fettleber grundsätzlich nach demselben Prinzip ab. Eine bewusste Überfütterung mit Kohlenhydraten führt zu dem hohen Insulinspiegel, der notwendig ist, um eine Fettleber entstehen zu lassen. Im Jahr 1977 rieten die *Ernährungsrichtlinien für Amerikaner* eindringlich dazu, weniger Fett und mehr Kohlenhydrate wie Brot und Nudeln zu konsumieren. Das Ergebnis: ein drastisch erhöhter Insulinspiegel. Wir wussten damals nicht, dass wir im Grunde nichts anderes taten als »Menschenstopfleber« herzustellen.

Eine Fettleber ist ein Vorbote für eine Insulinresistenz, aber nur am Anfang. Das Fett in anderen Organen, unter anderem in den Skelettmuskeln und der Bauchspeicheldrüse,[23] spielen im Rahmen dieser Krankheit ebenfalls eine tragende Rolle.

Fettmuskeln

Skelettmuskeln sind die großen Muskelgruppen wie Bizeps, Trizeps, Quadrizeps, Rumpf- und Gesäßmuskeln, mit denen wir unsere Gliedmaßen bewusst bewegen können. Das unterscheidet sie von den glatten Muskeln wie etwa Herz oder Zwerchfell, die sich unserer bewussten Ansteuerung größtenteils entziehen. Skelettmuskeln verbrennen den Großteil der Glucose, die nach den Mahlzeiten verfügbar ist, und legen ihre eigenen Glykogenreserven an, um schnell auf Energie zugreifen zu können. Dieses Muskelglykogen steht den anderen Organen nicht zur Verfügung und kann von ihnen nicht genutzt werden. Normalerweise gibt es in der Skelettmuskulatur wenig Fett. Fettzellen sind auf die Fettspeicherung spezialisiert. Muskelzellen nicht.

Mit Hyperinsulinämie und überschüssigem Zucker bildet die Leber über die De-Novo-Lipogenese neues Fett und verteilt diese Triglyzeride im ganzen Körper. Wenn die Adipozyten überfordert sind, nehmen die Skelettmuskeln das Fett auch auf, das zwischen den Muskelfasern eingelagert wird. Dies wird als »intramyozelluläre Lipidakkumulation« bezeichnet. Man könnte aber auch einfach »Fettmuskeln« dazu sagen.

Wir können diese Entwicklung einer verfetteten Muskulatur vor allem bei Zuchtrindern beobachten – hier sagt man zu der Akkumulation von Fett zwischen den Muskelfasern schlichtweg »lecker«! Die Fettzellen sind als Marmorierung deutlich erkennbar, also eine Mischung aus Fett und magerem Muskelfleisch. Beim Braten des Fleisches schmilzt das Fett, wodurch das Fleisch zarter, saftiger und aromatischer wird, und es schmort sich praktisch selbst. Aus diesem Grund lässt sich mit gut marmoriertem Fleisch viel Geld verdienen. Kobe-Fleisch, die hochwertige japanische Delikatesse, hat wegen seiner feinen Marmorierung einen hervorragenden Ruf. Das US-Landwirtschaftsministerium klassifiziert Fleisch anhand seiner Marmorierung: Prime Beef, die höchste und teuerste Kategorie, weist die stärkste Marmorierung auf.

Viehzüchter wissen, dass die Marmorierung fast ausschließlich vom Futter abhängig ist. Kühe sind Wiederkäuer, sie fressen normalerweise Gras und entwickeln keine Marmorierung. Das Ergebnis ist ein aromatischeres, aber weniger zartes Steak. Stark getreidehaltiges Futter regt hingegen das Wachstum wie auch die Marmorierung an. Aus diesem Grund werden viele grasfressende Kühe mit einer Phase der Maisfütterung »fertig gemacht«, damit sie die erwünschte fette Muskulatur beziehungsweise Marmorierung entwickeln.

Kohlenhydratreiche Ernährungsformen verursachen Fettmuskeln. Das ist in der Viehzucht kein Geheimnis – und bei Menschen funktioniert das genauso gut.

Eine Fettleber erzeugt in der Leber eine Insulinresistenz. Ebenso erzeugen Fettmuskeln in den Skelettmuskeln eine Insulinresistenz. Hyperinsulinämie zwängt zu viel Fett und Glucose in die Skelettmuskeln. Diese füllen sich vollständig, sodass das Insulin nicht noch mehr hineinzwängen kann. Das ist dasselbe Überlaufphänomen. Weil die Skelettmuskeln so groß sind, tragen sie wesentlich dazu bei, die gesamte Insulinresistenz im Körper zu erhöhen.[24]

Fetteinlagerung in der Skelettmuskulatur, Fettleibigkeit und das Ausmaß der Insulinresistenz sind eng miteinander verbunden.[25] Die Muskeln fettleibiger Menschen nehmen Fettsäure gleich schnell auf wie die schlanker Menschen, verbrennen sie aber nur in halbem Tempo, was zu einer größeren Fettakkumulation in den Muskeln führt. Ein Gewichtsverlust kann dieses Problem teilweise korrigieren.

Warum kann die Muskulatur dieses Fett nicht einfach verbrennen? Diese Frage lässt sich mit dem biochemischen Prozess beantworten, der als Randle-Zyklus bekannt ist.

Der Randle-Zyklus

Dr. Philip Randle beschrieb im Jahr 1963 erstmals den Glucose-Fettsäure- oder Randle-Zyklus.[26] Er präparierte Herz- und Skelettmuskelzellen und zeigte, dass Zellen, die Glucose verbrennen, kein Fett verbrennen können –

und umgekehrt. Dieses Phänomen trat auch ohne das Mitwirken von Insulin oder anderen Hormonen auf. Der menschliche Körper kann schlichtweg nicht beide Kraftstoffe gleichzeitig nutzen. Er verbrennt entweder Zucker oder Fett, aber nicht beides. Die meisten Zellen können Fett direkt als Energiequelle nutzen, aber bestimmte wichtige Zellen, vor allem im Gehirn, sind nicht dazu in der Lage. Im Nüchternzustand verbrennen große Organe wie Leber, Herz, Pankreas und Skelettmuskeln Fett, um die wenige Glucose, die verfügbar ist, dem Gehirn zu überlassen. Dieser Überlebensmechanismus maximiert die Zeit, die Menschen ohne Nahrung überleben können. Da die Leber über die Gluconeogenese nicht genug neue Glucose für den ganzen Körper bilden kann, wird mithilfe des Randle-Zyklus Glucose für die Bereiche gespart, die sie am dringendsten benötigen. Die Leber produziert aus Fett auch Ketonkörper, die bis zu 75 Prozent des Energiebedarfs des Gehirns decken, und spart damit noch mehr Glucose.

Die Fähigkeit des Körpers, die Verwendung von Glucose zu blockieren, indem er auf Fettsäuren zurückgreift, wurde auch als *physiologische Insulinresistenz* bezeichnet. Wenn der Körper überwiegend Fett verbrennt, so wie bei sehr kohlenhydratarmen Ernährungsformen oder beim Fasten, kann er keine Glucose verbrennen. Wenn man also anfängt, Kohlenhydrate zu essen, können die Zellen die Glucoselast kurzfristig nicht bewältigen, und der Blutzuckerspiegel steigt. Hinter diesem Phänomen scheinbarer Insulinresistenz steckt aber ein ganz anderer Mechanismus. Wenn das Insulin steigt, schaltet der Körper auf Glucoseverbrennung, und der Blutzuckerspiegel fällt.

Auch das Gegenteil ist der Fall. Wenn der Körper Glucose verbrennt, kann er kein Fett verbrennen und hebt es daher für die spätere Verwendung auf. Der Randle-Zyklus stellt sicher, dass die Skelettmuskelzellen das überschüssige Fett nicht einfach verbrennen können, wenn sie mit Glucose gesättigt sind. Sie verbrennen Glucose, kein Fett, weshalb es sich akkumuliert. Voilà – Fettmuskeln und Insulinresistenz!

Fettmuskeln und Fettleber führen zu einer steigenden Insulinresistenz und provozieren eine kompensatorische Hyperinsulinämie, die den Blutzuckerspiegel auf einem normalen Niveau hält. Aber wie wir gesehen haben, führt dieser Zyklus in einem klassischen, sich selbst verstärkenden Kreislauf zur Entwicklung einer höheren Insulinresistenz. Mit der Zeit steigen der Insulinspiegel und die Insulinresistenz immer weiter an – bis das System schließlich zusammenbricht. Das ist der Beginn von Phase 2.

Phase 2: Betazellendysfunktion

Der Blutzuckerspiegel steigt schnell an, wenn die Betazellen der Bauchspeicheldrüse, die für die Insulinproduktion verantwortlich sind, mit der steigenden Insulinresistenz nicht mehr Schritt halten können. Wenn dieser kompensatorische Mechanismus versagt, dauert es ein bis zwei Jahre, bis Typ-2-Diabetes diagnostiziert wird. Mit der Zeit steigt die Insulinproduktion an, bevor sie schließlich zu sinken anfängt.[27] Die progressive Abnahme der Insulinproduktion wird oft als Betazellendysfunktion bezeichnet, manchmal auch als Pankreas-Burnout. Aber was verursacht diesen Burnout?

Viele Forscher nehmen an, dass die Hyperglykämie Betazellen zerstört, aber diese Theorie hat einen entscheidenden Haken: Wenn sich eine Insulinresistenz entwickelt, bleibt der Blutzuckerspiegel relativ normal. Er steigt erst signifikant an, wenn die Betazellen ihre Arbeit einstellen. Die Betazellendysfunktion verursacht den hohen Blutzucker, nicht umgekehrt.

Die vorherrschende Hypothese ist, dass die Betazellen von der Insulinüberproduktion erschöpft sind. Wie ein stotternder alter Motor, der zu oft auf Hochtouren gelaufen ist, hat die chronische Überlastung einen irreversiblen Schaden verursacht. Doch dieses Paradigma der chronischen progressiven Pankreasvernarbung weist drei Schwachstellen auf.

- Erstens hat sich gezeigt, dass die Funktion der Betazellen vollständig wiederherstellbar ist. Dr. Roy Taylor von der Newcastle University in England hat bewiesen, dass sich das Pankreas durch eine extrem kalorienarme Ernährung erholen kann.[28] Die Tatsache, dass ein Gewichtsverlust Typ-2-Diabetes rückgängig machen kann, impliziert auch, dass die Funktion der Betazellen reversibel ist. Oder einfacher ausgedrückt: Die Betazellen brennen nicht aus.

- Zweitens reagiert der Körper bei übermäßigem Gebrauch normalerweise mit einer gesteigerten und nicht mit einer gedrosselten Funktion. Wenn man einen Muskel trainiert, wird er stärker; er brennt nicht aus. Mit einer übermäßigen Hormonausschüttung werden Drüsen normalerweise größer, nicht kleiner. Wenn Sie viel denken und lernen, vergrößern Sie Ihr Wissen; Ihr Gehirn brennt nicht aus. Dasselbe gilt für die Zellen, die Insulin produzieren. Sie sollten größer werden (Hypertrophie), nicht kleiner (Atrophie).
- Drittens impliziert ein Betazellen-Burnout, dass der Schaden nur aufgrund einer anhaltenden übermäßigen Verwendung eintritt. Es müssen viele Jahre der Überaktivität vergehen, damit eine Vernarbung und Fibrose entstehen. Die wachsende Epidemie von Typ-2-Diabetes bei Kindern und Erwachsenen ist ein eindeutiger Hinweis darauf, dass diese Vorstellung falsch ist. Da Typ-2-Diabetes schon bei dreijährigen Kindern auftritt, ist es unwahrscheinlich, dass irgendein Teil in diesen jungen Körpern bereits ausgebrannt wäre.

Was verursacht die Betazellendysfunktion? Da dieser Defekt als natürliche Reaktion auf eine Insulinresistenz folgt, legt Ockhams Rasiermesser nahe, dass die Betazellendysfunktion demselben Grundmechanismus unterliegt wie die Insulinresistenz. Das Problem ist vor allem die Fetteinlagerung in den Organen, und die aktuelle Forschung hat den wahrscheinlichen Übeltäter identifiziert. In der ersten Phase erzeugen die Fettleber und Fettmuskeln eine erhöhte Insulinresistenz. In der zweiten Phase erzeugt das Fettpankreas eine Betazellendysfunktion. Das Pankreas ist nicht ausgebrannt, sondern mit Fett verstopft.

Fettpankreas

Hyperinsulinämie verursacht die Verfettung der Leber, und um Abhilfe zu schaffen, wird dieses neu gebildete Fett aus der Leber abtransportiert und auf andere Körperteile verteilt. Ein Teil landet in den Adipozyten, ein Teil in den Skelettmuskeln. Das Pankreas wird ebenfalls stark von Fett infiltriert. Der Zusammenhang zwischen dem Gewicht des Pankreas und dem Gesamtkörpergewicht wurde erstmals im Jahr 1920 festgestellt. Man fand damals heraus, dass das Pankreas bei fettleibigen Toten doppelt so fetthaltig war wie bei mageren.[29] In den 1960er Jahren trugen Fortschritte bei nicht invasiven bildgebenden Verfahren dazu bei, dass der Fettgehalt des Pankreas gemessen werden konnte, und so wurde die Verbindung zwischen einem Fettpankreas, Fettleibigkeit, hohen Triglyzeridwerten und Insulinresistenz hergestellt. Praktisch alle Patienten mit einem Fettpankreas hatten gleichzeitig eine Fettleber.

Wichtiger noch: Eine fette Bauchspeicheldrüse wird eindeutig mit Typ-2-Diabetes assoziiert.[30] Typ-2-Diabetiker haben mehr Fett im Pankreas und in der Leber als Nichtdiabetiker.[31] Je fetter das Pankreas ist, umso weniger Insulin schüttet es aus.[32] Simpel ausgedrückt: Ein Fettpankreas und eine Fettleber entscheiden darüber, ob man an Typ-2-Diabetes erkrankt oder nicht.

Der Unterschied zeigt sich vor allem bei bariatrischen Operationen (Adipositas-Chirurgie), die vorgenommen werden, um den Magen zu verkleinern oder den Dünndarm zu umgehen (mehr dazu in Kapitel 13). Diese Operation ist keine Fettabsaugung, welche keine metabolischen Vorteile mit sich bringt.[33] Fettleibige Nichtdiabetiker haben ein Pankreas mit normalem Fettanteil, der sich nach dem Eingriff trotz Gewichtsabnahme nicht verändert.

Fettleibige Typ-2-Diabetiker haben zu viel Fett im Pankreas, aber ein bariatrischer Eingriff verringert den Fettanteil und stellt die normale Fähigkeit zur Insulinausschüttung wieder her. Das Ergebnis ist die erfolgreiche Umkehr von Typ-2-Diabetes innerhalb weniger Wochen nach der Operation, auch wenn die Patienten noch 100 Kilogramm zu viel auf die Waage bringen. *Nur* Typ-2-Diabetiker haben zu viel Fett im Pankreas. Ihre Betazellen sind nicht ausgebrannt, sondern mit Fett verstopft. Die Beseitigung von nur 0,6 Gramm Pankreasfett macht Typ-2-Diabetes rückgängig. Acht Wochen nach der bariatrischen Operation normalisieren sich das Leberfett und die Insulinresistenz.

Eine bariatrische Operation ist nicht die einzige Methode, um diese Vorteile zu erzielen. Plötzliche massive Einschränkungen der Kalorienzufuhr verringerten der COUNTERPOINT-Studie[34] zufolge den Fettanteil im Pankreas und stellten innerhalb weniger Wochen die Fähigkeit der Teilnehmer wieder her, eine normale Insulinmenge freizusetzen.

Ektopisches Fett, also die Einlagerung von Fett außerhalb der Fettzellen (beispielsweise in Leber, Muskulatur und Pankreas), spielt für die Entwicklung einer Insulinresistenz eine entscheidende Rolle. Selbst bei extrem fettleibigen Patienten entwickelt sich Insulinresistenz nur bei einer vorliegenden ektopischen Fettakkumulation.[35]

Das erklärt, warum geschätzte 20 Prozent aller Fettleibigen vielleicht überhaupt nicht insulinresistent sind und ein normales Stoffwechselprofil haben.[36] Umgekehrt gilt: Normalgewichtige Menschen können Typ-2-Diabetes entwickeln, wenn Fett in den Organen gespeichert wird und nicht in den Fettzellen. Fett in Fettzellen ist in Ordnung – Fett in Organen hingegen nicht.

Viszerale Adipositas, auch zentrale oder abdominale Adipositas genannt, wurde erstmals in den 1950er Jahren[37] wissenschaftlich beschrieben und gilt als metabolisch schädlich. Ohne Insulin können sich diese ektopischen Fettspeicher und damit eine Insulinresistenz nicht entwickeln.[38] Akkumulierte Fettspeicher bilden sich zurück, wenn ein anhaltend niedriger Insulinspiegel vorliegt. Überschüssige Kalorien können nur durch Insulin in Fett verwandelt und in dieser Form gespeichert werden.

Die Entwicklung von Typ-2-Diabetes ist nicht einfach eine Funktion des erhöhten Körperfettanteils, sondern beruht auf der Akkumulation von *intraorganischem Fett*. Das Problem ist nicht das Fett an sich, sondern das *ektopische* Fett. Fettleber und Fettmuskulatur führen zu einer Insulinresistenz, die in der ersten Phase von Typ-2-Diabetes eintritt. Ein Fettpankreas führt zu der Betazellendysfunktion, die in der zweiten Phase eintritt. Der duale Defekt des Typ-2-Diabetes ist:

- Eine Insulinresistenz, die durch die Fettleber und Fettmuskulatur verursacht wird, und
- eine Betazellendysfunktion, die durch das Fettpankreas verursacht wird.

Es ist wichtig zu wissen, dass diese beiden fundamentalen Defekte nicht durch zwei völlig verschiedene Mechanismen verursacht werden. Sie sind vielmehr Manifestationen ein und desselben Grundproblems: eine durch überschüssige Glucose und Fructose aus der Nahrung verursachte intraorganische Fettakkumulation. Im Grunde verursacht *zu viel Zucker* Typ-2-Diabetes. Das ist die einfachste, intuitivste und richtigste Antwort. Ockhams Rasiermesser schneidet durch das ganze Wirrwarr.

Die dualen Kreisläufe: eine Zusammenfassung

Typ-2-Diabetes wird durch zwei Teufelskreise genährt: den hepatischen und den pankreatischen Kreislauf. Der hepatische Kreislauf entwickelt sich zuerst. Ein zu hoher Konsum von Glucose und Fructose führt zu Hyperinsulinämie, zu einer Fettleber und schließlich zu einer Insulinresistenz. Der Teufelskreis ist in Gang gesetzt. Eine höhere Insulinresistenz kurbelt die Hyperinsulinämie weiter an und setzt den Kreislauf fort. Immer weiter und immer schneller.

Der hepatische Kreislauf (Insulinresistenz)

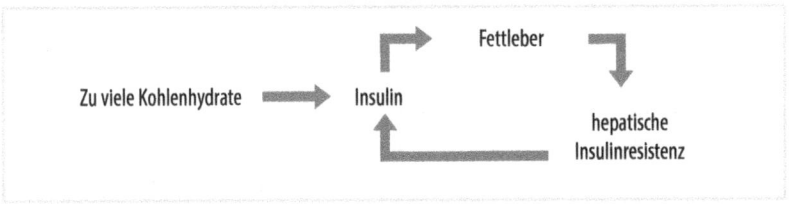

Der hepatische Kreislauf kann sich über viele Jahre fortsetzen, bevor der pankreatische Kreislauf beginnt. Die Fettleber dekomprimiert, indem sie neu gebildetes Fett als Lipoprotein sehr niedriger Dichte (VLDL) in andere Organe exportiert, darunter auch in die Skelettmuskeln und in das Pankreas. Wenn sich die Fettmuskulatur entwickelt, steigt die Insulinresistenz im gesamten Körper. Wenn das Pankreas mit Fett verstopft wird, ist es nicht mehr in der Lage, Insulin normal abzusondern. Der Insulinspiegel, der zuvor hoch war und den hohen Blutzucker auslöste, beginnt zu sinken.

Der Verlust dieser Kompensation führt zu einem schnellen Anstieg des Blutzuckerspiegels und damit zur Diagnose Typ-2-Diabetes. Auch wenn das Insulin fällt, bleibt es durch den hohen Blutzucker maximal stimuliert. Wie wir in Kürze sehen werden, versucht der Körper auf diese Weise, den Teufelskreis zu durchbrechen.

Der pankreatische Kreislauf (Betazellendysfunktion)

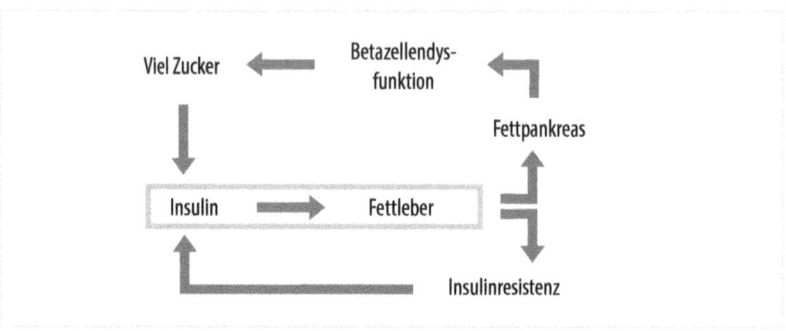

Der hepatische Kreislauf (Insulinresistenz) und der pankreatische Kreislauf (Betazellendysfunktion) bilden gemeinsam die beiden Teufelskreise, die für die Entwicklung von Typ-2-Diabetes verantwortlich sind. Aber sie unterliegen demselben Mechanismus. Zu viel Insulin regt die Produktion von ektopischem Fett und die Infiltration der Organe an. Die Ursache für Typ-2-Diabetes ist Hyperinsulinämie. Diese wird wiederum durch übermäßigen Zuckerkonsum – in erster Linie in Form von Glucose und Fructose – vorangetrieben. Kurzum: *Typ-2-Diabetes ist eine Krankheit, die ausschließlich durch zu viel Zucker verursacht wird.* Um diese Tatsache vollständig zu verstehen, müssen wir die tödliche Wirkung von Fructose genauer unter die Lupe nehmen.

8

Die Verbindung zwischen Fructose und Insulinresistenz

Im Jahr 2009 hielt Dr. Robert Lustig, pädiatrischer Endokrinologe an der University of California in San Francisco, einen 90-minütigen Vortrag mit dem Titel »Zucker: Die bittere Wahrheit«[1]. Die Universität veröffentlichte diesen Vortrag als Teil einer Lehrreihe für Medizinstudenten auf Youtube. Dann geschah etwas Seltsames: Das Video ging viral. Dabei war es kein lustiges Katzenvideo. Es war auch kein Video von einem Kleinkind, das seinem Vater einen Ball zwischen die Beine tritt. Es war ein Vortrag über Ernährung mit viel biochemischem Fachwissen und komplizierten Diagrammen.

Dieser spezielle Vortrag zog die Aufmerksamkeit der Welt auf sich und ließ sie nicht mehr los. Das Video wurde seither über sieben Millionen Mal angeklickt. Seine fesselnde Aussage war: Zucker ist toxisch.

Dr. Lustig war nicht der erste Arzt, der vor den Gefahren eines übermäßigen Zuckerkonsums warnte. Bereits im Jahr 1957 gab der bekannte britische Ernährungswissenschaftler Dr. John Yudkin zu bedenken, dass Zucker in der wachsenden Anzahl von Herzerkrankungen eine dominante Rolle spiele. Aber die Welt zog es vor, auf Dr. Ancel Keys und seine Verteufelung von Nahrungsfett zu hören. Nachdem Yudkin die akademische Medizin verlassen hatte, schrieb er ein geradezu prophetisches Buch mit dem Titel *Pur, weiß und tödlich*.[2] Doch seine Warnungen verhallten lange Zeit ungehört.

Im Jahr 1977 warnten die *Ernährungsrichtlinien für Amerikaner* die Bevölkerung eindringlich vor den Gefahren eines zu hohen Zuckerkonsums, doch diese Botschaft ging in der sich anschließenden Antifett-Hysterie unter. Nahrungsfett war der Staatsfeind Nummer eins, und Bedenken wegen eines zu hohen Zuckerkonsums wurden in den Wind geschlagen. Der Zuckerkonsum stieg von 1977 bis 2000 kontinuierlich an – und parallel dazu die Anzahl der Fettleibigen. Zehn Jahre später folgte Typ-2-Diabetes wie ein nerviger kleiner Bruder.

Doch Fettleibigkeit allein erklärt den in den letzten Jahren feststellbaren Anstieg von Diabetes nicht. In manchen Ländern ist die Fettleibigkeitsrate niedrig, aber die Diabetesrate hoch, und in anderen Ländern ist das genaue Gegenteil der Fall.[3] Die Fettleibigkeitsrate nahm beispielsweise in Sri Lanka zwischen 2000 und 2010 um nur 0,1 Prozent zu, während der Diabetes von 3 auf 11 Prozent anstieg. Im selben Zeitraum stieg die Fettleibigkeit in Neuseeland von 23 auf 34 Prozent, während der Diabetes von 8 auf 5 Prozent fiel. Der Zuckerkonsum erklärt einen Großteil dieser Diskrepanz.

Grundwissen über Zucker

Bei Kohlenhydraten handelt es sich um Zucker, entweder um einfache Moleküle (auch Einfachzucker oder Monosaccharide genannt) oder um Zuckerketten (auch Mehrfachzucker oder Polysaccharide genannt). Glucose und Fructose sind Einfachzucker. Tafelzucker, auch als Saccharose bekannt, ist ein Disaccharid oder Zweifachzucker, weil er jeweils ein Glucose- und ein Fructosemolekül enthält.

Natürlich vorkommende Kohlenhydrate werden als unraffiniert oder unverarbeitet bezeichnet. Hierzu zählt der Zucker, der in Obst, Gemüse und Getreidekörnern vorkommt. Raffinierte Kohlenhydrate sind verarbeitet worden: Weizen wurde zum Beispiel zu Mehl gemahlen; Reis wurde poliert und geschält, damit er sich leichter dämpfen und kochen lässt; Mais wird mit Säuren und Enzymen behandelt, damit er zu Sirup wird. Wie Sie in Kapitel 5 gesehen haben, ist Glucose die hauptsächlich im Blut vorkommende Zuckerform. Die Begriffe Blutzucker und Blutglucose lassen sich synonym verwenden. Jede Zelle im Körper kann Glucose verwenden, und sie zirkuliert frei im gesamten Körper. Muskelzellen ziehen gierig Glucose aus dem Blut, um einen schnellen Energieschub zu erhalten. Bestimmte Zellen, wie beispielsweise die roten Blutkörperchen, können *ausschließlich* Glucose als Energie nutzen.

Fructose ist der Zucker, der in Obst enthalten ist, und das am süßesten schmeckende Kohlenhydrat, das in der Natur vorkommt. Nur die Leber kann Fructose verstoffwechseln, und dieser Zucker zirkuliert nicht frei im Blut. Das Gehirn, die Muskeln und anderes Gewebe können Fructose nicht direkt als Energie nutzen. Der Konsum von Fructose verändert den Blutzuckerspiegel nicht nennenswert, weil Fructose und Glucose unterschiedliche Zuckermoleküle sind. Außerdem ruft Fructose keine besonders starke Insulinreaktion hervor.

Saccharose besteht aus einem Glucosemolekül, das mit einem Fructosemolekül verbunden ist, es besteht also zu gleichen Teilen aus Glucose und Fructose. Chemisch gesehen ist fructosereicher Maissirup (HFCS) der Saccharose ähnlich, weil er aus 55 Prozent Fructose und 45 Prozent Glucose besteht. Reine Fructose wird normalerweise nicht direkt konsumiert, obwohl sie als Zutat in manchen verarbeiteten Nahrungsmitteln vorkommt.

Stärke, die hauptsächlich in Kartoffeln, Weizen, Mais und Reis vorkommenden Kohlenhydrate, besteht aus langen Glucoseketten. Stärke wird durch Pflanzen produziert und dient ihnen als Energiespeicher. Manchmal wachsen sie unter der Erde, wie bei Wurzelgemüse, und manchmal über der Erde, wie bei Mais und Weizen. Stärke besteht ungefähr zu 70 Prozent aus Amylopektin und zu 30 Prozent aus Amylose (bestimmte Arten von Glucoseketten). Tiere und Menschen verarbeiten Stärke, indem sie Glucosemoleküle als Glykogen aneinanderketten.

Wenn sie erst einmal verzehrt worden sind, werden die Glucoseketten in der Stärke in einzelne Glucosemoleküle zerlegt und in den Darm aufgenommen. Raffinierte Kohlenhydrate wie Mehl werden schnell verdaut, während unverarbeitete Kohlenhydrate wie Bohnen wesentlich länger brauchen. Wie in Kapitel 4 erklärt, lässt sich am glykämischen Index ablesen, in welchem Ausmaß verschiedene Kohlenhydrate den Blutzuckerspiegel ansteigen lassen. Reine Glucose verursacht den höchsten Anstieg der Blutglucose und erhält daher den maximalen Bezugswert von 100. Alle anderen Nahrungsmittel werden an diese Messlatte angelegt. Andere Nahrungszucker, wie Fructose oder Lactose (Milchzucker), lassen den Blutzuckerspiegel nicht nennenswert ansteigen und haben daher einen entsprechend niedrigen glykämischen Wert. Weil Saccharose jeweils hälftig aus Glucose und Fructose besteht, hat sie einen mittleren glykämischen Wert. Nur der Glucoseanteil der Saccharose sorgt für den deutlichen Anstieg der Blutglucose.

Fructose, die weder zu einem Anstieg der Blutglucose noch des Insulins führt, wurde über viele Jahre anderen Süßstoffen vorgezogen. Ein Süßungsmittel, das in Obst vorkommt und den Blutzuckerspiegel nicht erhöht, klang gesund. Aber es hatte eine dunkle, geheime Seite, die viele Jahrzehnte nicht offensichtlich war. Die Toxizität der Fructose blieb unsichtbar, solange man sich nur die Blutglucose ansah. Sie fiel allerdings auf, wenn man die langsame Fettakkumulation in der Leber betrachtete.

Die Dosis macht das Gift

Paracelsus (1493–1541), ein deutsch-schweizerischer Arzt, der als Begründer der modernen Toxikologie gilt, brachte deren wichtigstes Prinzip auf einen prägnanten und verständlichen Nenner: »Die Dosis macht das Gift.« Das heißt, dass alles in übermäßiger Menge schädlich sein kann, auch wenn es normalerweise als gesundheitsförderlich gilt. Selbst Sauerstoff kann in hoher Dosis toxisch sein. Gleiches gilt für Wasser. Und bei Fructose verhält es sich nicht anders.

Vor 1900 konsumierte man im Durchschnitt 15 bis 20 Gramm Fructose täglich. Alles stammte aus rohem Obst, das allerdings einen geringen Beitrag leistet, um unseren Speiseplan fructosereich zu machen. Ein Apfel enthält zum Beispiel pro 100 Gramm 7,6 Gramm Zucker, eine Grapefruit gerade einmal 1,2 Gramm. Im Zweiten Weltkrieg wurden Zuckerrohr und

Zuckerrüben auf großen Plantagen angebaut, wodurch Saccharose – der Zucker, der aus diesen Pflanzen gewonnen wird – billiger und leichter verfügbar wurde als zuvor. Nach dem Krieg stieg der jährliche Pro-Kopf-Verbrauch auf 24 Gramm täglich, im Jahr 1977 war er bereits auf 37 Gramm angewachsen.

In den 1960er Jahren veränderte die Entwicklung von Maissirup, einem flüssigen Äquivalent der Saccharose, die Ernährungsgewohnheiten der amerikanischen Bevölkerung grundlegend. Maissirup wurde aus dem Mais gewonnen, der im mittleren Westen der USA großflächig angebaut wurde, und ließ sich viel billiger produzieren als andere Formen von Zucker. Um ihre Profite zu steigern, beeilten sich große Lebensmittelkonzerne, Saccharose durch dieses billigere Substitut zu ersetzen. Schon bald hatte sich Maissirup seinen Weg in nahezu jedes Fertigprodukt gebahnt, das es gibt: Pizzasoßen, Suppen, Brote, Kekse, Kuchen, Ketchup, Brotaufstriche.

Der Fructosekonsum stieg damit steil an. Im Jahr 1994 konsumierte der durchschnittliche US-Bürger bereits 55 Gramm oder 10 Prozent seines Tagesbedarfs in Form von Fructose. Der Fructosekonsum erreichte im Jahr 2000 schließlich seinen Höhepunkt: Im Vergleich zu 1900 war er um das Fünffache gestiegen. Vor allem Jugendliche nahmen bis zu 25 Prozent ihres Tagesbedarfs in Form von zusätzlichem Zucker zu sich, was 72,8 Gramm pro Tag entspricht. Zwischen dem Ende der 1970er Jahre und 2006 hatte sich der Pro-Kopf-Verbrauch von zuckerhaltigen Erfrischungsgetränken auf 141,7 Kilokalorien pro Tag fast verdoppelt.

Länder, die viel Maissirup verwenden, stellten fest, dass die Zahl der Diabetesfälle um 20 Prozent gestiegen war. Die USA sind mit einem Pro-Kopf-Verbrauch von fast 25 Kilogramm übrigens der unangefochtene Schwergewichtsweltmeister im Konsum von Maissirup.[4] *Die Dosis macht das Gift.*

Fructose und Fettleber

Fructose ist sogar noch enger mit Fettleibigkeit und Diabetes verknüpft als Glucose. Aus ernährungsphysiologischer Sicht sind Fructose und Glucose überflüssig – sie enthalten keine essenziellen Nährstoffe. Als Süßstoffe weisen sie ähnliche Eigenschaften auf. Und doch ist Fructose im Vergleich zu Glucose für unsere Gesundheit besonders schädlich, weil der Körper sie auf besondere Weise verstoffwechselt. Während jede Körperzelle Glucose als Energie nutzen kann, kann keine etwas mit Fructose anfangen. Nur die Leber kann Fructose verwerten. Während überschüssige Glucose also überall im Körper verteilt und als Energie genutzt werden kann, steuert die Fructose wie eine Lenkrakete geradewegs auf die Leber zu.

Wenn wir viel Glucose essen, beispielsweise in Form von Stärke, gelangen diese Zuckermoleküle in jede Zelle, wodurch die Last gleichmäßig verteilt wird. »Nicht-Leberzellen« verstoffwechseln 80 Prozent der aufgenommenen Glucose: Bei den Mahlzeiten bedienen sich also Herz, Lunge, Muskeln, Gehirn und Nieren von diesem reichhaltigen Glucose-Buffet, sodass nur 20 Prozent übrig bleiben,[5] um die sich die Leber kümmert. Diesen Rest wandelt sie in Glykogen um und lagert es ein.

Wenn wir jedoch viel Fructose essen, wandert diese geradewegs in die Leber, weil keine anderen Zellen sie nutzen oder verstoffwechseln können. Und jetzt überlegen Sie sich einmal, was das für eine Person bedeutet, die 77 Kilogramm wiegt. Saccharose besteht zu gleichen Teilen aus Glucose und Fructose. Während die gesamten 77 Kilogramm des Körpers die Glucose verstoffwechseln können, muss die rund 2 Kilogramm schwere Leber den Einzelkämpfer spielen und dieselbe Menge Fructose im Alleingang verarbeiten.

Darüber hinaus kennt die Leber *keine Grenzen*, wenn sie Fructose in Glucose, Lactose und Glykogen verstoffwechselt, das heißt, je mehr man isst, umso mehr verstoffwechselt man. Und weil der industrielle Verarbeitungsprozess die Proteine, Ballaststoffe und Fette entfernt, die normalerweise in Kohlenhydraten vorkommen, geht der Sättigungseffekt dieser Bestandteile verloren. 1000 Kalorien in Form einer Ofenkartoffel sättigen enorm, aber 1000 Kalorien in Form von Cola nicht, obwohl beides überwiegend aus Kohlenhydraten besteht. Der Unterschied liegt darin, dass die Kartoffel unverarbeitet ist, das zuckerhaltige Getränk hingegen verarbeitet. Infolgedessen verdauen wir raffinierte Kohlenhydrate wie Maissirup schneller, und weil wir uns dadurch nicht gesättigt fühlen, essen wir mehr davon, und unser Blutzucker steigt. Wenn die begrenzten Glykogenspeicher voll sind, wird über die De-Novo-Lipogenese die überschüssige Fructose in Leberfett verwandelt.

Ein übermäßiger Fructosekonsum kann die De-Novo-Lipogenese verfünffachen,[6] und der Austausch der Glucose durch dieselbe Kalorienmenge in Form von Fructose erhöht das Leberfett in nur acht Tagen um gewaltige 38 Prozent. *Eine Fettleber spielt für die Entwicklung einer Insulinresistenz eine entscheidende Rolle.* Fructose schafft es wie kein anderes Kohlenhydrat, eine Fettleber zu verursachen. *Diese schädliche Wirkung der Fructose erfordert nicht einmal einen hohen Blutzucker- oder Insulinspiegel, um Chaos anzurichten.*

Wenn es um die Entstehung einer Fettleber geht, die einer Insulinresistenz zwangsläufig vorangehen muss, ist Fructose genauso effizient wie ein Hochgeschwindigkeitszug. Da eine Fettleber mit der daraus folgenden Insulinresistenz maßgeblich zu Hyperinsulinämie und Fettleibigkeit beiträgt, bedeutet das, dass Fructose weitaus gefährlicher ist als Glucose. Einer Schätzung zufolge verursacht Fructose bei einer 77 Kilogramm schweren Person ungefähr 34-mal wahrscheinlicher eine Fettleber – und damit Fettleibigkeit und Insulinresistenz.

Hormonelle Fettleibigkeit V: Fructose, Fettleber und Insulinresistenz

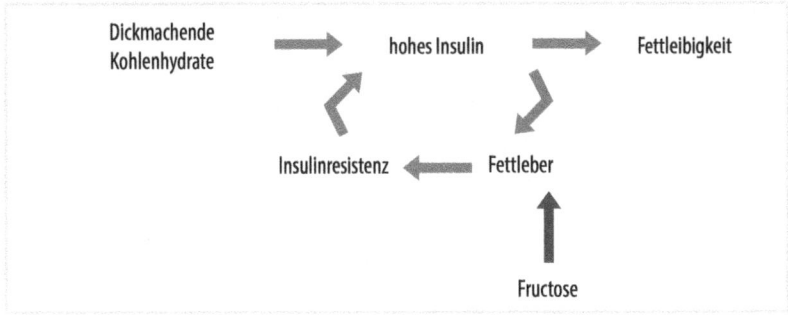

Der Körper verstoffwechselt Ethanol (Alkohol) auf ganz ähnliche Weise. Sobald er aufgenommen wurde, können die Magenschleimhaut und andere Gewebe nur 20 Prozent des Alkohols verstoffwechseln, während 80 Prozent direkt in die Leber wandern.[7] Diese macht daraus Acetaldehyd, das die De-Novo-Lipogenese anregt, wodurch sich Alkohol, wie Fructose, leicht in Leberfett verwandelt.[8] Das erklärt den bekannten Effekt, dass Alkoholkonsum eine Fettleber verursacht.

Fructose und Insulinresistenz

Dass ein Überkonsum an Fructose eine Insulinresistenz hervorrufen kann, ist seit einem Experiment bekannt, das im Jahr 1980 vorgenommen wurde. Bei gesunden Probanden, die zusätzlich zu ihrer normalen Tageszufuhr 1000 Kalorien in Form von Fructose erhielten, konnte nach nur sieben Tagen eine 25-prozentige Verschlechterung der Insulinsensitivität nachgewiesen werden.[9]

Eine neuere Studie von 2009 bestätigte, wie leicht Fructose bei gesunden Freiwilligen eine Insulinresistenz hervorruft.[10] Die Probanden nahmen 25 Prozent ihrer Tageszufuhr in Form von Brausepulver zu sich, das entweder mit Glucose oder Fructose gesüßt war. Das klingt zwar nach viel, aber viele Leute nehmen diese Zuckermenge tagtäglich über ihre normale Ernährung auf. Mit ihrem niedrigen GI-Wert sorgte die Fructose für einen deutlich geringeren Anstieg der Blutglucose. Bei der Fructosegruppe – nicht aber der Glucosegruppe – stieg die Insulinresistenz dermaßen an, dass sie als Prädiabetiker eingestuft worden wären. Diese Entwicklung trat nach nur acht Wochen übermäßigem Fructosekonsum ein.

Erstaunlicherweise reicht nur eine Woche mit übermäßigem Fruktosekonsum aus, um eine Insulinresistenz zu verursachen. Innerhalb von acht Wochen liegt bereits Prädiabetes vor, der weiteren gesundheitlichen Problemen Tür und Tor öffnet. Was passiert erst nach *Jahrzehnten* des hohen Fructosekonsums? Das Ergebnis ist Diabetes – eben das Desaster, das wir gerade erleben.

Fructose und die Diabetespandemie

Daten aus über 175 Ländern verbinden die Zuckerzufuhr untrennbar mit Diabetes, und zwar unabhängig von Fettleibigkeit. Der Zuckerkonsum in Asien nimmt zum Beispiel jedes Jahr um beinahe 5 Prozent zu, während er sich in Nordamerika stabilisiert oder abgenommen hat. Das Resultat war eine regelrechte Diabeteswelle. Im Jahr 2013 hatten geschätzte 11,6 Prozent aller erwachsenen Chinesen Typ-2-Diabetes.[11] Trotzdem hatten die chinesischen Diabetiker einen BMI von durchschnittlich 23,7 Prozent, der im Idealbereich liegt. Im Gegensatz dazu haben amerikanische Diabetiker einen BMI von 28,7 und werden damit als übergewichtig eingestuft.

Im Jahr 1980 hatte nur 1 Prozent aller Chinesen Typ-2-Diabetes. Diese Situation stellt ein vermeintliches Paradoxon dar, weil die chinesische Ernährung traditionell weitgehend auf weißem Reis basiert. Trotz eines hohen Konsums an raffinierten Kohlenhydraten litten die Chinesen damals kaum unter Fettleibigkeit oder Typ-2-Diabetes. Der Grund für diesen scheinbaren Schutz ist, dass sie fast keinen Zucker aßen (siehe Abbildung 8.2.). Raffinierte Kohlenhydrate wie weißer Reis bestehen aus langen Glucoseketten, während Tafelzucker zu gleichen Teilen aus Glucose und Fructose besteht.

Ende der 1990er Jahre verglich die INTERMAP-Studie die Ernährungsgewohnheiten in Großbritannien, den USA, Japan und China.[12] Der Zuckerkonsum in China hat in der Zwischenzeit kontinuierlich zugenommen und die Diabetesrate stieg parallel dazu an. In Kombination mit ihrer ursprünglichen kohlenhydratreichen Kost sind die Chinesen so zu ihrem aktuellen Diabetesdesaster gekommen.

Dieselbe Geschichte hat sich in kleinerem Ausmaß auch in den USA abgespielt. Die Amerikaner hörten langsam, aber sicher auf, ihre Kohlenhydrate in Form von Getreide zu sich zu nehmen, und tauschten sie gegen Zucker in Form von Maissirup aus.[13] Schauen wir uns einmal Abbildung 8.3. an: Als Ende der 1970er Jahre sowohl Getreide als auch Fructose auf dem Vormarsch waren, war das Ergebnis der Beginn der Fettleibigkeits- und Diabetesepidemie, mit der wir es heute zu tun haben.

Die traditionelle chinesische Ernährung: viele Kohlenhydrate, wenig Zucker, kein Diabetes[14]

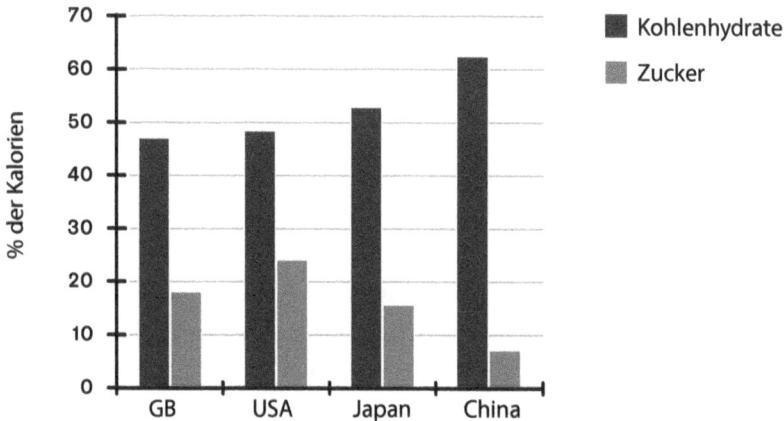

Zucker macht dicker als alle anderen raffinierten Kohlenhydrate und führt zu Typ-2-Diabetes. Wenn man pro Tag 150 zusätzliche Kalorien in Form von Zucker zu sich nimmt, steigt die Prävalenz von Diabetes um 1,1 Prozent.[15] Jede 300-Milliliter-Dose Limonade erhöht das Diabetesrisiko um 25 Prozent und das Risiko für das metabolische Syndrom um 20 Prozent.[16] Keine andere Nahrungsgruppe – weder Fett noch Protein – zeigt eine signifikante Beziehung zu Diabetes.

Diabetes korreliert deutlich mit Zucker, nicht mit anderen Kalorienquellen. Ein Überkonsum an Fructose regt auf direktem Weg die Bildung einer Fettleber an und führt zu einer Insulinresistenz. Der Konsum von Maissirup, der chemisch fast identisch mit Zucker ist, zeigt dieselbe enge Korrelation zu Diabetes.[17]

Austausch von Kohlenhydraten aus Getreide durch Maissirup in den USA[18]

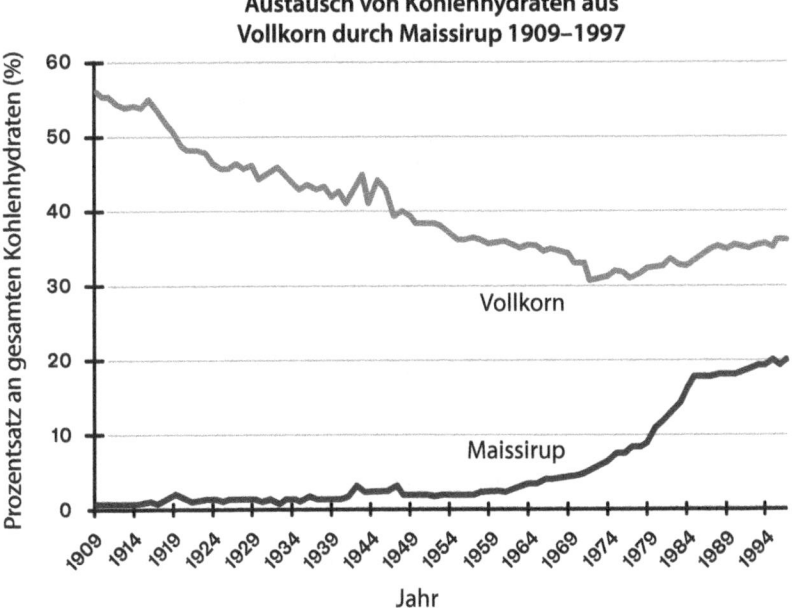

Der Überkonsum von Fructose hat etwas Unheilvolles an sich. Was unterscheidet Zucker von anderen stark raffinierten Kohlenhydraten? Was ist das Bindeglied zwischen den Erkrankungen? Die Fructose. Ja, Dr. Robert Lustig hatte Recht. Die Dosis macht das Gift – und in der Menge, in der wir Zucker zurzeit verzehren, ist er toxisch.

Fructose-Toxizität

Fructose ist aus mehreren Gründen besonders toxisch. Wie wir gesehen haben, kann sie nur in der Leber verstoffwechselt werden, das heißt, praktisch die gesamte aufgenommene Fructose wird als neu gebildetes Fett gespeichert. Dieses überschüssige Leberfett verursacht eine Insulinresistenz.

Darüber hinaus kennt die Leber bei der Verstoffwechselung von Fructose keine Grenzen. Mehr aufgenommene Fructose führt unabhängig von Insulin zu mehr hepatischer De-Novo-Lipogenese und mehr Leberfett. Die Fructose leistet wenig, um das natürliche Sättigungsgefühl zu aktivieren, das die Nahrungsaufnahme einschränkt, und es gibt keine natürliche Bremse, die die Überproduktion von neuem Fett verlangsamen würde. Das erklärt, warum man nach einer üppigen Mahlzeit trotzdem noch ein Dessert verdrücken kann.

Zudem gibt es für die Fructose keine alternativen Abflusswege. Die Leber speichert überschüssige Glucose sicher und einfach als Glykogen und zerlegt dieses wieder in Glucose, wenn der Körper auf die Energie zugreifen muss. Der Körper kann Fructose andererseits nicht direkt speichern. Wenn er über ausreichend Energie verfügt, verwandelt die Leber Fructose in Fett und verwendet dafür einen Prozess, der nicht so leicht umgekehrt werden kann. Daher kann der Körper nur eine kleine Menge Fructose verarbeiten. *Die Dosis macht das Gift.*

Dennoch wird diese Toxizität oft nicht erkannt. Kurzfristig birgt Fructose nur wenige offensichtliche Gesundheitsrisiken, weil sie weder den Blutzucker- noch den Insulinspiegel beeinflusst. Stattdessen übt sie ihre Toxizität hauptsächlich durch langfristige Wirkungen auf die Fettleber und Insulinresistenz aus, die sich unter Umständen erst Jahrzehnte später manifestieren. Kurzfristige Studien, die ihren Schwerpunkt auf Insulin, Blutzucker und Kalorien richten, übersehen diesen langfristigen Effekt – so wie kurzfristige Studien über Zigarettenkonsum das langfristige Krebsrisiko übersehen.

Deshalb spielen Saccharose oder Maissirup, die etwa hälftig aus Glucose und Fructose bestehen, für Fettleibigkeit und Typ-2-Diabetes eine *duale* Rolle. Glucose hat mehr als leere Kalorien, sie ist ein raffiniertes Kohlenhydrat, das die Insulinproduktion stimuliert und, wenn sie in großen Mengen konsumiert wird, zu einer Fettleber führt. Der Überkonsum von Fructose erzeugt hingegen eine Fettleber und Insulinresistenz, ohne den Blutzucker- oder Insulinspiegel anzuheben. Fructose verursacht mit wesentlich größerer Wahrscheinlichkeit als Glucose eine Fettleber und setzt einen Teufelskreis in Gang. Insulinresistenz führt zu Hyperinsulinämie, die wiederum zu einer höheren Insulinresistenz führt.

Zucker, sowohl Glucose als auch Fructose, stimulieren daher sowohl kurz- als auch langfristig die Insulinproduktion. Deshalb ist Saccharose wesentlich gefährlicher als Stärke, die nur Glucose enthält, wie etwa das im Mehl enthaltene Amylopektin. Während der glykämische Index die Wirkung von Glucose offensichtlich macht, wirkt Fructose im Verborgenen, was lange Zeit dafür gesorgt hat, dass Wissenschaftler die Rolle von Zucker für die Fettleibigkeit verkannten.

Eine scheinbar naheliegende Lösung ist es, die Fructose in der Ernährung durch künstliche Süßstoffe zu ersetzen. Die biochemische Zusammensetzung dieser Stoffe sprengt den Rahmen dieses Buchs, aber es sei an dieser Stelle gesagt, dass diese Substanzen keine gute Alternative sind, um einen hohen Fructosekonsum zu verringern. Probieren geht über Studieren: Wir haben immer größere Mengen dieser Süßstoffe verwendet und der Diabetes ist nicht verschwunden. Wir könnten also darüber diskutieren, warum künstliche Süßstoffe theoretisch funktionieren sollten – aber Fakt ist, dass sie es nicht tun.

Als Dr. Lustig also im Jahr 2009 auf jene einsame Bühne trat und verkündete, dass Zucker toxisch sei, hörte die Welt aufmerksam zu. Der Professor für Endokrinologie erzählte uns etwas, was wir – trotz aller Plattitüden und Versicherungen, dass Zucker nicht das Problem sei – bereits instinktiv wussten: In ausreichend großer Menge ist jede Form von Zucker ein Toxin. *Die Dosis macht das Gift.*

9

Der Zusammenhang mit dem metabolischen Syndrom

Die Identifikation des metabolischen Syndroms (MetS), ursprünglich als Syndrom X bezeichnet, ist einer der größten medizinischen Fortschritte der letzten drei Jahrzehnte. Im Adult Treatment Program III (ATP III) des National Cholesterol Education Program (NCEP) wurde im Jahr 2005 definiert, dass mindestens drei der folgenden fünf Bedingungen vorliegen müssen, damit man von einem metabolischen Syndrom sprechen kann:[1]

1. Am Taillenumfang gemessene abdominale Fettleibigkeit: Männer über 100 cm, Frauen über 89 cm;
2. Niedriges HDL-Cholesterin: Männer unter 40 mg/dL oder Frauen unter 50 mg/dL oder Medikamenteneinnahme;
3. Hohe Triglyzeride: über 150 mg/dL oder Medikamenteneinnahme;
4. Hoher Blutdruck: über 130 mmHg systolisch (Oberwert) oder über 85 mmHg diastolisch (Unterwert) oder Medikamenteneinnahme;
5. Nüchternglucose > 100 mg/dL oder Medikamenteneinnahme.

Das metabolische Syndrom betrifft beinahe ein Drittel der Erwachsenen in Nordamerika,[2] und diese zusammenhängenden Probleme erhöhen das

Risiko für Herzinsuffizienz um beinahe *300 Prozent*. Das metabolische Syndrom erhöht außerdem das Risiko für Schlaganfälle, Krebs, NASH, PCOS und obstruktive Schlafapnoe. Noch besorgniserregender ist allerdings der Umstand, dass es zunehmend auch bei Kindern diagnostiziert wird.[3]

Was hat das metabolische Syndrom mit Diabetes zu tun? Wie sich herausstellt: eine ganze Menge!

Das metabolische Syndrom verstehen

Im Jahr 1988 stellte Dr. Gerald Reaven von der Stanford University das Konzept eines einzelnen Syndroms vor, als er anlässlich der Verleihung der Banting-Medaille einen Festvortrag hielt, der zu den wichtigsten akademischen Vorträgen in der Diabetesmedizin gilt.[4] Er nannte es »Syndrom X«, um zum Ausdruck zu bringen, dass eine einzelne – damals unbekannte – Variable diese Problemkonstellation verursacht. Aber was war dieser geheimnisvolle Faktor X?

Das Bewusstsein für das metabolische Syndrom entwickelte sich in den 1950er Jahren, als Forscher einen engen Zusammenhang zwischen hohen Triglyzeriden und kardiovaskulären Erkrankungen feststellten. Zu ihrer Überraschung wurde die Hypertriglyceridämie nicht durch einen übermäßigen Fettkonsum hervorgerufen; vielmehr war sie das Ergebnis eines übermäßigen Kohlenhydratkonsums und der daraus folgenden Hyperinsulinämie.[5] Ungefähr zur selben Zeit bestätigten frühe Insulintests, dass viele Menschen mit relativ leicht erhöhten Blutzuckerwerten an massiver Hyperinsulinämie litten. Dieses Phänomen wurde als Kompensationsmechanismus infolge erhöhter Insulinresistenz aufgefasst.

Im Jahr 1963 beobachtete Dr. Reaven, dass Patienten mit Herzinfarkten oft hohe Triglyzeridwerte und Hyperinsulinämie aufwiesen,[6] wodurch er beide Krankheiten miteinander in Verbindung brachte. Andere Forscher stellten anno 1966 einen Zusammenhang zwischen hohem Blutdruck (Hypertonie) und Hyperinsulinämie fest.[7] Im Jahr 1985 konnte die Wissenschaft nachweisen, dass ein Großteil der essenziellen Hypertonie – die so genannt wurde, weil die eigentliche Ursache noch unbekannt war – ebenfalls eng in Verbindung mit einem hohen Insulinspiegel stand.[8]

Das metabolische Syndrom identifiziert Patienten mit einer Gruppe von Risikofaktoren, die *alle eine gemeinsame Ursache* haben. Hoher Blutzuckerspiegel, der die Folge einer höheren Insulinresistenz ist, zentrale Fettleibigkeit, hoher Blutdruck und anormale Blutfettwerte spiegeln alle ein grundlegendes Problem wider.[9] Und jede zusätzliche Komponente des metabolischen Syndroms erhöht das Risiko für eine künftige kardiovaskuläre Erkrankung. Die gefährlichsten Krankheiten des 21. Jahrhunderts – Herzinsuffizienz, Krebs, Diabetes – wurden alle mit dem metabolischen Syndrom und seiner gemeinsamen Ursache in Verbindung gebracht, dem Faktor X. Wie sich herausgestellt hat, ist dieser Faktor X die Hyperinsulinämie.[10]

Es sei an dieser Stelle darauf hingewiesen, dass Fettleibigkeit, als hoher BMI definiert, zwar gemeinhin mit dem metabolischen Syndrom assoziiert wird. Das metabolische Syndrom ist aber auch bei rund 25 Prozent aller nicht fettleibigen Personen mit normaler Glucosetoleranz feststellbar. Dies zeigt wieder einmal, dass das Problem nicht die Fettleibigkeit an sich ist, sondern die *abdominale* Fettleibigkeit. Ähnlich ist ein hoher LDL-Spiegel (»schlechtes« Cholesterin) *kein* Kriterium für die Entwicklung des metabolischen Syndroms. Trotz der aktuellen Überzeugung, das LDL-Cholesterin mithilfe von Statin zu senken, ist ein hohes LDL-Cholesterin keine Komponente des metabolischen Syndroms und hat möglicherweise nicht dieselben Ursprünge.

Die aktuelle Forschung hat die Vorstellung von einem einzigen Syndrom mit einer gemeinsamen Ursache bestätigt und ausgearbeitet. Schauen wir einmal, wie sich alles zu einem großen Gesamtbild zusammenfügt.

Von der Fettleber zum metabolischen Syndrom

Wie wir bereits gesehen haben, spielt die Leber für die Verstoffwechselung eingehender Nährstoffe eine wesentliche Rolle, vor allem für Kohlenhydrate und Proteine. Nachdem die Nährstoffe den Darmtrakt passiert haben, erreichen sie die Pfortader und wandern von dort in die Leber. Die große Ausnahme ist Nahrungsfett, das in Form von Chylomikronen (Lipoproteinpartikel) direkt im Lymphsystem absorbiert wird. Diese Chylomikronen gelangen ins Blut, ohne die Leber passieren zu müssen.

Als Hauptorgan für die Speicherung und Verteilung von Energie ist die Leber automatisch der hauptsächliche Wirkort des Hormons Insulin. Wenn Kohlenhydrate und Proteine absorbiert werden, schüttet das Pankreas Insulin aus, welches in die Pfortader fließt, quasi die Schnellstraße zur Leber. Die Konzentration von Glucose und Insulin ist im Blut des Portalsystems und der Leber oft zehnmal höher als im restlichen Körper.

Insulin sorgt für die Speicherung von Nahrungsenergie, damit sie später verwendet werden kann. Dieser Mechanismus hat uns im Laufe der Menschheitsgeschichte gute Dienste geleistet, um Hunger- und Dürreperioden zu überleben. Die Leber zieht es vor, zusätzliche Glucose in langen Glykogenketten zu speichern, weil diese eine leicht zugängliche Energieform darstellen. Aber es gibt in der Leber nur wenig Platz für dieses Glykogen. Stellen Sie es sich wie einen Kühlschrank vor. Wir können unser Essen (Glucose) problemlos im Kühlschrank (Glykogen) aufbewahren und es wieder herausnehmen. Sobald der Glykogenspeicher voll ist, muss die Leber aber eine andere Speicherform für die überschüssige Glucose finden. Es verwandelt die Glucose daher durch die De-Novo-Lipogenese in neu gebildete Triglyzeridmoleküle – auch bekannt als Körperfett.

Hypertriglyceridämie

Diese neu gebildeten Triglyzeride bestehen aus dem Substrat Glucose und *nicht* aus Nahrungsfett. Diese Unterscheidung ist wichtig, weil Fette, die durch De-Novo-Lipogenese gebildet werden, hochgradig gesättigt sind. Kohlenhydrate, *nicht* gesättigtes Fett, erhöhen die Konzentration von gesättigtem Fett im Blut. Gesättigte Fette im *Blut*, nicht im Essen, stehen in engem Zusammenhang mit Herzerkrankungen.

Bei Bedarf kann das Triglyzeridmolekül aus dem Körperfett in drei Fettsäuren zerlegt werden, welche die meisten Organe als Energie nutzen können. Diese Umwandlung von Fett in Energie und wieder zurück ist wesentlich umständlicher als die Verwendung von Glykogen. Die Fettspeicherung bietet aber auch den einzigartigen Vorteil des unbegrenzten Speicherraums. Stellen Sie ihn sich wie eine Gefriertruhe im Keller vor. Obwohl es wesentlich umständlicher ist, Nahrung (Triglyzeride) in die Gefriertruhe zu bringen und aus ihr zu holen (Adipozyten) – hauptsächlich weil wir weitere Strecken zurücklegen müssen –, können wir aufgrund der Größe der Gefriertruhe mehr speichern. Im Keller gibt es außerdem noch genügend Platz für eine zweite und dritte Gefriertruhe.

Diese beiden Speicherformen erfüllen unterschiedliche und komplementäre Rollen. Die gespeicherte Glucose – das Glykogen (Kühlschrank) – ist leicht zugänglich, hat aber eine begrenzte Kapazität. Das gespeicherte Körperfett – die Triglyzeride (Kühltruhe) – ist schwer zugänglich, hat aber eine unbegrenzte Kapazität.

Die beiden Hauptaktivierer der De-Novo-Lipogenese sind Insulin und übermäßiger Fructosekonsum. Eine hohe Zufuhr an Kohlenhydraten – und in geringerem Ausmaß an Proteinen – stimuliert die Insulinausschüttung und liefert die Substrate für die De-Novo-Lipogenese. Wenn diese auf Hochtouren läuft, wird viel neues Fett gebildet. Eine rege De-Novo-Lipogenese kann den Exportmechanismus überfordern und zu einer anormalen Retention dieses neuen Fetts in der Leber führen.[11] Wenn immer mehr Fett in die Leber gestopft wird, vergrößert sich diese deutlich und kann per Ultraschall als Fettleber diagnostiziert werden.

Aber wenn die Leber nicht der richtige Speicherort für dieses neue Fett ist, wo soll es dann gelagert werden? Man könnte es beispielsweise als Energie verbrennen. Doch mit all der verfügbaren Glucose nach einer Mahlzeit sieht der Körper keinen Anlass, das neue Fett zu verbrennen.

Stellen Sie sich vor, Sie waren im Supermarkt und haben so viel Essen eingekauft, dass es nicht in Ihren Kühlschrank passt. Sie könnten Ihre Einkäufe natürlich sofort aufessen, aber es ist einfach zu viel. Wenn Sie das Essen nicht loswerden, wird ein Großteil auf dem Tisch liegen bleiben, wo es früher oder später verdirbt. Also kommt diese Option nicht infrage. Ihr Glykogen-Kühlschrank ist voll, und deshalb bleibt Ihnen nichts anderes übrig, als für das neu gebildete Fett (den Essensüberschuss) einen anderen Lagerort zu finden. Dieser Mechanismus wird als *endogener Weg des Lipidstoffwechsels* bezeichnet. Im Grunde werden die Triglyzeride mit speziellen Proteinen verpackt, um Lipoproteine sehr niedriger Dichte (VLDL) zu bilden, die ins Blut abgegeben werden, um der überlasteten Leber Linderung zu verschaffen.[12]

Mehr Glucose und Fructose aus der Nahrung bedeuten mehr De-Novo-Lipogenese, was wiederum bedeutet, dass mehr VLDL freigesetzt werden muss.[13, 14] Dieser massive Export triglyzeridreicher VLDL-Partikel ist der Hauptgrund für einen hohen Triglyzeridspiegel,[15] der in allen Standardbluttests für Cholesterin feststellbar ist. In letzter Instanz verursacht ein übermäßiger Konsum von Glucose und Fructose diese Hypertriglyceridämie.

Hormonelle Fettleibigkeit VI: Der Effekt hoher Triglyzeride

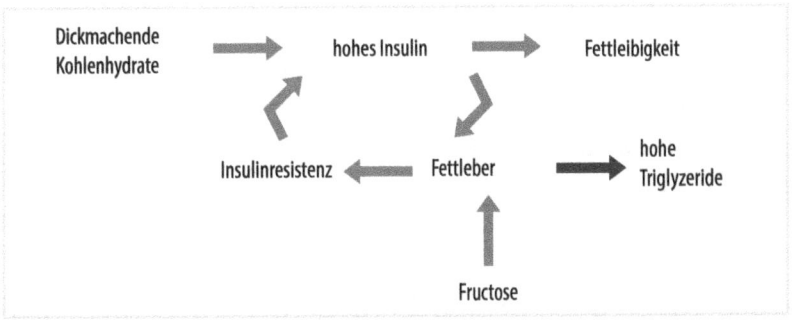

Eine kohlenhydratreiche Kost erhöht die VLDL-Sekretion und lässt den Triglyzeridspiegel um 30 bis 40 Prozent steigen.[16] Dieses Phänomen heißt *kohlenhydratinduzierte Hypertriglyceridämie* und kann bereits nach fünf Tagen eintreten, wenn der Konsum entsprechend hoch ist. Dr. Reaven zeigte, dass Hyperinsulinämie und Fructose für einen Großteil des Anstiegs der Triglyzeride im Blut verantwortlich sind.[17] Einfach ausgedrückt: Je höher der Insulinspiegel und die Fructoseaufnahme, umso höher die Triglyzeridwerte im Blut. *Es liegt einfach zu viel Zucker vor.*

Wenig Lipoproteine hoher Dichte (HDL)

Wenn VLDL-Partikel im Blut zirkulieren, regt das Insulin das Hormon Lipoproteinlipase (LPL) an, das in den kleinen Blutgefäßen der Muskeln, Adipozyten und dem Herzen vorkommt. Diese LPL transportiert die Triglyzeride aus dem Blut in die Adipozyten, wo sie gespeichert werden.

Wenn das VLDL seine Triglyzeride freisetzt, werden die Partikel kleiner und dichter, als sogenannte VLDL-Reste werden sie von der Leber resorbiert. Die Leber wiederum gibt diese Reste als Lipoproteine niedriger Dichte (LDL) wieder ins Blut ab, die in Standardtests gemessen und oft als »schlechtes« Cholesterin bezeichnet werden.

Eine hohe Konzentration von Triglyzeriden im Blut ist ein starker und unabhängiger Prädiktor für kardiovaskuläre Erkrankungen[18] und fast so aussagekräftig wie das LDL-Cholesterin, das Ärzten und Patienten normalerweise am meisten Sorge bereitet. Hypertriglyceridämie erhöht das Risiko für Herzinsuffizienz um bis zu 61 Prozent,[19] und der durchschnittliche Triglyzeridspiegel steigt in den USA seit 1976 unaufhaltsam an. Geschätzte 31 Prozent der erwachsenen Amerikaner haben erhöhte Triglyzeridwerte,[20] obwohl Hypertriglyceridämie selbst vermutlich keine Herzinsuffizienz verursacht, weil triglyzeridsenkende Mittel das Risiko für kardiovaskuläre Erkrankungen nicht reduzieren.[21]

Ein hoher LDL-Spiegel ist *kein* Kriterium für die Entwicklung des metabolischen Syndroms. Die andere Cholesterin-Komponente des metabolischen Syndroms sind vielmehr die Lipoproteine hoher Dichte (HDL), das »gute« Cholesterin. Die wegweisenden Framingham-Studien ergaben, dass ein niedriger HDL-Spiegel stark mit Herzinsuffizienz[22] assoziiert wird und diese viel stärker prognostiziert als der LDL-Spiegel.

Ein niedriger HDL-Spiegel ist eng mit einem hohen Triglyzeridspiegel assoziiert: Über 50 Prozent der Patienten mit niedrigem HDL-Spiegel haben gleichzeitig hohe Triglyzeridwerte. Ein hoher Triglyzeridspiegel aktiviert ein Enzym namens Cholesterinester-Transferprotein (CETP), das den HDL-Spiegel senkt. Angesichts dieses engen Zusammenhangs mit Triglyzeriden sollte es nicht verwunderlich sein, dass eine kohlenhydratarme Kost das HDL steigert,[23] auch wenn keine Gewichtsreduktion eintritt. So wie die Triglyzeride verursachen niedrige HDL-Werte keine Herzinsuffizienz, sind aber ein aussagekräftiger Indikator.[24]

Es steht allerdings fest, dass das Lipidprofil, das für das metabolische Syndrom typisch ist – also hohe Triglyzerid- und niedrige HDL-Werte –, auf zu viel VLDL zurückzuführen ist,[25] das letztlich durch die Hyperinsulinämie verursacht wird, welche wiederum durch den übermäßigen Konsum von Glucose und Fructose entsteht. Wieder: *zu viel Zucker.*

Hormonelle Fettleibigkeit VII: Fettleber → niedriges HDL

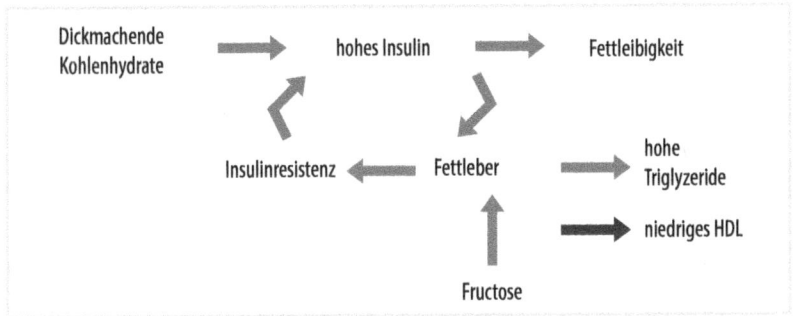

Abdominale Fettleibigkeit

Die Adipozyten werden größer, wenn sie die Triglyzeride aufnehmen und speichern. Das ist für unsere Gesundheit nicht besonders schädlich, weil Adipozyten dafür geschaffen sind, Fett zu speichern. Aber zu dick zu sein ist unter einem evolutionären Standpunkt gefährlich, weil dicke Tiere behäbig sind und leichter gefressen werden können. Die Adipozyten schützen sich vor einer Überexpansion, indem sie das Hormon Leptin freisetzen. Dieses signalisiert dem Hypothalamus im Gehirn, dass wir Fett beseitigen müssen. Wir hören auf zu essen, der Insulinspiegel sinkt und wir nehmen ab. So gesehen dient Fettleibigkeit in erster Linie als Schutz vor Hyperinsulinämie.

Insulin regt die Fettspeicherung an, während Leptin sie zu verringern versucht. Wenn das Leptin die Überhand gewinnt, verlieren wir Gewicht, und die Fettmasse verringert sich. Diese negative Feedbackschleife sollte uns auf unserem Idealgewicht halten. Warum werden wir also fettleibig? Dieses Problem tritt ein, wenn das Insulin zu lange zu stark erhöht bleibt, was ein typisches Merkmal der Insulinresistenz ist.

Liegt zu viel Körperfett vor, wird Leptin freigesetzt, das die Nahrungszufuhr drosselt. Der Insulinspiegel sollte sinken und wir sollten abnehmen. Bei einer Insulinresistenz bleibt der Insulinspiegel aber dauerhaft erhöht und signalisiert dem Körper, dass er weiterhin Fett speichern soll. Daher bleibt auch der Leptinspiegel dauerhaft erhöht. Wie bei allen Hormonen löst die Exposition eine Resistenz aus, das bedeutet, ein dauerhaft erhöhter Leptinspiegel erzeugt eine Leptinresistenz, die gemeinhin bei Fettleibigkeit in Erscheinung tritt. Es tobt ein ständiger Kampf zwischen Insulin und Leptin, und wenn wir zu viel Zucker essen, gewinnt am Ende das Insulin.

Insulin ermöglicht es der Glucose, sich aus dem Blut in die Zellen zu bewegen. Bei einer anhaltenden Hyperinsulinämie füllt sich die Leber mit noch mehr Glucose, die noch mehr neues Fett bildet. Bleibt die Hyperinsulinämie bestehen, überfordert die hohe Produktion von neuem Fett die Adipozyten. Das Fett akkumuliert sich und es entsteht eine Fettleber. Fructose wird direkt in Leberfett umgewandelt und führt geradewegs in die nächste Phase: die Insulinresistenz. Wenn dieser Zustand anhält, dehnt sich die aufgeblähte Leber aus und verletzt sich. Die Leberzelle kann nicht noch mehr Glucose verarbeiten, aber das Insulin bemüht sich redlich, noch mehr hineinzustopfen. Der Leber bleibt nichts anderes übrig, als den Einlass zu verwehren. Das ist die Insulinresistenz, die als zweiter Schutz vor Hyperinsulinämie dient. Die Leber bemüht sich fieberhaft darum, ihre Verfettung zu beseitigen, indem sie Triglyzeride exportiert. Dadurch steigt der entsprechende Blutwert als typisches Anzeichen für das metabolische Syndrom. Ektopisches Fett akkumuliert sich in anderen Organen wie Pankreas, Herz und Muskulatur. Fett im Bauchbereich macht sich als Zunahme des Taillenumfangs bemerkbar, als sogenannter »Bierbauch«, der in letzter Zeit aber auch als »Weizenbauch« bezeichnet wird. Dieses abdominale oder viszerale Fett ist der wichtigste Prädiktor für das metabolische

Syndrom.[26] Die operative Entfernung von viszeralem Fett macht die Insulinresistenz rückgängig,[27] während die Beseitigung von subkutanem Fett keinen solchen metabolischen Vorteil mit sich bringt.[28]

Hoher Blutzucker

Zusätzlich zur Akkumulation im Bauchbereich reichert sich das Fett auch in Organen an, die nicht auf seine Speicherung ausgelegt sind. Eine Distension (Ausdehnung) der Leber und Skelettmuskeln mit Fett erhöht die Insulinresistenz, auch wenn das Pankreas die Insulinproduktion ankurbelt, um den Blutzuckerspiegel auf einem normalen Niveau zu halten. Aber das ist nicht das Ende der Geschichte.

Ektopisches Fett verstopft das Pankreas und beeinträchtigt seine normale Funktion, weswegen der Insulinspiegel fällt. Wenn das mit Fett infiltrierte Pankreas es nicht mehr schafft, eine kompensatorische Hyperinsulinämie zu erzeugen, schießt der Blutzuckerspiegel in die Höhe und wird symptomatisch, wenn er die Nierenschwelle überschreitet. Glucose fließt in den Harn über, und es treten die klassischen Diabetessymptome auf: übermäßiges Wasserlassen, Durst und Gewichtsverlust.

Hoher Blutdruck (Hypertonie)

Hoher Blutdruck wird oft als »lautloser Killer« bezeichnet, weil er keine Symptome erzeugt, aber trotzdem maßgeblich zu Herzinfarkten und Schlaganfällen beiträgt. Die meisten Fälle werden als essenzielle Hypertonie bezeichnet, weil kein spezifischer Grund für ihre Entstehung ermittelt werden kann. Hyperinsulinämie spielt dabei allerdings eine entscheidende Rolle.

Forscher stellten vor über 50 Jahren erstmals eine überproportional hohe Insulinkonzentration im Blut hypertoner Patienten fest.[29] Seither haben mehrere Studien wie die European Group Study of Insulin Resistance[30] diesen Zusammenhang bestätigt: Ein hoher und steigender Insulinspiegel verdoppelte das Risiko für die Entwicklung von Hypertonie bei jenen Personen, die zuvor einen normalen Blutdruck hatten.[31] Ein vollständiger Überblick über alle verfügbaren Studien führt zu der Einschätzung, dass Hyperinsulinämie das Risiko für Hypertonie um 63 Prozent erhöht.[32] Insulin erhöht den Blutdruck durch mehrere Mechanismen.[33] Es erhöht die Herzleistung – die Fähigkeit des Herzmuskels, sich zusammenzuziehen[34] – und das zirkulierende Blutvolumen durch eine verbesserte Fähigkeit der Nieren, Natrium (Salz) zu resorbieren. Außerdem stimuliert es die Ausschüttung des antidiuretischen Hormons, das dem Körper hilft, Wasser zu resorbieren. Der Mechanismus der Salz- und gleichzeitigen Wasserretention erhöht das Blutvolumen und verursacht einen höheren Blutdruck. Insulin sorgt aber auch für eine Verengung der Blutgefäße, wodurch sich ihr Innendruck erhöht.[35]

Hormonell bedingte Fettleibigkeit VIII: Hyperinsulinämie und Hypertonie

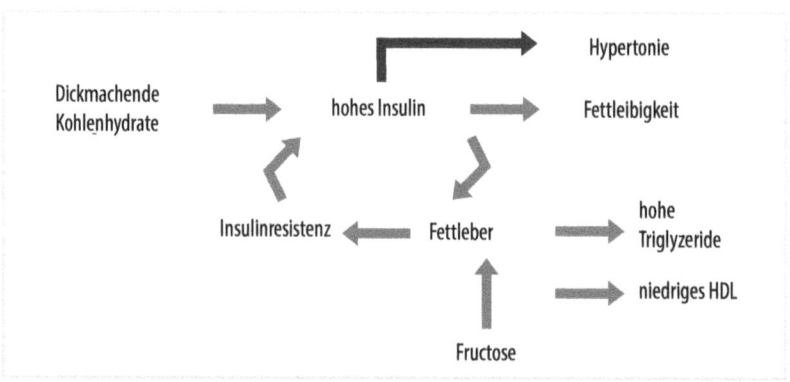

Warum das metabolische Syndrom eine Rolle spielt

Jede zusätzliche Komponente des metabolischen Syndroms – hohe Triglyzeride, niedriges HDL, zentrale Adipositas, hohe Blutglucose und hoher Blutdruck – führen zu einer signifikanten Steigerung des Risikos für alle modernen metabolischen Krankheiten wie Herzinfarkte, Schlaganfälle, periphere arterielle Verschlusskrankheit, Typ-2-Diabetes, Alzheimer-Krankheit und Krebs. Diese Symptome ballen sich, aber nicht jede Krankheit manifestiert sich bei jedem: Die eine Person hat vielleicht einen niedrigen Triglyzeridspiegel, die andere Person einen hohen Blutzuckerspiegel aufgrund von Insulinresistenz und wieder eine andere Person hat hohen Blutdruck. Doch allein das Vorliegen von einem der genannten Faktoren erhöht die Wahrscheinlichkeit, auch die anderen zu haben, weil sie auf dieselbe Ursache zurückzuführen sind.

Bei einem durchschnittlichen Patienten ist eine Gewichtszunahme von zwei Kilogramm das erste erkennbare Anzeichen für Hyperinsulinämie/ Insulinresistenz, gefolgt von einem niedrigen HDL-Spiegel. Hoher Blutdruck, Fettleber und hohe Triglyzeridwerte treten ungefähr zur selben Zeit in Erscheinung. Das letzte Symptom ist normalerweise ein hoher Blutzuckerwert, der in der Regel die Diagnose von Typ-2-Diabetes zur Folge hat.

Die West-of-Scotland-Studie[36] hat bestätigt, dass eine Fettleber und erhöhte Triglyzeridwerte der Diagnose von Typ-2-Diabetes vorangehen. Eine Fettleber tritt im metabolischen Syndrom schon früh auf. Während praktisch alle Patienten, die am metabolischen Syndrom leiden, eine Fettleber aufweisen, muss das Gegenteil nicht zutreffen: Nur wenige Patienten mit einer Fettleber haben ein metabolisches Syndrom (siehe Abbildung 9.4).

Hormonelle Fettleibigkeit IX: Vollständig ausgeprägtes metabolisches Syndrom

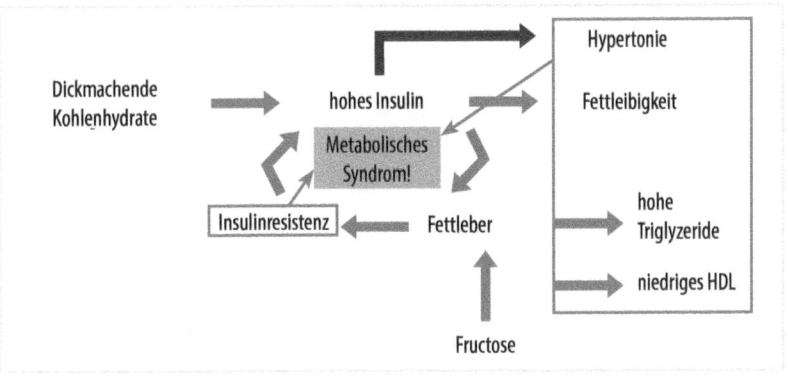

Insulinresistenz und Typ-2-Diabetes können das metabolische Syndrom nicht verursachen, weil sie Teil des Syndroms sind. Es wird durch *Hyperinsulinämie* verursacht. Der eigentliche Ursprung des Problems ist eine durch übermäßige Glucose, vor allem aber übermäßige Fructose bedingte Hyperinsulinämie. Das metabolische Syndrom, in dem Fettleibigkeit und Typ-2-Diabetes eine wesentliche Rolle spielen, wird in letzter Instanz durch – Sie ahnen es sicher schon – *zu viel Zucker* verursacht.

Fettleibigkeit, Insulinresistenz und Betazellendysfunktion sind Schutzmechanismen. Fettleibigkeit ist der Versuch des Körpers, die Leber vor Überforderung zu bewahren, indem das neu gebildete Fett in den Adipozyten gespeichert wird. Wir wissen das, weil Patienten mit einer seltenen Genstörung namens Lipodystrophie, die sich durch einen Mangel an Fettzellen auszeichnet,[37] alle Manifestationen des metabolischen Syndroms zeigen – Fettleber, erhöhte Triglyzeridwerte und eine extrem hohe Insulinresistenz –, ohne dass allerdings eine Gewichtszunahme eintritt. Experimente an Mäusen mit Lipodystrophie haben gezeigt, dass die Transplantation von Adipozyten in die fettfreien Mäuse das metabolische Syndrom vollständig heilt.

Fettzellen schützen vor dem metabolischen Syndrom und verursachen es nicht. Warum? Weil Fett ohne die Adipozyten in den Organen gespeichert werden muss und dort das metabolische Syndrom verursacht. Wenn Fett in den Adipozyten gespeichert werden kann, entsteht kein metabolischer Schaden. Fettleibigkeit ist also die erste Verteidigungslinie im Kampf gegen das eigentliche Problem der Hyperinsulinämie/Insulinresistenz.

Mit der Insulinresistenz versucht der Körper, eine Fettakkumulation in den inneren Organen zu verhindern, indem er dem Fett den Zugang verwehrt. Die Leber weigert sich, mehr Glucose eindringen zu lassen, weil sie schon übervoll ist, und das hat eine Insulinresistenz zur Folge, die einen zweiten Schutzmechanismus darstellt.

Die letzte Verteidigungslinie ist die Ausschaltung der Insulinproduktion im Pankreas. Der Blutzuckerspiegel steigt schnell über die Nierenschwelle und verursacht alle klassischen Symptome von Diabetes. *Aber diese toxische Glucoselast ist sicher aus dem Körper geleitet worden und kann keinen weiteren metabolischen Schaden anrichten.* Die Kernprobleme – zu viel Glucose und Insulin – wurden beseitigt, wenngleich Diabetes die Folge ist. Das Grundproblem ist zu viel Zucker, den der Körper über den Harn ausscheidet.

Alle Zustände, die wir als Probleme betrachtet haben – Fettleibigkeit, Insulinresistenz und Betazellendysfunktion – sind vielmehr die verzweifelten Versuche des Körpers, ein grundlegendes Problem zu beseitigen: *zu viel Zucker.* Wenn wir dieses Problem verstehen, ist die Antwort auf alle diese Probleme – und auf Typ-2-Diabetes – naheliegend. *Wir müssen den Zucker beseitigen und das Insulin senken.* Wenn wir es nicht schaffen, den Überschuss an Zucker, Insulin und ektopischem Fett loszuwerden, wird das Problem chronisch und progressiv. Wenn wir es jedoch an der Wurzel packen, lässt sich Typ-2-Diabetes, und damit das gesamte metabolische Syndrom, *vollständig rückgängig machen.*

BRUNO

Bruno ist 75 Jahre alt und hat seit 30 Jahren Typ-2-Diabetes, der im Laufe der Zeit einige Augen- und Nervenschäden sowie Niereninsuffizienz verursacht hat. Er leidet auch an Gicht, peripherer arterieller Verschlusskrankheit und Bluthochdruck. Als wir ihn vor vier Jahren kennen lernten, wog er knapp 98 Kilogramm und benötigte 68 Einheiten Insulin am Tag.

Als Bruno mit dem IDM-Programm anfing, stellte er seine Ernährung um, aß wenig Kohlenhydrate, mehr gesundes Fett und fastete jeden zweiten Tag für 36 Stunden. Innerhalb von vier Wochen konnte er sein Insulin absetzen. Dieses Ergebnis überrascht ihn immer noch, weil er mehr als zwei Jahrzehnte darauf angewiesen war. Außerdem braucht er jetzt keine blutdruck- oder cholesterinsenkenden Mittel mehr. Zuletzt lag sein A1c bei 6,1 Prozent, sodass er offiziell nicht mehr als Diabetiker gilt, sondern als Prädiabetiker.

Bruno hat sich schnell an seine neue Ernährungsweise und das Fasten gewöhnt, und es fällt ihm auch Jahre später noch leicht, sich an die Vorgaben zu halten. Er hält seit vier Jahren seinen Gewichtsverlust von 22 Kilogramm, ebenso wie seinen Bauchumfang, der sich um 24 Zentimeter verringert hat.

RAVI

Ravi ist jetzt 40 Jahre alt. Als er die Diagnose Typ-2-Diabetes erhielt, war er 28 Jahre alt. Ihm wurden daraufhin Medikamente gegen seine hohe Blutglucose verordnet, und er benötigte eine immer höhere Dosis, bis er schließlich auf Insulin umstieg, das er seinem Arzt zufolge bis an sein Lebensende würde nehmen müssen. In der Zwischenzeit stiegen sein Cholesterin und sein Blutdruck weiter an. Er nahm 102 Einheiten Insulin am Tag, außerdem noch Canagliflozin und Metformin. Trotz der hohen Medikamentengabe lag sein A1c immer noch bei 10,8 Prozent – ein eindeutiger Hinweis darauf, dass er seine Blutglucose immer noch nicht in den Griff bekommen hatte.

Als Ravi mit dem IDM-Programm begann, fing er an, sich kohlenhydratarm zu ernähren, mehr gesundes Fett zu essen und dreimal wöchentlich für 36 Stunden zu fasten. Innerhalb von zwei Wochen musste er kein Insulin mehr nehmen und seine Blutzuckerwerte waren besser als je zuvor. Innerhalb von zwei Monaten hatten sich sein Cholesterin und sein Blutdruck normalisiert, sodass er das Metformin absetzen konnte, und sein Arzt reduzierte die Dosis der Cholesterin- und Blutdruckmedikamente auf ein Viertel der ursprünglichen Menge. Außerdem hat er 10 Kilogramm abgenommen und seinen Bauchumfang um 18 Zentimeter verringert. Nach zehn Monaten im IDM-Programm musste nur noch ein Medikament nehmen (kein Insulin), aber sein A1c lag bereits bei 7,4 Prozent und verbesserte sich weiterhin.

Teil IV

WIE MAN TYP-2-DIABETES NICHT BEHANDELN DARF

10

Insulin: nicht die Antwort auf Typ-2-Diabetes

Lange Zeit galt das Spritzen von exogenem (von außen zugeführtem) Insulin als konventionelle Behandlung von Typ-1- und Typ-2-Diabetes. Menschliches Insulin, eine der größten Glanzleistungen der modernen pharmazeutischen Wissenschaft, kann in einem Labor so produziert und verpackt werden, dass es sich in Spritzenform verabreichen lässt. Anfang und Mitte des 20. Jahrhunderts konzentrierte sich die Forschung auf Typ-1-Diabetes, der durch einen massiven Insulinmangel verursacht wird. Ohne eine exogene Insulinzufuhr können die Körperzellen die Glucose nicht nutzen und hungern aus, was zu einer kontinuierlichen Gewichtsabnahme und schließlich zum Tod führt. Diese einstmals tödliche Krankheit hat man zwar in den Griff bekommen, aber das Spritzen von Insulin ist dennoch mit einer Reihe von Komplikationen verbunden.

Es ist notwendig, die Insulindosis an die Nahrungsmenge anzupassen, da Komplikationen auftreten können, wenn der Blutzuckerwert zu weit außerhalb des Normbereichs liegt. Eine Unterdosierung führt zu hoher Blutglucose (Hyperglykämie), während eine Überdosierung niedrige Blutglucose (Hypoglykämie) verursacht. Leichte hypoglykämische Reaktionen äußern sich in Form von Schweißausbrüchen und Zittern, in extremen Fällen können aber auch Krampfanfälle, Bewusstlosigkeit und der Tod eintreten. Im Jahr 2014 standen in den USA beinahe 100 000 Behandlungen in der Notaufnahme und 30 000 Krankenhausaufenthalte in direktem Zusammenhang mit Hypoglykämie.[1]

Eine extrem hohe Blutglucose kann bei Typ-1-Diabetikern eine diabetische Ketoazidose und bei Typ-2-Diabetikern ein nichtketotisches hyperosmolares Koma verursachen, aber diese Komplikationen sind relativ selten. Andererseits war bis Anfang der 1990er Jahre unklar, ob ein leicht erhöhter Blutzucker überhaupt gefährlich ist. Es war über viele Jahrzehnte hinweg die übliche medizinische Praxis, den Blutzuckerspiegel leicht erhöht zu halten, aber unter 10 mmol/L, der Nierenschwelle für Glucose. Auf diesem Niveau resorbieren die Nieren die Glucose vollständig, sodass sie nicht in den Harn gelangt, wodurch typische Diabetessymptome wie häufiges Urinieren und starker Durst vermieden werden. Und ein leicht erhöhter Spiegel führt außerdem zu einer Vermeidung von Hypoglykämie und Symptomen eines hohen Blutzuckerspiegels. Früher galt dies als annehmbarer Kompromiss, weil es keinen eindeutigen Beweis für die Schädlichkeit eines erhöhten Blutzuckerspiegels gab. Das änderte sich im Jahr 1993 allerdings endgültig.

Insulin und Glucotoxizität

Die Diabetes Control and Complications Trial (DCCT)[2] – eine große, randomisierte kontrollierte Studie über Patienten mit Typ-1-Diabetes, die zwischen 1983 und 1993 durchgeführt wurde – bewies, dass eine intensive Insulintherapie mit strikter Kontrolle des Blutzuckerspiegels große Vorteile bot. Eine enge Überwachung und mehrere Insulingaben pro Tag, die den Blutzucker auf einem relativ normalen Niveau hielten, konnten jene Organschäden verhindern, die mit Hyperglykämie assoziiert werden: Die Anzahl an diabetischen Augenerkrankungen nahm um 76 Prozent ab, Niereninsuffizienz sank um 50 Prozent und Nervenschäden um 60 Prozent.

Im Jahr 2005 veröffentlichten Forscher eine Folgestudie namens Epidemiology of Diabetes Interventions and Complications (EDIC).[3] Sie beobachtete über 90 Prozent der ursprünglichen DCCT-Patienten bis zu 17

Jahre und stellten fest, dass die intensive Insulinbehandlung kardiovaskuläre Erkrankungen um erstaunliche 42 Prozent verringert hatte. Diese beiden Studien etablierten das Paradigma der *Glucotoxizität* – also dass hoher Blutzucker bei Typ-1-Diabetes toxisch ist.

Eine intensive Insulintherapie führt zu hoher Gewichtszunahme[4]

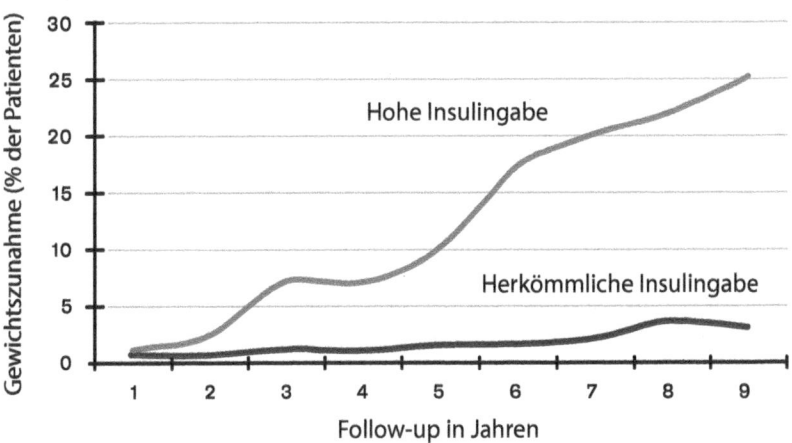

Manche Patienten zahlten jedoch einen hohen Preis. Hypoglykämische Phasen traten in der DCCT-Studie bei der Intensivgruppe dreimal häufiger auf als bei den Patienten, die die Standardbehandlung erhielten. Andere Patienten nahmen massiv zu. Über neun Jahre hinweg verzeichneten beinahe 30 Prozent der Probanden der Intensivgruppe eine signifikante Gewichtszunahme und nahmen fünf BMI-Punkte zu. Das überstieg die Gewichtszunahme in der Standardgruppe erheblich. Bei einem Drittel der Intensivgruppe stieg der BMI von 24 (normal) auf 31 (fettleibig). Angesichts der gesundheitlichen Konsequenzen, die Fettleibigkeit nach sich zieht, war das keine Lappalie. Es gab aber noch andere Warnsignale. Die Gewichtszunahme konzentrierte sich auf den Bauchbereich, es handelte sich also um eine zentrale Adipositas, die bekanntermaßen kardiovaskuläre Erkrankungen begünstigt. Andere wichtige Risikofaktoren wie Blutdruck und Cholesterinspiegel nahmen ebenfalls zu.

Mit der Zeit stiegen das Gewicht, der Bauchumfang sowie die Insulindosis weiter an. Die intensive Insulinbehandlung hatte das metabolische Syndrom herbeigeführt. Die Typ-1-Diabetiker, die am meisten zunahmen, entwickelten auch die stärkste Gefäßverkalkung (CAC) und Intima-Media-Dicke (CIMT);[5] ihre hohe Insulindosis war ein verlässlicher Indikator für dieses Ausmaß fortgeschrittener Atherosklerose.[6] Eine hohe Insulindosis zur Senkung des Blutzuckers hatte alle Probleme hervorgebracht, die mit zu viel Insulin einhergehen: Fettleibigkeit, metabolisches Syndrom und Atherosklerose. Trotz dieser Nebenwirkungen lohnte sich die intensive Insulingabe wegen der erwiesenen kardiovaskulären Vorteile – *aber nur für Typ-1-Diabetiker.*

Dieses Paradigma der Glucotoxizität, also die Vorstellung, dass ein erhöhter Blutzuckerspiegel die Hauptursache für Organschäden war, wurde allerdings sowohl für Typ-1- als auch für Typ-2-Diabetes angenommen. Es schien nur eine Frage der Zeit zu sein, bis das Paradigma auch für Typ-2-Diabetes bewiesen werden konnte. Die logische Behandlung war, genügend Insulin oder andere Medikamente zu verabreichen, um die Blutglucose auf einem normalen Niveau zu halten. Selbst heute halten sich die meisten Ärzte noch an diese unbewiesene Methode, um Typ-2-Diabetes zu behandeln. Aber funktioniert sie überhaupt?

Glucotoxizität und Typ-2-Diabetes

Die wegweisende DCCT-Studie hatte das Paradigma der Glucotoxizität für Typ-1-Diabetes etabliert. Man erwartete von der United Kingdom Prospective Diabetes Study (UKPDS), die in den 1970er Jahren begonnen hatte, die Vorteile einer intensiven Kontrolle des Blutzuckers bei Typ-2-Diabetes unter Beweis zu stellen.[7] Forscher wollten vor allem zwei Dinge herausfinden: 1) Ob eine intensive Glucosekontrolle die Komplikationen verringern würde und 2) ob die Patienten auf verschiedene Medikamente unterschiedlich reagierten. Die Studie wies fast 4000 Patienten, die erst kürzlich die Diagnose Typ-2-Diabetes erhalten hatten, willkürlich einer konventionellen oder intensiven Behandlungsform zu und verwendete die Medikamente, die damals verfügbar waren: Insulin, Sulfonylharnstoff und Metformin.

Die Ergebnisse der UKPDS wurden im Jahr 1998 veröffentlicht und waren erstaunlich – und zwar erstaunlich schlecht. Eine Intensivbehandlung führte zu keinen messbaren Vorteilen. Sie senkte den durchschnittlichen Blutzuckerwert zwar erfolgreich, aber die höhere Medikamentendosis führte zu einer höheren Gewichtszunahme: Die Patienten nahmen durchschnittlich 2,9 Kilogramm zu. Die Probanden der Insulingruppe nahmen durchschnittlich 4 Kilogramm zu. Es war außerdem eine signifikante Zunahme hypoglykämischer Reaktionen zu verzeichnen, allerdings wurden diese Nebenwirkungen erwartet. Statt die signifikanten Vorteile der DCCT-Studie widerzuspiegeln, gab es nur kleinere Vorteile hinsichtlich der verringerten Anzahl von Augenerkrankungen. Zehn Jahre strenge Kontrolle des Blutzuckers bewirkten keine Vorteile für das kardiovaskuläre System: Es gab weder weniger Herzinfarkte noch weniger Schlaganfälle. Diese Diskrepanz war schockierend, aber die Geschichte wurde noch seltsamer.

In der UKPDS-Unterstudie 34,[8] die sich auf übergewichtige Typ-2-Diabetiker konzentrierte, wurde Metformin separat betrachtet. Metformin senkte das Hämoglobin A1c von 8,0 auf 7,4 Prozent. Das war zwar gut, aber nicht so gut wie die Ergebnisse, die sich mit der Einnahme der wirksameren Medikamente Insulin und Sulfonylharnstoff einstellten. Trotz der moderaten Senkung des Blutzuckers waren die kardiovaskulären Ergebnisse überwältigend. Metformin senkte die diabetesbezogene Sterblichkeit um beeindruckende 42 Prozent und das Risiko für Herzinfarkte um 39 Prozent, wodurch es die stärkeren Mittel zur Blutzuckersenkung übertraf. Es spielte also eine wichtige Rolle, welches Antidiabetikum man nahm. Metformin konnte zwar Leben retten – was man von anderen Medikamenten nicht behaupten konnte –, aber sein Vorteil hatte wenig bis gar nichts mit seiner blutzuckersenkenden Wirkung zu tun. Das Paradigma der Glucotoxizität, das für Typ-1-Diabetes bewiesen werden konnte, ließ sich für Typ-2-Diabetes in keiner Weise bestätigen.

Die Cochrane-Gruppe, eine angesehene Gruppe unabhängiger Ärzte und Forscher, schätzte später, dass die Glucosekontrolle nur für 5 bis 15 Prozent des Risikos für kardiovaskuläre Erkrankungen verantwortlich war.[9] Aber das war nicht das Ende der Geschichte. Müde von den vielen Kontroversen und nach wie vor vom Paradigma der Glucotoxizität bei Typ-2-Diabetes überzeugt, finanzierten die amerikanischen National Institutes of Health eine großangelegte randomisierte Studie namens Action to Control Cardiac Risk in Diabetes (ACCORD),[10] die im Jahr 1999 startete.

Die ACCORD-Studie rekrutierte über 10 000 erwachsene Typ-2-Diabetiker aus ganz Nordamerika, bei denen ein hohes Risiko für Herzinfarkte und Schlaganfälle bestand. Die Studie sollte unter anderem herausfinden, ob die Einnahme von Medikamenten zur intensiven Glucosekontrolle das Risiko für Herzinfarkte, Schlaganfälle, kardiovaskuläre Erkrankungen mit Todesfolge und andere kardiovaskuläre Vorfälle senken würde.

Eine Patientengruppe erhielt die Standardbehandlung, die andere Gruppe hohe Medikamentendosen und Insulin, um den Blutzucker auf ein weitgehend normales Maß zu senken. Die ersten Ergebnisse der ACCORD-Studie wurden im Jahr 2008 veröffentlicht, sie bewiesen, dass eine intensive medizinische Therapie das A1c senken konnte. Prima. Aber wie wirkte sie sich auf die Gesundheit aus? Fatal. *Eine intensive Behandlung brachte Menschen um.* Entgegen allen Erwartungen starben intensiv behandelte Patienten um 22 Prozent früher als die Personen in der Gruppe mit der Standardbehandlung, trotz – oder vielleicht gerade wegen – der Intervention. Auf jeweils 95 behandelte Patienten kam ein zusätzlicher Todesfall. Deshalb konnte die Studie aus ethischen Gründen nicht fortgesetzt werden.

Etwa zur selben Zeit gingen viele ähnliche Studien zu Ende. Die Ergebnisse der randomisierten ADVANCE-Studie (das Akronym steht für Action in Diabetes and Vascular Disease Controlled Evaluation), die ihr Augenmerk auf die intensive Glucosekontrolle und Gefäßerkrankungen bei Typ-2-Diabetikern richtete, wurden zeitgleich mit den ACCORD-Ergebnissen veröffentlicht.[11] Wieder brachte die Blutzuckersenkung keine kardiovaskulären Vorteile mit sich. Zum Glück stieg dadurch aber auch die Mortalität nicht an. Im Gegensatz dazu verringerten blutdrucksenkende Medikamente wie erwartet das Risiko für kardiovaskuläre Erkrankungen. Bestimmte Mittel brachten Typ-2-Diabetikern also durchaus Vorteile – die

Medikamente, die auf eine Senkung der Blutglucose abzielten, gehörten aber nicht dazu. Es folgten kurz darauf zwei weitere randomisierte kontrollierte Studien, die diese enttäuschenden Ergebnisse bestätigten. Die Diabetesstudie des Ministeriums für Veteranen-Angelegenheiten (VADT) ergab, dass eine intensive medizinische Therapie keine signifikanten Vorteile für Herz-, Nieren- oder Augenerkrankungen bot.[12] Die ORIGIN-Studie (Outcome Reduction with an Initial Glargine Intervention) behandelte Prädiabetiker mit einer frühen Insulingabe.[13] Herzinsuffizienz, Schlaganfälle, Augenerkrankungen und periphere arterielle Verschlusskrankheit nahmen nicht ab, und es gab auch keine anderen messbaren gesundheitlichen Vorteile. Den klassischen Medikamenten für Typ-2-Diabetes, darunter Insulin, Metformin, Insulin-Sensitizer und Sulfonylharnstoff, war es nicht gelungen, die Gesundheit zu verbessern.

Die ACCORD-, ADVANCE- und VADT-Studien wurden von Verlaufskontrollen begleitet, die Patienten über einen längeren Zeitraum untersuchten, und es wurden ausführliche Ergebnisse veröffentlicht,[14] die allerdings nur wenige neue Erkenntnisse lieferten. Alle Studien kamen zu dem Schluss, dass eine intensive Kontrolle der Blutglucose mithilfe von Medikamenten keine Leben rettete und – wenn überhaupt – nur wenige Vorteile brachte. Außerdem gab es schwere Nebenwirkungen, darunter ein erhöhtes Risiko für hypoglykämische Reaktionen. Die größte Sorge war die bekannte Tendenz von Sulfonylharnstoffen, Insulin-Sensitizern und Insulin, bei bereits fettleibigen Patienten eine weitere Gewichtszunahme zu verursachen, die langfristig zu kardiovaskulären Problemen führen konnte. Metformin, welches den Insulinspiegel nicht ansteigen lässt, verursachte keine Fettleibigkeit, und das war der entscheidende Unterschied.

Eine Fachveröffentlichung aus dem Jahr 1999 offenbart, dass man bereits damals anfing, sich Gedanken über das eigentliche Problem zu machen: gestiegene Hyperinsulinämie bei einem Patienten, der schon zu viel Insulin hatte. Dr. Richard Donnelly von der University of Nottingham schrieb: »Die Ergebnisse konnten auch so gedeutet werden, dass Insulin und Sulfonylharnstoffe für Fettleibige gleichermaßen schädlich sind, vermutlich infolge der Hyperinsulinämie.«[15]

Bei Typ-1-Diabetes ist der Insulinspiegel niedrig, deswegen ist es logisch, das mangelnde Insulin zu ergänzen. Bei Typ-2-Diabetes ist der Insulinspiegel aber bereits erhöht, und deswegen scheint es fragwürdig, noch mehr Insulin zu verabreichen. Schließlich ist es auch keine kluge Strategie, einem Alkoholiker eine Flasche Alkohol in die Hand zu drücken oder jemanden, der einen Hitzschlag erlitten hat, mit einer Heizdecke warm zu halten. Genauso unklug ist es, einem Patienten, der zu viel Insulin hat, noch mehr Insulin zu geben. Das heißt, dass man für eine effektive Behandlung von Typ-2-Diabetes Glucose *und* Insulin verringern muss, wodurch sowohl die Glucotoxizität als auch die Insulintoxizität minimiert werden.

Insulintoxizität und doppelter Diabetes

Da eine intensive Glucosekontrolle unter Einsatz von Insulin bei Typ-1- und Typ-2-Diabetikern eine Gewichtszunahme und das metabolische Syndrom verursachen – Merkmale für Hyperinsulinämie – und da Typ-1-Diabetiker kein eigenes Insulin bilden können, konnte diese Hyperinsulinämie *nur* iatrogen, also durch die Behandlung selbst, verursacht sein. Kommt Ihnen das bekannt vor? Hyperinsulinämie führt zu Insulinresistenz. Bei Typ-1-Diabetikern verursacht zu viel Insulin dieselben Probleme, die bei Typ-2-Diabetes auftreten. Eine hohe Insulindosis bei Typ-1-Diabetes lässt also Typ-2-Diabetes entstehen. Diese Patienten entwickelten einen sogenannten doppelten Diabetes: Sie bildeten kein eigenes Insulin und hatten wegen der exogenen Injektion trotzdem alle Probleme der Hyperinsulinämie. *Zu viel Insulin verursacht Insulintoxizität.*

Typ-1-Diabetiker litten an denselben Krankheiten wie Typ-2-Diabetiker, aber nicht Hyperglykämie war die kausale Verbindung, sondern *Hyperinsulinämie*. Die EURODIAB-Studie (European Diabetes Prospective Complications Study)[16] suchte nach Faktoren, die das Sterblichkeitsrisiko von Typ-1-Diabetikern prognostizierten. Sie stellte fest, dass Glucotoxizität, als Hämoglobin A1c gemessen, *kein* signifikanter Risikofaktor war. Vielmehr waren die wichtigsten modifizierten Risikofaktoren das Verhältnis von

Taille zu Hüfte (ein Indikator für Bauchfett), Blutdruck und Cholesterin – alles Marker für das metabolische Syndrom und Hyperinsulinämie.

Viele andere Studien bestätigten die EURODIAB-Ergebnisse: Die Golden Years Cohort Study[17] zum Beispiel untersuchte 400 Patienten mit Typ-1-Diabetes, die seit über 50 Jahren mit dieser Krankheit lebten. Sie hatten allen Widrigkeiten getrotzt und überlebt. Was war ihr Geheimnis? Sicherlich nicht die strenge Kontrolle ihrer Blutglucose. Ihr durchschnittliches A1c lag bei 7,6 Prozent, bei manchen sogar zwischen 8,5 und 9 Prozent, also deutlich höher als die empfohlenen 7,0 Prozent. Bei keinem einzigen Patienten der Golden Years Cohort Study war der A1c im Normbereich, sodass Glucotoxizität als wesentlicher Faktor ausgeschlossen werden konnte. Alle Überlebenden der Golden Years Cohort zeichneten sich durch eine suboptimale Kontrolle der Blutglucose aus, erfreuten sich aber trotzdem bester Gesundheit. Der gemeinsame Faktor war die *niedrige Insulindosis*. Fettleibigkeit, hoher Blutdruck und andere Erscheinungsformen von Hyperinsulinämie waren nicht vorhanden.

Es sind hier zwei Formen von Toxizität im Spiel. Am Anfang von Typ-1-Diabetes ist Glucotoxizität das Hauptproblem. Bei Typ-1-Diabetikern entsteht sie, weil der Körper unfähig ist, genügend Insulin zu bilden. Bei Typ-2-Diabetikern ist sie auf die Insulinresistenz zurückzuführen. Aber sowohl für Typ-1- als auch für Typ-2-Diabetes gilt: Wenn wir ständig die Insulindosis erhöhen, um den Blutzucker zu senken, tauschen wir eine höhere Insulintoxizität gegen eine niedrigere Glucotoxizität ein. Und mit der Zeit wird die Insulintoxizität die Schlüsseldeterminante fürs Überleben, weil sie zum metabolischen Syndrom und seinen Konsequenzen führt, nämlich zu kardiovaskulären Erkrankungen und Krebs. Die optimale Behandlungsstrategie senkt gleichzeitig den Blutzucker *und* das Insulin.

Typ-2-Diabeteshausen: eine Parabel

Denken Sie zurück an die Mitarbeiter der japanischen U-Bahn aus Kapitel 6: Erinnern Sie sich, wie sie immer mehr Passagiere in die Abteile schoben, obwohl diese bereits voll waren? Und wie lächerlich die Entschlossenheit war, mit der man dieses Problem zu lösen versuchte? Genau das passiert, wenn wir Insulin einsetzen, um Typ-2-Diabetes zu behandeln.

Wenn ich meinen Typ-2-Diabetes-Patienten sage, was in ihrem Körper geschieht, benutze ich in der Regel eine andere Analogie: Statt Körperzellen oder U-Bahn-Passagiere stellen Sie sich einmal vor, in einer Stadt namens Diabeteshausen in der Leberstraße zu wohnen. Die Nachbarn sind überaus freundlich und niemand schließt dort seine Haustür ab. Dreimal am Tag fährt Herr Insulin durch die Straßen und beliefert jedes Haus mit einer kleinen Tasse Glucose, die die Hausbewohner mit Genuss trinken. Das Leben ist gut, und alle sind zufrieden.

Im Laufe der Zeit kommt Herr Insulin aber immer häufiger vorbei, und bald bringt er keine Tasse, sondern einen ganzen Eimer Glucose vorbei. Er muss jeden Abend seinen Glucosewagen leeren, weil er sonst seine Arbeit verliert. Eine Weile lagern Sie Ihre überschüssige Glucose im Haus, und das Leben geht wie gewohnt weiter. Aber irgendwann steht Ihr Haus so mit Eimern voll, dass die Glucose anfängt zu schimmeln und zu stinken. Sie versuchen, Herrn Insulin mit logischen Argumenten davon zu überzeugen, seine Lieferungen einzustellen, haben aber keinen Erfolg. Alle Häuser haben überall dasselbe Problem.

Was tun Sie jetzt? Sie rufen verzweifelt: »Ich will das giftige Zeug nicht mehr! Mir reicht's, verschonen Sie mich!« Sie verriegeln die Haustür, damit Herr Insulin keinen Giftmüll mehr bei Ihnen abladen kann. Eine kleine Tasse war ja in Ordnung, aber das wird jetzt einfach zu viel. *Die Dosis macht das Gift.* Sie schützen Ihr Haus, indem Sie sich der toxischen Glucoselast des Herrn Insulin widersetzen. Das ist Insulinresistenz!

Herrn Insulin fällt es dementsprechend immer schwerer, seine Glucose an den Mann zu bringen, und er macht sich immer größere Sorgen, dass er seine Arbeit verliert. Also bittet er seine Brüder um Hilfe, die Ihre Tür aufbrechen und fässerweise Glucose ins Haus wuchten – bis Sie Ihre Haustür mit Stahlstreben verstärken. Es ist ein Wettlauf zwischen Herrn Insulin, der mehr Insulinhelfer sucht, und Ihnen, der mehr Widerstand leistet. Mehr Insulin führt zu mehr Widerstand, und mehr Widerstand führt zu mehr Insulin.

Weil Sie so viel Glucose im Haus haben, verwandeln Sie es in Fett, verpacken es und schicken es an Ihre Freunde in der Pankreas-Allee, dem Skelettmuskelweg und anderen Straßen. (In unseren Zellen hat zu diesem Zeitpunkt die Glucose das Insulin stimuliert und die Leber überschwemmt, welche ihrerseits die De-Novo-Lipogenese aktiviert hat, um diese Glucose in neue Fettmoleküle umzuwandeln. Das Fett sammelt sich in der Leber und verursacht Schäden. Deshalb will die überforderte Leber Abhilfe schaffen, indem sie dieses Fett in das Pankreas und die Skelettmuskeln transportiert und um die Organe im Bauchraum legt. In der Zwischenzeit versucht das Insulin immer noch, die Glucose in die Leberzellen zu zwängen, die sich aber wehren und die Insulinresistenz erhöhen.)

In Diabeteshausen sind mittlerweile alle Haustüren mit mehreren Stahlstreben verstärkt worden, und die Hausbesitzer haben sich Hunde zugelegt – große Wachhunde. Die Insulinbrüder können ihre enorme Glucoselast nicht mehr abliefern. Deshalb schütten sie die Glucose auf die Straße. Weil die Stadtverwaltung ratlos ist, meldet sich der Spezialist Dr. Endokrin zu Wort. Er verkündet, dass Glucose toxisch sei und die Straßen sofort davon gesäubert werden müssten.

Obwohl schon viele Mitglieder der Insulinmafia die Straßen unsicher machen, beschließt Dr. Endokrin, dass man das Problem am besten löst, indem man noch mehr Insulin benutzt. Um die Straßen zu säubern, engagiert er also noch mehr Insulingangster, die noch mehr Glucose in die Widerstand leistenden Häuser stopfen. Er klopft sich selbst auf die Schulter. »Sehen Sie«, sagt er, »die Straßen sind wieder ordentlich und frei.«

Aber die Häuser füllen sich wieder und die Einwohner erhöhen ihren Widerstand. Selbst den zusätzlich angeheuerten Insulinganoven gelingt es nicht, noch mehr Glucose in die Häuser zu tragen. Wird Dr. Endokrin einen Teil seiner Glucose los? Schafft er es, die Glucose davon abzuhalten, überhaupt erst in die Stadt zu kommen? Nein! Er kennt nur eine Lösung für jedes Problem: noch mehr Insulin. Wenn man einen Hammer hat, sieht eben alles wie ein Nagel aus.

In unserem Körper hat zu viel Zucker dazu geführt, dass wir zu viel Insulin haben. Aber die gegenwärtige Lösung ist es, noch mehr Insulin zu verordnen. Aber warum sollte man sich noch mehr Insulin zuführen, wenn man ohnehin schon zu viel davon hat? Statt den Zucker loszuwerden, transportiert das Insulin ihn im Körper umher und verteilt ihn auf alle Organe. Eine höhere Insulindosis schafft nur eine größere Insulinresistenz. Selbst wenn sich das Symptom der hohen Blutglucose verbessert, verschlimmert sich dafür der Typ-2-Diabetes.

Wir akzeptieren, dass ein hoher Blutzuckerspiegel schädlich ist. Aber die folgende Frage wird nur selten gestellt: Wenn eine hohe Glucosekonzentration im Blut toxisch ist, warum sollte sie in den Zellen nicht genauso toxisch sein? Wenn die Glucose schneller in die Zellen eindringt, als sie zur Energiegewinnung genutzt werden kann, akkumuliert sie sich dort. Insulinresistenz entwickelt sich in allen Organen und bei allen Völkern der Welt aus dem Grund, weil sie einen Schutz vor dieser toxischen Zuckerlast bietet. Das ist eine *gute Sache*, keine schlechte.

Insulin schafft die Glucose nicht aus dem Körper; sie schafft die überschüssige Glucose aus dem Blut und zwängt sie in die Zellen von Augen, Nieren, Nerven, Herz. Mit der Zeit beginnen alle Organe aufgrund der gewaltigen Glucoselast zu schimmeln.

Die Verwendung von Medikamenten wie Insulin, um die Blutglucose in anderen Gewebearten zu verstecken, ist also auf lange Sicht destruktiv. Typ-2-Diabetes lässt sich nur dann erfolgreich und nachhaltig behandeln, wenn wir den übermäßigen Zucker loswerden und ihn nicht einfach im Körper auf Reisen schicken. Das Problem ist *sowohl* zu viel Glucose *als auch* zu viel Insulin.

Hyperinsulinämie, Insulintoxizität und Krankheiten

Hyperinsulinämie galt schon im Jahr 1924 als potenzielles Problem,[18] aber erst vor wenigen Jahren haben Forscher angefangen, die Daten genauer unter die Lupe zu nehmen und überall Beweise zu erkennen.[19] Zu viel Insulin führt zu Insulintoxizität, die mit vielen Krankheiten in engem Zusammenhang steht.[20]

Atherosklerose und kardiovaskuläre Erkrankungen

Obwohl Typ-2-Diabetes mit zahlreichen Komplikationen assoziiert wird, unter anderem mit Nerven-, Nieren- und Augenschäden, sind die Morbidität und Mortalität, die mit kardiovaskulären Erkrankungen verbunden ist, am gravierendsten.[21] Die meisten Diabetespatienten sterben an kardiovaskulären Erkrankungen. Bereits im Jahr 1949 zeigten Tierversuche, dass eine Insulinbehandlung eine frühe Atherosklerose oder Gefäßverkalkung verursacht, die Herzinfarkten, Schlaganfällen und peripherer arterieller Verschlusskrankheit vorangeht. Insulin befeuert jeden Schritt im Entzündungsprozess, der die Krankheit verschlimmert, unter anderem die Einleitung, Entzündung, Schaumzellenbildung (fettgefüllte Zellen), Bildung faseriger Plaque und fortgeschrittene Läsionen.[22] Darüber hinaus enthält faserige Plaque Insulinrezeptoren[23] und Insulin regt das Wachstum von Plaque an, die die Atherosklerose beschleunigt und das Risiko für eine kardiovaskuläre Erkrankung deutlich erhöht. Experimentell zeigten dieselben Studien, dass die Verhinderung von übermäßigem Insulin die Erkrankung rückgängig machen konnte.[24]

Ohne Antidiabetikum nimmt das Risiko für Herzinsuffizienz mit der Schwere der Hyperglykämie zu.[25] Insulin senkt den Blutzucker, deswegen wurde immer angenommen, dass es vor der Krankheit schützt. Aber das träfe nur dann zu, wenn die Herzinsuffizienz durch Glucotoxizität verursacht wird, was nicht der Fall ist. Es wurde bisher kaum zur Kenntnis genommen, dass die Schwere der Hyperglykämie die Schwere des Diabetes widerspiegelt, wenn man kein Antidiabetikum nimmt. Insulintoxizität gegen Glucoxizität einzutauschen ist keine gute Idee.

Die UK General Practice Database verzeichnete zwischen 2000 und 2010 über 84 000 neue Diabetesfälle.[26] Die Behandlung mit Insulin senkte nicht das Risiko für Herzinsuffizienz; vielmehr verdoppelte sie das Sterberisiko. Dasselbe galt für Herzinfarkte, Schlaganfälle, Krebs und Niereninsuffizienz. Insulin konnte die Blutglucose reduzieren, nicht aber das Auftreten von Herzinsuffizienz oder Tod.[27] Patienten mit einem A1c-Wert von 6,0 Prozent, der als hervorragender Kontrollwert gilt, schnitten genauso schlecht ab wie Patienten mit einem A1c von 10,5 Prozent, der als unkontrollierter Diabetes gilt.[28] In letzter Instanz konnte eine massive Insulingabe die Glucotoxizität zwar reduzieren, allerdings um den Preis der Insulintoxizität. Wie bei Typ-1-Diabetes waren hohe Insulindosen nicht gut; sie waren schlecht.

Die Verwendung von Insulin und das erhöhte Mortalitätsrisiko bei Typ-2-Diabetes[29]

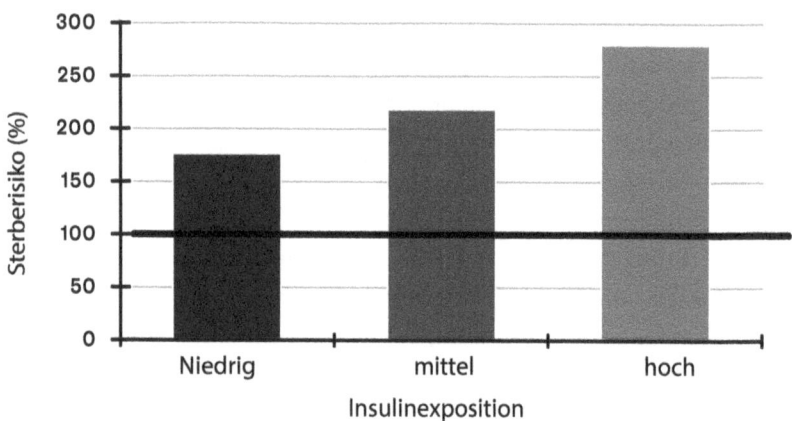

Diese Ergebnisse waren nicht neu. Auswertungen von Datenbanken mit großen Populationen, wie etwa die Quebec Cardiovasculcar Study von 1996, identifizierten Hyperinsulinämie als Hauptrisikofaktor für Herzinsuffizienz.[30] Im kanadischen Saskatchewan ergab die Untersuchung von über 12 000 Diabetes-Neupatienten eine »signifikante und abgestufte Verbindung zwischen dem Sterblichkeitsrisiko und dem Ausmaß der Insulinexposition«.[31] Das war auch keine Überraschung. Die Gruppe mit dem hohen Insulin hatte ein um 279 Prozent höheres Sterberisiko im Vergleich zu den Personen, die kein Insulin einnahmen. Die Behandlung von Typ-2-Diabetes mit Insulin war nicht gut, sie war schlecht. Je höher die Insulindosis, umso höher das Sterberisiko.

Darüber hinaus gilt: Je länger die Dauer der Insulinbehandlung, umso größer das Risiko für eine kardiovaskuläre Erkrankung.[32] Eine Studie von

2011 zeigte, dass *sowohl* eine hohe *als auch* eine niedrige Blutglucose mit einem höheren Sterberisiko verbunden war, was die duale Toxizität von Glucose und Insulin widerspiegelt. Wieder einmal war die Einnahme von Insulin mit einem um 265 Prozent höheren Sterberisiko verbunden.[33]

Eine Studie der Cardiff University mit beinahe 10 Prozent der britischen Bevölkerung, die von 2004 bis 2015 durchgeführt wurde, ergab, dass ein *niedrigerer* A1c-Wert mit einem höheren Mortalitätsrisiko verbunden war, was hauptsächlich an der Insulineinnahme lag, die das Risiko um 53 Prozent steigerte.[34] In dieser Studie erhöhte kein anderes Medikament das Sterberisiko. Eine niederländische Datenbank brachte hohe tägliche Insulindosen mit einem dreimal höheren kardiovaskulären Risiko in Verbindung.[35] Bei Herzpatienten ist die Insulingabe mit einem viermal höheren Sterberisiko verbunden.[36]

Übermäßig viel Insulin ist toxisch, vor allem wenn Typ-2-Diabetes vorliegt, das heißt, die Insulin-Baseline bereits sehr hoch ist. Die Verabreichung von noch mehr Insulin senkt die Blutglucose zwar, verschlimmert aber die zugrunde liegende Hyperinsulinämie. Wie gesagt: Es ist keine gute Idee, Insulintoxizität gegen Glucotoxizität einzutauschen.

Krebs

Diabetes, Fettleibigkeit und Prädiabetes erhöhen das Risiko für verschiedene Arten von Krebs, unter anderem Brust-, Kolon-, Gebärmutter-, Nieren- und Blasenkrebs.[37] Dies legt die Vermutung nahe, dass es neben der erhöhten Blutglucose noch andere Faktoren gibt, die für die Entwicklung von Krebs eine wichtige Rolle spielen, wodurch das Paradigma der Glucotoxizität als Hauptgrund für die Krankheit weiter entkräftet wird.[38]

Insulin, ein bekanntermaßen wachstumsförderndes Hormon, kann das Wachstum von Tumoren anregen, und Frauen mit dem höchsten Insulinspiegel haben ein 2,4-fach höheres Risiko, an Brustkrebs zu erkranken.[39] Fettleibigkeit kann ein zusätzlicher Faktor sein, aber Hyperinsulinämie wird unabhängig vom Gewicht mit einem erhöhten Krebsrisiko assoziiert. Wenn schlanke und übergewichtige Frauen denselben Insulinspiegel haben, haben sie dasselbe Brustkrebsrisiko.

Die enge Verbindung zwischen Insulin und Krebs wird durch die Entdeckung einer einzelnen Mutation im PTEN-Onkogen verstärkt, die das Krebsrisiko signifikant erhöht.[40] Was ist die Verbindung? Diese Mutation steigert den Insulineffekt. Sie senkt also die Blutglucose und verringert das Diabetesrisiko, erhöht aber das Risiko für Fettleibigkeit und Krebs.

Ähnlich werden Medikamente, die die Insulintoxizität erhöhen, mit höheren Krebsraten in Verbindung gebracht. Die Einnahme von Insulin erhöht mit jedem Therapiejahr das Risiko für Kolonkrebs um rund 20 Prozent.[41] Die UK General Practice Database zeigte: Im Gegensatz zu einem blutzuckersenkenden Medikament, welches das Insulin nicht erhöht, bewirkt Insulin einen 42-prozentigen Anstieg des Krebsrisikos.[42] Und eine Überblicksstudie von Diabetes-Neupatienten in der kanadischen Provinz Saskatchewan offenbarte, dass die Verwendung von Insulin das Krebsrisiko um 90 Prozent erhöhte.[43]

Es ist nachvollziehbar, warum ein hoher Insulinspiegel das Wachstum von Krebszellen anregt. Erstens ist Insulin ein bekannter hormoneller Wachstumsfaktor. Zweitens sind Krebszellen metabolisch hochaktiv und benötigen große Glucosemengen, um sich zu vermehren. Insulin erhöht das Krebsrisiko, und sobald sich der Krebs erst einmal entwickelt hat, wächst er durch den hohen Blutzuckerspiegel schneller.

11

Orale Hypoglykämika: keine Lösung

Im Jahr 2012 hatten bereits über 50 Prozent der amerikanischen Bevölkerung Prädiabetes oder Diabetes.[1] Das ist die neue Norm. Dadurch ist der Verkauf von Insulin und insulinartigen Medikamenten eine lukrative Geldquelle, was vielleicht ein Grund dafür ist, warum es Prädiabetikern und Typ-2-Diabetikern verschrieben wird, obwohl es überhaupt nicht sinnvoll ist.

Im Jahr 2008 brachten das American College of Endocrinology und die American Association of Clinical Endocrinologists eine gemeinsame Stellungnahme heraus, die Ärzte dazu aufforderte, eine medikamentöse Behandlung von Prädiabetikern in Betracht zu ziehen, obwohl zu jenem Zeitpunkt noch kein Medikament von der amerikanischen Lebens- und Arzneimittelbehörde zugelassen worden war.[2]

Im Jahr 2010 wurde die Definition von Typ-2-Diabetes erweitert, offenbar um eine frühe Diagnose und Behandlung herbeizuführen. Es ist vielleicht kein Zufall, dass 9 von 14 externen Experten des Komitees, die diese Empfehlung aussprachen, in verschiedenen Funktionen für Pharmakonzerne tätig waren, die Diabetesmedikamente auf den Markt brachten, das heißt, also finanziell von ihrer Empfehlung profitierten. Bevor diese Entscheidung fiel, erhielten einzelne Mitglieder Millionen von Dollar, und die American Diabetes Association selbst hatte im Jahr 2004 über 7 Millionen Dollar von ihren pharmazeutischen »Partnern« kassiert.[3]

Als Dr. Banting anno 1921 das Insulin entdeckte, erlaubte er Medikamenten- und Pharmakonzernen die Herstellung ohne ein Patent, weil er felsenfest davon überzeugt war, dass dieses lebensrettende Mittel jedem zur Verfügung stehen sollte, der es brauchte. Aber Insulin – das heute in unterschiedlichen Zusammensetzungen erhältlich ist – kostete das amerikanische Gesundheitssystem im Jahr 2012 geschätzte 6 Milliarden Dollar,[4] ein Wachstum, das teilweise durch den hohen Preisanstieg vorangetrieben wurde. Zwischen 2010 und 2015 stieg der Preis dieser neueren Insuline von 168 auf 325 Prozent. Im Jahr 2013 brachte das Langzeitinsulin Lantus 7,6 Milliarden Dollar ein, was es zum meistverkauften Diabetesmedikament der Welt machte. Andere Insuline belegten sechs Plätze in der Top-10-Rangliste.

Zwischen 2004 und 2013 kamen sage und schreibe 30 neue Diabetesmedikamente auf den Markt. Trotz zahlreicher Rückschläge hatte der Verkauf von Diabetesmedikamenten im Jahr 2015 die 23-Milliarden-Dollar-Marke erreicht und somit höhere Einnahmen erzielt als die Sportverbände NFL, MLB und NBA zusammengenommen.[5]

Zunehmende Vielfalt der Diabetesmedikamente[6]

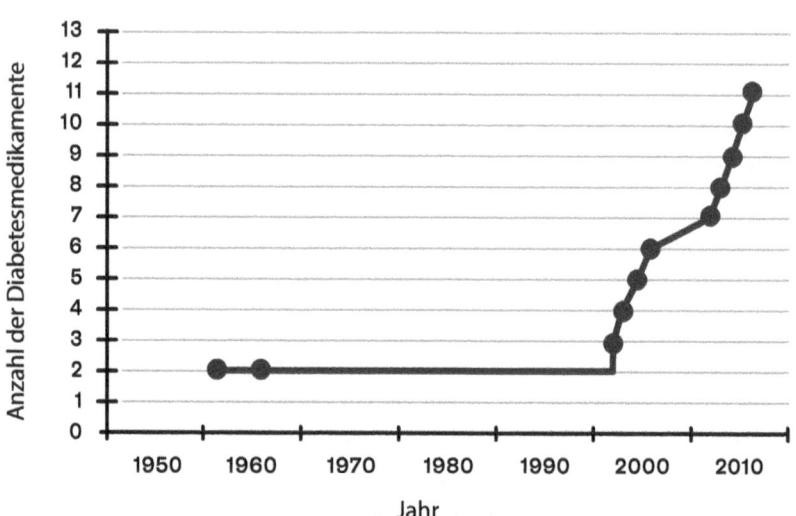

Der Fokus der Behandlung von Typ-2-Diabetes lag schon immer darauf, den Blutzucker zu senken, weil dies mit besserer Gesundheit *assoziiert* wird. Der Anstieg von Hämoglobin A1c um 1 Prozent ist mit einem 18-prozentigen Anstieg des Risikos für kardiovaskuläre Vorfälle, einem 12- bis 14-prozentigen Anstieg des Sterberisikos und einem 37-prozentigen Anstieg des Risikos für Augen- oder Nierenerkrankungen assoziiert.[7] Aber eine Korrelation ist kein Kausalzusammenhang!

Eine Senkung der Blutglucose, die durch Medikamente und nicht durch eine Ernährungsumstellung und veränderte Lebensgewohnheiten erzielt wird, ist nicht unbedingt vorteilhaft. Stellen Sie sich zwei Typ-2-Diabetiker vor, die beide einen A1c von 6,5 Prozent haben. Der eine kommt ohne Medikamente aus, der andere braucht 200 Einheiten Insulin am Tag. Auf den ersten Blick scheinen sie in derselben Situation zu sein, doch der Schein trügt. Im ersten Fall liegt eine leichte Form von Diabetes vor, im zweiten Fall eine schwere. Der Einsatz von Insulin macht aus einem schweren keinen leichten Typ-2-Diabetes. Die kardiovaskulären Risiken sind völlig verschieden. Und Insulin bringt möglicherweise überhaupt keine Vorteile.

Es gibt keine Beweise dafür, dass diese neueren Formen von Insulin effektiver sind als das Original. Seitdem sie immer häufiger verordnet werden, hat sich die Aussicht auf eine Verbesserung der Gesundheit für Typ-2-Diabetes sogar verschlechtert! Exogene Insulinspritzen sind schon längst nicht mehr nur bei Typ-1-Diabetes in Gebrauch. Fast ein Drittel der Diabetiker in den USA verwenden zurzeit eine Form von Insulin.[8] Diese Statistik ist besorgniserregend, vor allem wenn man bedenkt, dass 90 bis 95 Prozent der Diabetesfälle dem Typ 2 zuzuordnen sind, für den die vorteilhafte Wirkung von Insulin höchst fragwürdig ist.

Es gibt noch andere Medikamente für Typ-2-Diabetes. Zahlreiche Medikamentenklassen sind oder waren im Laufe der Jahre verfügbar, und sie werden immer noch einer wachsenden Zahl von Patienten verschrieben. Trotz ihrer Beliebtheit bei Ärzten sind diese »Anti-Zucker-Tabletten« – sogenannte orale Hypoglykämika – keine langfristige Lösung bei Diabetes. Abhängig von ihrer Wirkung auf den Insulinspiegel und damit auf das Körpergewicht teile ich diese Medikamente in drei Kategorien ein. Je stärker sie das Insulin ansteigen lassen, desto eher verursachen sie eine Gewichtszunahme wie auch viele Komplikationen, die mit Diabetes in Zusammenhang stehen.

Medikamente, die eine Gewichtszunahme verursachen

Sulfonylharnstoffe

Sulfonylharnstoffe regen das Pankreas an, mehr Insulin zu produzieren, wodurch der Blutzucker fällt. Die Medikamentenklasse der Sulfonylharnstoffe wurde im Jahr 1942 entdeckt und ist seither sehr oft verschrieben worden. Im Jahr 1984 wurde eine wirksamere, zweite Generation von Sulfonylharnstoffen in den USA eingeführt. Zu den am häufigsten verwendeten Medikamenten dieser Klasse zählen Glibenclamid, Glipizid und Gliclazid.

In ihrer Erforschung des Typ-2-Diabetes zeigte die United Kingdom Prospective Diabetes Study (UKPDS, siehe Kapitel 10), dass eine intensive Behandlung mit Sulfonylharnstoffen in Bezug auf die Kontrolle langfristiger Komplikationen von Diabetes fast gar keine Vorteile bietet. Besonders besorgniserregend war, dass eine zusätzliche Gewichtszunahme bei bereits fettleibigen Patienten langfristig zu kardiovaskulären Problemen führen konnte. Ein ausführliches Follow-up der ursprünglichen UKPDS-Studie zeigte nur leichte Vorteile für das kardiovaskuläre System: Die Sterberate sank um 13 Prozent.[9] Das Paradigma der Glucotoxizität für Typ-2-Diabetes war damals gerade erst aufgestellt worden. Blutzuckersenkende Medikamente hatten marginale Vorteile, und es dauerte zwei Jahrzehnte, bis sie sich offenbarten. Das Risiko, das mit einer höheren Insulingabe und der damit verbundenen Gewichtszunahme assoziiert ist, konnte den Vorteil der Blutzuckersenkung kaum aufwiegen.

Diese Bedenken führten zu weiteren Studien. Im Jahr 2012 ergab eine Recherche in der Datenbank der amerikanischen Veteranenbehörde, in der über 250 000 Neudiabetiker gelistet sind, dass das Risiko für kardiovaskuläre Erkrankungen um 21 Prozent steigt, wenn Patienten von Anfang an mit Sulfonylharnstoffen statt mit Metformin behandelt werden.[10] Studien aus Großbritannien und anderen Ländern schätzen, dass die Verwendung von Sulfonylharnstoffen das Risiko für einen Herzinfarkt oder Tod um 40 bis 60

Prozent erhöht.[11] Außerdem nehmen diese Risiken dosisabhängig zu.[12] Das heißt: Je höher die Dosis, umso größer das kardiovaskuläre Risiko. Im Jahr 2012 wurde darüber hinaus ein randomisierter kontrollierter Versuch vorgenommen – der Goldstandard evidenzbasierter Medizin –, der bestätigte, dass eine anfängliche Therapie mit Sulfonylharnstoffen anstelle von Metformin das Risiko für vaskuläre Erkrankungen *trotz gleicher Kontrolle der Blutglucose* um 40 Prozent[13] erhöhte. Die Bedeutung dieser Studie kann nicht unterschätzt werden. Zwei Medikamente, die den Blutzuckerspiegel in gleichem Ausmaß kontrollieren, konnten auf die kardiovaskuläre Gesundheit eine vollkommen unterschiedliche Wirkung haben. Der Hauptunterschied? Das eine stimulierte Insulin und verursachte eine Gewichtszunahme, das andere nicht. Die Glucotoxizität war gleich, der Unterschied bestand also in der Insulintoxizität der Sulfonylharnstoffe.

Insulin-Sensitizer

In den 1980er und 1990er Jahren entwickelten Pharmakonzerne kein einziges neues orales hypoglykämisches Mittel, weil die Anzahl der Patienten, die sie verwendeten, zu klein und der Vorteil fragwürdig war. Aber die steigende Zahl von Diabetikern und Prädiabetikern veränderte die Ökonomie der Diabetesmedikamente grundlegend. Im Jahr 1999 ließ die amerikanische Medikamentenbehörde (Federal Drug Administration, kurz FDA) die erste neue Diabetes-Medikamentenklasse nach über einem Jahrzehnt zu: die Insulin-Sensitizer, auch Thiazolidinedione genannt. Diese Medikamente binden sich an die Rezeptoren in den Fettzellen, die dadurch empfindlicher auf das Insulin reagieren und dessen Wirkung verstärken. Insulin-Sensitizer wie Rosiglitazon oder Pioglitazon senken also die Blutglucose, ohne den Insulinspiegel steigen zu lassen. Stattdessen helfen sie dem Körper, das verfügbare Insulin effektiver zu nutzen.

Die Forschung zeigte, dass die verstärkende Wirkung der Insulin-Sensitizer sowohl Vorteile als auch Nachteile bot. Der Blutzuckerspiegel sank zwar, dafür konnten die Patienten aber davon ausgehen, drei bis vier Kilogramm Fett anzusetzen, weil Insulin hauptsächlich für eine Gewichtszunahme verantwortlich ist. Sie lagerten auch Flüssigkeit ein, üblicherweise in den Fußgelenken, aber manchmal auch in der Lunge, was zu Kurzatmigkeit und kongestiver Herzinsuffizienz führte. Diese Nachteile waren noch verkraftbar, doch es stand Schlimmeres bevor.

Im Jahr 2007 berichtete das renommierte *New England Journal of Medicine*, dass Rosiglitazon unerwartet das Herzinfarktrisiko erhöht habe.[14] Die FDA rief daraufhin im selben Jahr ein Gremium unabhängiger Experten zusammen;[15] ähnliche Maßnahmen wurden auch in Europa ergriffen. Die FDA untersuchte den Vorwurf der Datenmanipulation, die angeblich an der Residential Environment and Coronary Heart Disease (RECORD) Study vorgenommen wurde, eine der größten Studien, die die Sicherheit von Rosiglitazon »bewiesen« hatte, und kam schließlich zu dem Schluss, dass die Bedenken bezüglich der Herzinsuffizienz durchaus berechtigt waren.[16] Rosiglitazon wurde mit einem um 25 Prozent höheren Risiko für Herzinfarkte in Verbindung gebracht.

Im Jahr 2011 war Rosiglitazon in Europa, Großbritannien, Indien, Neuseeland und Südafrika bereits verboten, obwohl die FDA den Verkauf in den USA weiterhin zuließ, allerdings mit einer aufgedruckten Patientenwarnung. Diese Bedenken wirkten sich negativ auf die Verkaufszahlen aus. Ärzte hörten auf, das Medikament zu verschreiben, Patienten verweigerten die Einnahme, und im Jahr 2012 war der Verkauf auf spärliche 9,5 Millionen Dollar gesunken.

Dieses Debakel führte zu einigen begrüßenswerten Neuerungen. Zum Schutz der öffentlichen Gesundheit mussten Diabetesmedikamente ab sofort großangelegte Sicherheitsstudien durchlaufen. Dr. Clifford Rosen, der Vorsitzende des FDA-Komitees, identifizierte das Hauptproblem: Neue Medikamente wurden ausschließlich unter dem Gesichtspunkt zugelassen, dass sie den Blutzucker senken konnten, unter der unbewiesenen Annahme, dass dieser Effekt die kardiovaskuläre Last senken würde. Aber die bis dato vorliegenden Beweise, darunter die Studien UKPDS, ACCORD, ADVANCE, VADT und ORIGIN, konnten diese theoretisch angenommenen Vorteile nicht bestätigen. Die Senkung der Blutglucose hatte wenig mit dem Schutz vor Organschäden zu tun, die bei Typ-2-Diabetes auftreten.

Der zweite genannte Insulin-Sensitizer, Pioglitazon, steht hingegen im Verdacht, Blasenkrebs zu verursachen: Im Vergleich zu anderen Diabetesmedikamenten ist die Verwendung von Pioglitazon mit einem 63 Prozent höheren Risiko verbunden, an Blasenkrebs zu erkranken.[17] Das Risiko steigt mit der Dauer der Einnahme und der Höhe der Dosis.

Die bereits bekannten Nebenwirkungen der Gewichtszunahme und Flüssigkeitsansammlung reichten aus, um die Ärzte stutzig zu machen, aber diese neuen Sorgen über Risiken für das kardiovaskuläre System und Krebserkrankungen besiegelten das Schicksal der Insulin-Sensitizer endgültig. In Nordamerika werden sie nur sehr selten verschrieben, und kaum jemand nimmt sie heute noch ein.

Medikamente mit gewichtsneutraler Wirkung

Metformin

Metformin, das stärkste Medikament in der Klasse der Biguanide, wurde kurz nach dem Insulin entdeckt und im Jahr 1922 zum ersten Mal in der Fachliteratur beschrieben. Im Jahr 1929 wurde seine blutzuckersenkende Wirkung in Tierversuchen festgestellt, aber erst 1957 wurde es an Menschen angewendet, um Diabetes zu behandeln. Biguanide funktionieren, weil sie die Gluconeogenese hemmen und auf diese Weise verhindern, dass die Leber Glucose produziert. Diese Wirkung senkt das Risiko für Hypoglykämie und für eine Gewichtszunahme, weil der Insulinspiegel nicht ansteigt.

Metformin wurde anno 1958 in die *British National Formulary*, das pharmazeutische Nachschlagewerk des Vereinigten Königreichs, aufgenommen und im Jahr 1972 in Kanada eingeführt. Die FDA ließ es erst im Jahr 1994 zu, weil die amerikanische Gesundheitsbehörde Bedenken wegen einer extrem seltenen Nebenwirkung hatte, der sogenannten laktischen Azidose. Aber angesichts der im Vergleich zu anderen Diabetesmedikamenten enormen lebensrettenden Wirkung, die in der UKPDS offensichtlich wurde, schien der Vorteil das Risiko wert zu sein. Metformin hat sich seither zum weltweit am häufigsten verschriebenen Antidiabetikum entwickelt.

Da Metformin den Insulinspiegel nicht steigen lässt, verursacht es keine Fettleibigkeit und verschlimmert den Diabetes daher nicht. Metformin klingt also ziemlich gut. Das Problem ist, dass Metformin (und andere Biguanide) die Ursache der Krankheit nicht beheben – das heißt, dass der überschüssige Zucker trotzdem nicht aus dem Körper transportiert wird. Wir erinnern uns: Hyperinsulinämie verursacht Typ-2-Diabetes. Während diese Medikamente darauf abzielen, die Blutglucose zu senken, leisten sie wenig, um das eigentliche Problem, die Hyperinsulinämie, zu beseitigen. Sie kümmern sich um das Symptom, aber weil sie die Ursache nicht beheben, steigt die Insulinresistenz weiter an. Der Diabetes wird zwar in Schach gehalten, aber nicht beseitigt.

Klinisch ist das offensichtlich. Sobald man mit der Einnahme von Metformin beginnt, ist es sehr unwahrscheinlich, dass man das Medikament jemals absetzen wird, sofern man seine Lebensgewohnheiten nicht grundlegend verändert. Daher gelingt es mit Metformin möglicherweise, die Krankheit eine Zeit lang zu kontrollieren – letztlich wird der Patient aber eine immer höhere Dosis benötigen. Die zugrunde liegende Krankheit schwelt also weiter.

Dipeptidyl-Peptidase-4-Hemmer (DPP-4-Hemmer)

Im Jahr 2006 ließ die FDA eine neue Medikamentenklasse namens Dipeptidyl-Peptidase-4-Hemmer zu. Diese Medikamente senken den Blutzuckerspiegel, indem sie den Abbau von Inkretinen hemmen – das sind Hormone, die im Magen freigesetzt werden und als Reaktion auf Nahrung die Insulinausschüttung erhöhen. Ein hoher Inkretinspiegel regt die Insulinausschüttung an; diese Insulinreaktion ist aber nicht anhaltend, weshalb diese Medikamente keine Gewichtszunahme verursachen. Das Risiko für Hypoglykämie ist ebenfalls gering.

Man stellte hohe Erwartungen an diese neue Medikamentenklasse, aber eine Studie, die 2013 abgeschlossen wurde, die sogenannte SAVOR-Studie[18] (Saxagliptin Assessment of Vascular Outcomes Recorded in Patients with Diabetes Mellitus), sowie die TECOS-Studie[19] von 2015 (Trial Evaluating Cardiovascular Outcomes with Sitagliptin) machten diese Hoffnungen bald zunichte. Nach dem Rosiglitazon-Debakel gab die FDA beide randomisierten kontrollierten Studien in Auftrag und hatte bezüglich der langfristigen Einnahme dieser Medikamente keine Einwände. Allerdings boten sie keinen Schutz vor kardiovaskulären Krankheiten. Diese Medikamente sorgten zwar für eine wirksame Senkung der Blutglucose, reduzierten aber nicht die Anzahl der Herzinfarkte oder Schlaganfälle. Wieder erwies sich das Paradigma der Glucotoxizität als falsch. Man konnte den Blutzuckerspiegel zwar senken, wurde deswegen aber nicht zwingend gesünder.

Der Umstand, dass diese Medikamente immerhin keine Menschen töten, reichte offenbar aus, um sie zu verschreiben. Im Jahr 2015 brachte der wichtigste DPP-4-Hemmer, Sitagliptin, 3,86 Milliarden Dollar ein – und wurde damit gleich nach Lantus, dem Langzeitinsulin, zum kommerziell zweiterfolgreichsten Antidiabetikum der Welt.[20]

Medikamente, die zu einer Gewichtsabnahme führen

SGLT-2-Hemmer

Die neueste Medikamentenklasse, die sogenannten SGLT-2-Hemmer (Sodiumglucose Cotransporter 2), unterbinden die Resorption von Glucose in den Nieren, sodass diese über den Harn ausgeschieden wird, was den Schutzmechanismus repliziert, den der Körper bei schwerer Hyperglykämie nutzt. Was geschieht, wenn man diesen Schutzmechanismus nicht hemmt, sondern verstärkt?

Während klassische Antidiabetika einen Anstieg des Insulinspiegels bewirken, sorgen SGLT-2-Hemmer für seine Senkung,[21] indem sie die Ausscheidung der Glucose herbeiführen. Das Ergebnis ist eine niedrigere Blutglucose, aber auch ein niedrigeres Körpergewicht, Blutdruck und Marker für Gefäßsteifigkeit.[22] Die Hauptursache für Diabesitas ist Hyperinsulinämie, und hier gab es nun endlich ein Medikament, welches das Insulin wirksam senkte. Würde sich das in Form von nachweisbaren kardiovaskulären Vorteilen äußern?

Das war kein Homerun, das war ein Grand Slam. Die EMPAREG-Studie (Empagliflozin: Cardiovascular Outcomes and Mortality in Patients with Type 2 Diabetes Mellitus)[23] aus dem Jahr 2015 offenbarte, dass SGLT-2-Hemmer das Sterberisiko um erstaunliche 38 Prozent verringerten. Und es gab noch weitere gute Nachrichten. Sie senkten das Risiko für eine progressive Niereninsuffizienz um beinahe 40 Prozent und die Notwendigkeit einer Dialyse um 55 Prozent.[24] Die Vorteile für das kardiovaskuläre System und die Nieren, die in nahezu keiner der vorigen Studien nachgewiesen werden konnten, waren endlich gefunden worden. Bezeichnenderweise war die blutzuckersenkende Wirkung sehr bescheiden. Das A1c sank um kaum wahrnehmbare 0,47 Prozent, deutlich weniger als fast jedes andere Medikament, das zurzeit in Verwendung ist, aber die Vorteile waren deutlich größer. Dieses Ergebnis unterstrich wieder einmal, dass die Glucotoxizität eine untergeordnete Rolle spielt. Die SGLT-2-Hemmer senkten simultan sowohl die Insulin- als auch die Glucotoxizität, und die Ergebnisse waren überragend.

Der Gewichtsverlust ist einer der auffälligsten Vorteile dieser Medikamentenklasse. Die Patienten nahmen nicht nur ab, im Gegensatz zu beinahe jeder anderen Ernährungsstudie hatten sie selbst nach zwei Jahren nicht wieder zugenommen. Mit Canagliflozin zum Beispiel konnten Patienten zusätzliche 2,9 Kilogramm Körpergewicht verlieren, die sie nicht wieder zunahmen.[25]

Die Hauptnebenwirkung bei dieser Medikamentenklasse war ein erhöhtes Risiko für Harnwegsinfekte und Candida-Erkrankungen aufgrund der höheren Glucosekonzentration im Harn. Aber diese Infektionen waren in der Regel leicht und behandelbar. Die gravierendste Nebenwirkung war ein erhöhtes Risiko für Ketoazidose. Die Kombination aus erwiesenem Organschutz, niedrigerer Blutglucose, niedrigerem Insulin und Gewichtsverlust bietet Ärzten einen starken Anreiz, diese neuen Medikamente zu verschreiben. Die Verkaufszahlen nahmen im Jahr 2017 massiv zu, und Branchenkenner schätzen, dass die Verkaufszahlen im Jahr 2020 die 6-Milliarden-Dollar-Marke erreicht haben werden.[26]

Alpha-Glucosidase-Hemmer

Trotz der Euphorie waren SGLT-2-Hemmer nicht die ersten oralen Hypoglykämika, die kardiovaskuläre Vorteile boten. Ein anderes, weitgehend vergessenes Medikament hatte zuvor bereits ähnliche Vorteile unter Beweis gestellt: Acarbose ist ein orales Antidiabetikum, das in den USA schon im Jahr 1996 auf den Markt gekommen ist. Es hemmt die Enzyme Alpha-Glucosidase und Alpha-Amylase, die für die Verdauung von Kohlenhydraten notwendig sind. Die Hemmung dieser Enzyme verhindert, dass sich komplexe Kohlenhydrate – Glucoseketten – in kleinere Glucosemoleküle zerlegen, wodurch deren Absorption verringert wird. Acarbose ist im Grunde das medikamentöse Äquivalent einer Low-Carb-Diät.

Die Study to Prevent Non-Insulin-Dependent Diabetes Mellitus (STOP-NIDDM)[27] von 2003 zeigte, dass Acarbose, obwohl sie die Blutglucose nicht wesentlich senkte, das Risiko für kardiovaskuläre Vorfälle um erstaunliche 49 Prozent und Hypertonie um 34 Prozent verringerte. Darüber hinaus reduzierte Acarbose das Körpergewicht um 1,41 Kilogramm und den Bauchumfang um 0,79 Zentimeter. Diese Ergebnisse waren eigentlich vorhersehbar, weil die Hemmung der Kohlenhydrataufnahme erwartungsgemäß den Insulinspiegel senkte.

Zum Zeitpunkt der Veröffentlichung wurden die Vorteile der blutzuckersenkenden Wirkung zugeschrieben, und man rechnete damit, dass stärkere Blutzuckersenker noch bessere Ergebnisse erzielen würden. Aber bis 2008 hatten die ACCORD-, ADVANCE-, VADT- und ORIGIN-Studien bereits umfassend bewiesen, dass hinsichtlich der Senkung der Blutglucose keine Vorteile zu verzeichnen waren.

Acarbose schaffte das, was anderen Medikamenten nicht gelang, weil sie sowohl die Glucotoxizität als auch die Insulintoxizität reduzierte statt nur eine von beiden. Die Arznei ist in China und anderen Teilen Asiens noch in regem Gebrauch, weil sie preisgünstig ist. In Nordamerika ist sie aber weitaus unbeliebter, weil die blutzuckersenkende Wirkung nicht so ausgeprägt ist und als unangenehmer Nebeneffekt Blähungen auftreten.

GLP-1-Analoga/Inkretinmimetika

GLP-1-Analoga (Glucagon-Like Peptid 1) sind Antidiabetika, die den Effekt von Inkretinhormonen nachahmen. Inkretine, die vom Magen ausgeschüttet werden, erfüllen normalerweise mehrere physiologische Rollen, wenn wir etwas essen. Sie erhöhen die Insulinausschüttung, verlangsamen aber auch die Magenmotilität und steigern das Sättigungsgefühl. DPP-4-Hemmer erhöhen zwar auch den Inkretinspiegel, aber Inkretinmimetika erreichen ein Niveau, das deutlich höher ist als der Normalwert.

Inkretine steigern die Insulinreaktion auf Nahrung, sodass der Blutzuckerspiegel nach den Mahlzeiten sinkt. Dieser vorübergehende Insulinanstieg reicht nicht aus, um eine Gewichtszunahme zu verursachen, aber Inkretine verlangsamen den Nahrungstransport durch den Magen, was das Sättigungsgefühl verursacht, das eine weitere Nahrungszufuhr verringert und damit einen Gewichtsverlust unterstützt. Es ist aber auch für die beiden größten Nebenwirkungen verantwortlich: Übelkeit und Erbrechen. Die LEADER-Studie von 2016 zu dem Inkretinmimetikum Liraglutid zeigte, dass der Medikamentengruppe viermal häufiger schlecht wurde als der Placebogruppe.[28] Patienten, die das Medikament einnahmen, nahmen im Durchschnitt 2,3 Kilogramm ab und senkten ihren A1c-Wert um 0,4 Prozent.

Die blutzuckersenkende Wirkung war zwar bescheiden, die kardiovaskulären Vorteile hingegen nicht. Liraglutid konnte das Auftreten von kardiovaskulären Erkrankungen und Todesfällen um circa 15 Prozent senken. Während es nicht so wirksam war wie SGLT-2-Hemmer oder Acarbose, war es immer noch hochsignifikant und versprach klinische Vorteile. Allerdings erwies sich das Paradigma der Glucotoxizität als ungeeignet, um zu erklären, was geschah. Klinische Vorteile entstehen nur, wenn sowohl die Glucotoxizität als auch die Insulintoxizität reduziert werden.

Ein Tauschhandel, keine Lösung

Standardmedikamente für Typ-2-Diabetes verringern entweder die Glucotoxizität oder die Insulintoxizität, aber nicht beides gleichzeitig. Um die Hyperglykämie zu verringern, erhöhen Insulin, Insulin-Sensitizer und Sulfonylharnstoffe den Insulinspiegel oder die Insulinwirkung. Der erhöhte Insulinspiegel macht sich klinisch als Gewichtszunahme bemerkbar. Der Preis der besseren Glucosekontrolle ist eine höhere Insulindosis, es gibt also keinen Vorteil. Diese Medikamente konzentrieren sich auf eine niedrigere Glucotoxizität und vernachlässigen dabei die Insulintoxizität.

Metformin und DPP-4-Hemmer erhöhen den Insulinspiegel nicht, sondern verwenden andere Mechanismen, um den Blutzuckerspiegel zu senken. Sie senken das Insulin aber auch nicht, weshalb sie weder eine Gewichtszunahme noch eine -abnahme bewirken. Die Senkung der Glucotoxizität ohne eine gleichzeitige Senkung des Insulinspiegels bringt nur geringfügige Vorteile. Aus klinischer Sicht sind diese Medikamente gewichtsneutral, hinsichtlich kardiovaskulärer Risiken oder Vorteile leider auch.

Acarbose, SGLT-2-Hemmer und Inkretinmimetika senken Glucose und Insulin und bewirken somit einen Gewichtsverlust. Da Typ-2-Diabetes eine Krankheit ist, die durch die Erhöhung von sowohl Glucose als auch Insulin im Blut charakterisiert ist, könnte man annehmen, dass diese Medikamente zu den besten Resultaten führen. Und das ist auch der Fall. Diese drei Kategorien von Medikamenten könnte man vereinfachend mit »gut« (verringert Insulin, Körpergewicht und Komplikationen), »mittel« (neutral) und »schlecht« (verstärkt Insulin, Körpergewicht und Komplikationen) bewerten.

Orale Hypoglykämika für Typ-2-Diabetes: Ein Vergleich

Medikament	Gewichtsverlust	Unverändertes Gewicht	Gewichtszunahme
	Acarbose SGLT-2-Hemmer Inkretinmimetika	Metformin DPP-4-Hemmer	Insulin Sulfonylharnstoffe TZDs
Insulinspiegel	Senkt Insulin	Neutral	Steigert Insulin
Auswirkung auf die kardiovaskuläre Gesundheit im Vergleich zu Metformin	Verringert Herzinfarkte und Todesfälle	Neutral	Erhöht Herzinfarkte und Todesfälle
Urteil?	GUT	MITTEL	SCHLECHT

Die klassischen oralen Hypoglykämika zeichneten sich dadurch aus, dass sie entweder keine Auswirkung auf den Insulinspiegel hatten oder diesen ansteigen ließen. Das erklärt, warum Metaanalysen, welche die bis 2016 verfügbare Fachliteratur untersuchten, darunter 20 randomisierte kontrollierte Studien, zu der Schlussfolgerung kamen, »dass es keinen signifikanten Beweis für die langfristige Wirksamkeit von Insulin auf jedes klinische Ergebnis von T2D gibt (Typ-2-Diabetes). Allerdings gibt es eine Tendenz zu klinisch schädlichen, nachteiligen Wirkungen wie Hypoglykämie und Gewichtszunahme«[29]. Eine Insulinbehandlung, unter anderem mit Medikamenten, die nur die blutzuckersenkenden Eigenschaften von Insulin simulieren, bringt also keine erkennbaren Vorteile mit sich, dafür aber signifikante Risiken. Insulin ist »signifikant schädlicher als andere aktive Behandlungsformen«.

Eine ähnliche Abhandlung im *Journal of the American Medical Association*, die alle relevanten Studien bis März 2016 untersuchte, stellte fest, dass keine der untersuchten Medikamentenklassen, darunter Metformin, Sulfonylharnstoffe, Insulin-Sensitizer und DPP-4-Hemmer, kardiovaskuläre Erkrankungen oder andere Komplikationen verringert.[30] Besonders wichtig ist, dass diese älteren Medikamente das eigentliche Problem – die Hyperinsulinämie – nicht reduzierten, sondern vielmehr verschlimmerten. Der Diabetes setzt sich fort, wenn wir seine eigentliche Ursache nicht behandeln.

Während die wissenschaftliche Beweislage sonnenklar ist, tun sich Diabetesrichtlinien schwer, dieser neuen Realität Rechnung zu tragen. Dr. Victor Montori von der Mayo Clinic entdeckte, dass 95 Prozent der veröffentlichten Richtlinien die Verwendung von Diabetesmedikamenten trotz nicht vorhandener Vorteile befürworten.[31] Aber warum sollte jemand Medikamente nehmen, die überhaupt keine Vorteile bieten? Schlimmer noch: Warum sollte jemand Medikamente nehmen, die keine Vorteile bieten und noch dazu dick machen?

Die klassische medizinische Behandlung, die sich fast ausschließlich auf Pharmazeutika verlässt, um die Blutglucose zu senken, ist ein anschauliches Beispiel dafür, wie man Typ-2-Diabetes *nicht* behandeln sollte. Im Gegensatz dazu zeigen neue Mittel, die sowohl den Blutzucker- als auch den Insulinspiegel senken, nachweislich Vorteile in Bezug auf die Verringerung von Herz- und Nierenkomplikationen, die bei Typ-2-Diabetes häufig auftreten. Obwohl diese Medikamente ein wichtiger Schritt vorwärts sind, sind sie sicher nicht die Antwort, weil sie die Ursache von Typ-2-Diabetes nicht beheben: unsere Ernährung. Die Einhaltung einer fettarmen, kalorienreduzierten Ernährung und mehr körperliche Aktivität waren lange die empfohlenen Maßnahmen bei Typ-2-Diabetes. Weniger essen, mehr bewegen – dieser scheinbar vernünftige Ratschlag hat einen entscheidenden Haken: Er ist komplett nutzlos.

12

Kalorienarme Ernährung und Bewegung: nicht die Antwort

Als Dr. Sarah Hallberg im Jahr 2015 an der Purdue University auf die Bühne trat, um einen TEDx-Vortrag[1] zu halten, in dem es darum ging, wie man Diabetes rückgängig machen kann, rechneten nur wenige Zuhörer mit dem, was sie schließlich sagte: Die Umkehr von Typ-2-Diabetes fange damit an, die Richtlinien zu *ignorieren*. Dr. Hallberg ist die medizinische Leiterin des Abnehmprogramms der Indiana University, und sie argumentiert überzeugend, dass die fettarme Ernährung, die von der American Diabetes Association (ADA) und vielen medizinischen Organisationen empfohlen wird, so ziemlich in jeder Hinsicht falsch sei. Die Experten schadeten eben jenen Patienten, denen sie eigentlich helfen wollten. Vielmehr habe eine simple Ernährungsumstellung das Potenzial, Diabetes signifikant zu verbessern und beim Abnehmen zu helfen.

Ihr Vortrag wurde bald eine Internetsensation mit über einer Million Klicks, und sie erschien auf der Titelseite des *New York Times Sunday Review*.[2] Ihre hoffnungsvolle Botschaft stieß auf große Resonanz. Und warum? *Weil sie Sinn ergab.* Wie lauten also diese Richtlinien, die wir ignorieren sollten?

Die Ära der fettarmen Kost

Zur Jahrtausendwende hatte Dr. Richard Kahn, der damals der leitende Arzt und Wissenschaftler der ADA war, die gewaltige Aufgabe, eine optimale Ernährung für Typ-2-Diabetiker auszuarbeiten. Wie jeder gute Wissenschaftler fing er an, die verfügbaren veröffentlichten Daten zu untersuchen. »Wenn man sich die Fachliteratur ansieht, steht sie auf erstaunlich wackligen Beinen. Sehr wackligen Beinen«, sagte er.[3] Aber das war keine akzeptable Antwort für die ADA; es mussten konkrete Ernährungsempfehlungen her. Weil es jedoch keine konkreten Anhaltspunkte gab, die ihn in eine bestimmte Richtung lenken konnten, hielt sich Dr. Kahn an den üblichen Ratschlag, welcher der Öffentlichkeit immer erteilt wurde: sich fettarm und kohlenhydratreich zu ernähren. »Es ist eine Ernährungsform, die sich für ganz Amerika eignet«, argumentierte er. Daher sollte sie auch für Typ-2-Diabetiker geeignet sein.

Woher stammte dieser Rat überhaupt? In den USA veröffentlichte das Senatskomitee für Ernährung und menschliche Grundbedürfnisse im Jahr 1977 die ersten *Ernährungsrichtlinien für Amerikaner*. Seit 1980 bringen das amerikanische Landwirtschafts- und Gesundheitsministerium im Abstand von fünf Jahren ebenfalls Richtlinien heraus. Und die kanadische Regierung veröffentlicht und aktualisiert seit 1942 regelmäßig einen Ernährungsleitfaden. Seither beeinflussen die Ernährungspyramiden, die in diesen Ratgebern abgedruckt sind, die Speisepläne ebenso wie die ärztlichen Empfehlungen. Die Nahrungsmittel, welche die Basis der Pyramide bilden und daher bevorzugt gegessen werden sollen, sind demnach Getreide und andere raffinierte Kohlenhydrate. Die Gruppe »Brot, Reis, Zerealien und Nudeln«, wovon wir täglich sechs bis elf Portionen essen sollten, beinhaltet genau jene Dinge, die den höchsten Anstieg des Blutzuckerspiegels bewirken. Eben dieser Ernährungsvorgabe ist es aber *nicht* gelungen, die größte Epidemie von Fettleibigkeit und Typ-2-Diabetes aufzuhalten, die die Welt jemals gesehen hat!

Richten wir unsere Aufmerksamkeit speziell auf den Typ-2-Diabetes, indem wir zwei über jeden Zweifel erhabene Fakten gegenüberstellen:

1. Typ-2-Diabetes zeichnet sich durch hohen Blutzucker aus.
2. Raffinierte Kohlenhydrate lassen den Blutzuckerspiegel stärker ansteigen als andere Nahrungsmittel.

Sollten Typ-2-Diabetiker also wirklich Lebensmittel essen, welche die Blutglucose am stärksten in die Höhe treiben? Das ergibt doch überhaupt keinen Sinn! Nichtsdestotrotz raten nicht nur die USDA, sondern auch Diabetes UK, die European Association for the Study of Diabetes (EASD), die Canadian Diabetes Association, die American Heart Association und das National Cholesterin Education Panel zu sehr ähnlichen Ernährungsformen. Alle schlagen vor, 50 bis 60 Prozent des Tagesbedarfs über Kohlenhydrate zu decken und Nahrungsfette unter 30 Prozent zu halten.

Die Stellungnahme der ADA lautete im Jahr 2008 wie folgt: »Ernährungsstrategien, die sich durch eine Verringerung der Kalorienzufuhr und aufgenommenen Nahrungsfette auszeichnen, können das Risiko für die Entwicklung von Diabetes senken und werden daher empfohlen.«[4] Diese Logik ist nicht nachvollziehbar. Nahrungsfett lässt die Blutglucose nicht ansteigen. Aber man soll weniger Fett und mehr Kohlenhydrate essen, die bekanntermaßen den Blutzuckerspiegel anheben, um sich vor Diabetes zu schützen? Es ist nicht überliefert, warum die Forscher dachten, dass dieser Ansatz funktionieren könnte. Der Ratschlag, dass »Diabetiker die Zufuhr von Saccharose und saccharosehaltigen Lebensmitteln nicht einschränken müssen«, entbehrt ebenfalls jeder Logik. Es soll für Typ-2-Diabetiker in Ordnung sein, Zucker zu essen? Man konnte nicht ernsthaft erwarten, auf diese Weise die Blutglucose zu senken – und der Beweis ließ nicht lange auf sich warten.

Warum die Ära der fettarmen Kost unterging

Im Jahr 2012 wurde die randomisierte Studie Treatment Options for Type 2 Diabetes in Adolescents and Youths (TODAY) durchgeführt,[5] die den Tagesbedarf auf niedrige 1200 bis 1500 Kalorien in Form einer fettarmen Kost senkte, kombiniert mit mehr körperlicher Aktivität. Dies entsprach exakt den Empfehlungen der ADA-Richtlinien von 2008. Die Probanden erhielten eine intensive Ernährungsberatung, um sicherzustellen, dass in dieser Gruppe motivierter Teenager eine hohe Compliance vorlag. Doch die gewaltigen Anstrengungen der Patienten und Studienmitarbeiter trugen nicht dazu bei, die Blutzuckerwerte zu verbessern, und die Ausfallquote war astronomisch hoch. *Fast 50 Prozent* der Patienten benötigten eine höhere Medikamentendosis und mehr Medikamente. *Dabei spielte es überhaupt keine Rolle*, ob sich die Patienten an die Ernährungs- und Bewegungsempfehlungen hielten. Ihr Diabetes wurde schlimmer, nicht besser! Was an dieser Studie besonders Anlass zur Besorgnis bot: Wenn diese Teenager schon keinen Erfolg hatten, wie sollten es dann Erwachsene oder Senioren schaffen?

Die klassische Strategie »Weniger essen, mehr bewegen« scheiterte – wieder einmal. Dass dieser Ansatz zum Scheitern verurteilt ist, hätte eigentlich von Anfang an klar sein sollen. Weil es schwierig ist, nur Proteine zu essen, führt weniger Nahrungsfett automatisch zu mehr Kohlenhydraten. In der westlichen Welt waren diese Kohlenhydrate aber kein grünes Blattgemüse, sondern raffiniertes Getreide und Zucker, welche den Blutzucker und das Insulin maximal ansteigen lassen.

Hinter der Befürwortung einer fettarmen Kost lag mit Sicherheit die Überzeugung, dass die Senkung des Nahrungsfetts vor Herzinsuffizienz und Schlaganfällen schützen würde. Die häufigste Todesursache bei Typ-2-Diabetes sind ja kardiovaskuläre Erkrankungen – für die allerdings fälschlicherweise das Nahrungsfett verantwortlich gemacht wird. Es hätte eigentlich prognostiziert werden müssen, dass sich Diabetes durch eine fettarme, kohlenhydratreiche Kost verschlimmern würde, aber man nahm wohl an, dass die möglichen Vorteile dieses Risiko aufwiegen würden. Bei näherer Betrachtung platzten diese angenommenen Vorteile aber wie Seifenblasen.

Bereits im Jahr 1997 hatte die Nurses' Health Study (siehe Kapitel 4), eine großangelegte Beobachtungsstudie der Harvard University, ergeben, dass zwischen Nahrungsfett oder -cholesterin und Herzinsuffizienz kein Zusammenhang besteht.[6] Der letzte Sargnagel war die Women's Health Initiative (siehe Kapitel 4) von 2006.[7] Fast 50 000 Frauen ernährten sich über acht Jahre lang fettarm und kalorienreduziert,[8] und trotzdem nahm die

Anzahl der Herzerkrankungen und Schlaganfälle nicht ab. Trotz der guten Compliance in den Jahren der eingeschränkten Kalorienzufuhr nahmen die Frauen im Durchschnitt weniger als 150 Gramm ab.

Es gab also absolut keine überzeugenden Argumente, die für eine fettarme Ernährung sprachen.[9] Andere Studien kamen bald zur selben Schlussfolgerung. Nach 40 Jahren Forschung, in denen versucht wurde, eine Verbindung zwischen Nahrungsfett, Cholesterin und Herzinsuffizienz herzustellen, konnte nicht der kleinste Beweis dafür gefunden werden.[10]

Bei Diabetikern zeichnete sich dasselbe Bild ab. Im Rahmen des klinischen Versuchs Action for Health in Diabetes (LookAHEAD) wurden in 16 Zentren in den USA über 5000 fettleibige Patienten mit Typ-2-Diabetes untersucht. Die Forscher verglichen eine Kontrollgruppe, die eine herkömmliche Diabetesbehandlung erhielt, mit einer zweiten Gruppe, deren Tagesbedarf zwischen 1200 und 1900 Kalorien lag, wovon weniger als 30 Prozent von Fett stammten, und führten jede Woche für eine Dauer von insgesamt 175 Minuten eine Form von moderat-intensiver körperlicher Aktivität aus.[11] Das war die empfohlene »intensive Änderung der Lebensgewohnheiten«, zu der jede Diabetesgesellschaft der Welt riet. Würde dies wie versprochen das Auftreten von Herzinsuffizienz verringern?

Um es kurz zu machen: Nein. Im Jahr 2012 wurde der Versuch nach 9,6 Jahren, in denen große Hoffnungen geschürt wurden, vorzeitig abgebrochen. Die Daten ließen erkennen, dass die Patienten durch diese Maßnahmen auf keinen Fall kardiovaskuläre Vorteile erzielen würden und dass die Fortsetzung der Studie unnötig war. Die Forscher warfen das Handtuch. Die fettarme, kalorienreduzierte Ernährung hatte versagt – wieder einmal.

Alle wissenschaftlichen Beweise haben durchweg die alte Überzeugung widerlegt, dass ein geringerer Fettkonsum zu einer Gewichtsabnahme und weniger Herzinsuffizienz führt.[12] Die (bis dato gültigen) *Ernährungsrichtlinien für Amerikaner* von 2015 verzichten mittlerweile darauf, Richtwerte für die Menge an zugeführtem Fett vorzugeben, um diesem neuen Verständnis und der Tatsache Rechnung zu tragen, dass es viele gesunde Fette gibt, beispielsweise in Oliven, Nüssen und Avocados. Die Sinnhaftigkeit einer fettarmen, kalorienreduzierten Ernährung ist widerlegt worden.

Mehr Bewegung

Eine Änderung der Lebensweise, normalerweise in Form einer Ernährungsumstellung und mehr Bewegung, sind universal anerkannte Maßnahmen zur Behandlung von Typ-2-Diabetes. Diese beiden Faktoren werden oft als ebenbürtig und gleichermaßen wichtig dargestellt, und warum sollte es auch nicht so sein?

Bewegung unterstützt das Abnehmen, obwohl ihre Wirkungen wesentlich bescheidener sind als gemeinhin angenommen. Trotzdem ist körperliche Inaktivität ein unabhängiger Risikofaktor für über 25 chronische Krankheiten, darunter Typ-2-Diabetes und kardiovaskuläre Erkrankungen.[13] Bewegungsmangel bei fettleibigen Menschen prognostiziert einen frühen Tod zuverlässiger als ein hoher Cholesterinspiegel, Tabakkonsum oder Hypertonie.[14]

Die Vorteile von Bewegung gehen weit über eine bloße Gewichtsabnahme hinaus. Workouts verbessern Kraft und Gleichgewichtssinn, Blutdruck, Cholesterin, Blutglucose und Insulinsensitivität, und das ganz ohne Medikamenteneinnahme und potenzielle Nebenwirkungen. Trainierte Sportler haben einen vergleichsweise niedrigeren Insulinspiegel und diesen Vorteil können sie lebenslang aufrechterhalten, wie viele Studien an älteren Sportlern anschaulich belegen. Dies scheint angesichts des geringen Aufwands durchaus erstrebenswert zu sein.

Dennoch zeichnen Studien über aerobes Training und Krafttraining bei Typ-2-Diabetes kein einheitliches Bild.[15, 16] Metaanalysen zeigen, dass Training den A1c-Wert signifikant reduzieren kann, ohne eine Veränderung der Körpermasse zu bewirken. Dieses Ergebnis legt nahe, dass man mit Training sein Körpergewicht nicht zwingend reduzieren muss, um Vorteile zu erzielen – was die klinische Erfahrung mit Patienten widerspiegelt. Der Umkehrschluss ist allerdings, dass sich Trainingsprogramme nur minimal auf eine Gewichtsabnahme auswirken.

Bei all den erwiesenen Vorteilen, die Sport und Bewegung mit sich bringen, überrascht es Sie vielleicht, wenn ich Ihnen jetzt sage, dass das meiner Meinung nach *keine* nützliche Information ist. Warum nicht? *Weil das jeder schon weiß.* Die Vorteile körperlicher Aktivität wurden in den letzten 40 Jahren ausführlich erörtert. Ich habe bisher niemanden getroffen, der nicht verstanden hat, dass Bewegung bei Typ-2-Diabetes und Herzinsuffizienz helfen kann. Wenn jeder schon weiß, wie wichtig das ist, warum sollte man es dann gebetsmühlenartig wiederholen?

Das Hauptproblem war schon immer das fehlende Durchhaltevermögen. Wenn eine übergewichtige Person anfangen will zu trainieren, muss sie sich mit vielen Problemen auseinandersetzen, die echte Hindernisse darstellen: Die Fettleibigkeit an sich, Gelenkschmerzen, Neuropathie, periphere arterielle Verschlusskrankheit, Rückenschmerzen oder Herzinsuffizienz können ein Workout schwierig oder sogar gesundheitsschädlich machen. Ich vermute allerdings, dass das größte Problem die ausbleibenden sichtbaren Ergebnisse sind. Die Vorteile werden überzeichnet, das Training funktioniert nicht annähernd so gut wie versprochen: Der Gewichtsverlust ist oft minimal. Diese spärlichen Resultate trotz großer Anstrengungen dämpfen die Motivation logischerweise enorm.

Die enttäuschende Wirkung von Training

Mehr Bewegung scheint sich geradezu anzubieten, um überschüssige Kalorien zu verbrennen, die wir in Form von Glucose aufnehmen. Normalerweise werden 30 Minuten Training täglich an fünf Tagen in der Woche empfohlen, also insgesamt 150 Minuten pro Woche. Bei moderater Intensität ergibt sich so ein Energieverbrauch von 150 bis 200 kcal pro Tag beziehungsweise 700 bis 1000 kcal pro Woche. Diese Menge fällt angesichts einer wöchentlichen Energieaufnahme von 14 000 Kalorien kaum ins Gewicht (bei einem angenommenen Tagesbedarf von 2000 kcal).

In Studien erzeugten alle Trainingsprogramme weniger Vorteile als erwartet. Dafür gibt es zwei Hauptgründe: Erstens regt Bewegung bekanntermaßen den Appetit an. Die generelle Neigung, nach dem Sport mehr zu essen, verringert demzufolge den erwarteten Gewichtsverlust. Zweitens führen feste Trainingsformen oft dazu, dass man sich in seiner Freizeit zum Ausgleich weniger bewegt. Wenn Sie zum Beispiel den ganzen Tag harte körperliche Arbeit verrichten, werden Sie vermutlich nicht nach Hause gehen und einen 10-Kilometer-Lauf absolvieren, um abzuschalten. Wenn Sie allerdings den ganzen Tag vor dem Computer sitzen, könnte der 10-Kilometer-Lauf durchaus Spaß machen. Diese Kompensationseffekte werden in Trainingsstudien gut beschrieben. Wenn Sie die Trainingsintensität oder -dauer erhöhen, stellen Sie möglicherweise fest, dass Sie mehr essen oder in Ihrer Freizeit weniger aktiv sind. Diese Kompensationen verringern die positiven Wirkungen des Trainingsprogramms.

Das Hauptproblem ist aber letztlich, dass Typ-2-Diabetes *nicht durch mangelnde Bewegung verursacht wird*. Das eigentliche Problem sind die überschüssige Glucose und Fructose, die über die Nahrung zugeführt werden und Hyperinsulinämie verursachen. Das Training kann nur die Insulinresistenz der Muskeln verbessern, nicht aber die der Leber. Und die Fettleber ist der entscheidende Faktor, der zur Entwicklung von Typ-2-Diabetes führt, doch leider gibt es kein Fitnesstraining für die Leber.

Um Typ-2-Diabetes rückgängig zu machen, müssen wir die Krankheit an der Wurzel packen, und diese ist ernährungsbedingt. Stellen Sie sich vor, Sie drehen den Wasserhahn im Bad voll auf. Das Waschbecken füllt sich schnell, weil der Ablauf klein ist. Eine leichte Vergrößerung des Ablaufs ist nicht die Lösung, weil sie das eigentliche Problem nicht behebt. Die naheliegende Lösung wäre es, den Hahn zuzudrehen. Bei Typ-2-Diabetes füllt eine Ernährung, die reich an raffinierten Kohlenhydraten und Zucker ist, den Körper schnell mit Glucose und Fructose auf. Es bringt nicht viel, durch mehr Bewegung den Ablauf ein wenig zu vergrößern. Die naheliegende Lösung ist es, den Hahn zuzudrehen. Diese Erkenntnis führt uns zum nächsten Teil und zu der Frage, wie man Typ-2-Diabetes effektiv behandeln kann.

ELENA

Elena, 63 Jahre alt, erhielt, drei Jahre bevor ich sie kennenlernte, die Diagnose Typ-2-Diabetes. Sie hatte in der Vergangenheit bereits mit hohem Blutdruck, hohem Cholesterinspiegel und Fettleibigkeit zu tun – klassischen Manifestationen des metabolischen Syndroms –, und es gab auch einige Hinweise auf eine Fettleber. Sie nahm Metformin gegen den Diabetes sowie blutdruck- und cholesterinsenkende Medikamente. Ihr A1c lag bei 6,2 Prozent.

Als Elena am IDM-Programm teilnahm, besprachen wir kohlenhydratarme Ernährungsformen mit gesundem Fett, und sie fing an, dreimal wöchentlich für 36 Stunden zu fasten. Nachdem ihr zuvor immer wieder gesagt worden war, sie solle über den Tag verteilt kleine Mahlzeiten essen, war das Fasten für sie zunächst eine Umstellung. Innerhalb von zwei Wochen nach Beginn des Programms konnte sie aber bereits das Metformin absetzen. Ein Jahr später setzte sie auch die Antihypertonika ab, und ihr Blutdruck normalisierte sich. Bei unserer letzten Besprechung lag ihr A1c bei 5,2 Prozent, und somit im Normalbereich.

Heute gilt Elena als Nichtdiabetikerin. Die Blutmarker, die auf einen Leberschaden hinwiesen, haben sich normalisiert, das heißt, sie hat keine Fettleber mehr, die einen chronischen Leberschaden verursacht. Außerdem hat sie 25 Kilogramm Gewicht und 24 Zentimeter Taillenumfang verloren und das metabolische Syndrom vollständig rückgängig gemacht.

RICHARD

Richard, 76 Jahre alt, erhielt vor etwa zehn Jahren die Diagnose Typ-2-Diabetes. Er litt außerdem an hohem Blutdruck, einem Schlaganfall, peripherer arterieller Verschlusskrankheit, unregelmäßigem Herzschlag (atriale Fibrillation) und chronischer Niereninsuffizienz. Sechs Jahre später fing er an, Insulin (36 Einheiten täglich) und zwei orale Hypoglykämika zu nehmen, was jedoch nichts an seinem A1c-Wert änderte, der mit 8,4 Prozent unverändert hoch blieb.

Ich lernte Richard kurz nach Beginn seiner Insulineinnahme kennen. Er nahm am IDM-Programm teil, stellte seine Ernährung auf eine kohlenhydratarme Kost mit gesundem Fett um und fastete drei Tage in der Woche für 24 Stunden. Innerhalb nur eines Monats konnte er das Insulin absetzen, und nach sechs Monaten musste er überhaupt keine oralen Medikamente mehr nehmen. Sein Albumin-Kreatinin-Quotient – ein Maß für den Nierenschaden bei Diabetes – sank um zwei Drittel; er nahm sechs Kilogramm ab, und sein Taillenumfang verringerte sich um zwölf Zentimeter. Heute beträgt Richards A1c ohne Medikamente 5,4 Prozent, das heißt, er gilt als Nichtdiabetiker.

Teil V

WIE MAN TYP-2-DIABETES EFFEKTIV BEHANDELT

13

Lektionen aus der bariatrischen Chirurgie

Adrian wog 203 Kilogramm, war somit krankhaft fettleibig und hatte Typ-2-Diabetes. Weil er gesundheitsbedingt nicht mehr arbeiten konnte, verlor er im Jahr 2014 seinen Job. Er entschied sich schließlich zu einer Abnehmoperation, einem sogenannten bariatrischen Eingriff, und innerhalb von fünf Wochen war sein Diabetes verschwunden.[1] Interessanterweise ist diese Geschichte der Umkehr von Typ-2-Diabetes nach einer Operation nicht die Ausnahme, sondern die Regel.

Wie oft haben wir gehört, dass Typ-2-Diabetes eine chronische und progressive Krankheit ist? Diese Annahme wurde nur deshalb als unumstößliche Tatsache hingenommen, weil wir jahrzehntelang das Symptom behandelten – die Hyperglykämie – und nicht die Ursache. Die bariatrische Chirurgie beweist jedoch, dass diese Annahme schlichtweg falsch ist: *Typ-2-Diabetes ist eine reversible und vermeidbare Krankheit.* Wenn wir die Ursache, also die Hyperinsulinämie, behandeln, können wir Typ-2-Diabetes rückgängig machen. Erinnern Sie sich an Dr. Hallbergs Rat in Kapitel 12: Ignorieren Sie die Richtlinien!

Was lehrt uns die bariatrische Chirurgie über Typ-2-Diabetes? Wie sich herausstellt, ziemlich viel.

Die Anfänge

Der erste Versuch, Fettleibigkeit mit einem chirurgischen Eingriff zu heilen, war die Verdrahtung von Ober- und Unterkiefer. Die Logik ist zwar naheliegend, aber nicht gerade ausgefeilt. Dieser restriktiven Behandlung war kein großer Erfolg beschieden.

Die Patienten konnten nach wie vor Getränke zu sich nehmen, und diese waren oft kalorienreich und zuckerhaltig und behinderten somit die Gewichtsabnahme. Doch der einschränkende Faktor waren die schweren Nebenwirkungen: Zahnentzündungen und Erbrechen waren große Probleme, die sich mit der Zeit verschlimmerten. Diese nicht hinnehmbaren Komplikationen führten in den meisten Fällen dazu, dass die Operation wieder rückgängig gemacht wurde.[2]

Im Jahr 1925 berichtete die Fachzeitschrift *Lancet*, dass die teilweise Entfernung des Magens aufgrund eines Magengeschwürs oft zu einem Gewichtsverlust und der vollständigen Auflösung des Zuckers im Harn führte – heute Diabetes genannt.[3] Das kleinere Magenvolumen verringerte wirksam die Nahrungsmenge, die sich der Patient zuführen konnte. Ähnliche Meldungen folgten sporadisch in den 1950er und 1960er Jahren. Das war ein interessanter Befund, aber die Ergebnisse waren oft nicht von Dauer. Mit der Zeit konnte sich der verkleinerte Magen ausdehnen, und die Patienten aßen wieder normale Portionen. Das Gewicht stieg wieder an, und der Typ-2-Diabetes kehrte zurück.

Jejuno-Collischer Bypass

Das moderne Zeitalter der bariatrischen Chirurgie begann im Jahr 1963 mit der Beobachtung, dass die Entfernung des Dünndarms, der die meisten Nährstoffe aus der Nahrung absorbiert, einen signifikanten Gewichtsverlust herbeiführt. Dies führte zur Entwicklung des Jejuno-Collischen Bypasses, mit dem der Dünndarm umgangen und die Nahrung vom Magen direkt zum Kolon geleitet wird. Volltreffer! Patienten nahmen mit diesem sogenannten malabsorptiven Verfahren viel Gewicht ab.

Doch die Nebenwirkungen folgten auf dem Fuße: Wenn der Dünndarm umgangen wird, kann die Nahrung nicht den normalen Verdauungsprozess durchlaufen. Das ist der springende Punkt: Wenn die Nahrung den Körper zügig durchläuft, kann sie nicht in Ruhe absorbiert und als Körperfett gespeichert werden. Stattdessen wird die Nahrungsenergie sofort über den Stuhl ausgeschieden. Dieser schnelle Durchlauf bedeutet aber auch, dass die Nährstoffe unzureichend oder überhaupt nicht absorbiert werden. Die Patienten erkrankten aufgrund eines Vitamin-A-Mangels an Nachtblindheit und wegen eines Vitamin-D-Mangels an Osteoporose. Andere typische Probleme waren schwerer Durchfall und übermäßiges Bakterienwachstum, Leberversagen und Nierensteine. Der anhaltende Durchfall durch das malabsorbierte Fett führte zu Abschürfungen im Analbereich und Hämorrhoiden. Nicht lustig ... Auch dieser Ansatz wurde daher schnell aufgegeben.

Jejuno-Ilealer Bypass

Diese Komplikationen führten zum weniger intensiven Jejuno-Ilealen Bypass, bei dem ein Großteil, aber nicht der gesamte Dünndarm umgangen wird, sodass die Nahrung vom Magen in einen sehr kurzen Abschnitt des Dünndarms geleitet wird. Obwohl sich die Absorption der aufgenommenen Nährstoffe dadurch ein wenig besserte, waren die Komplikationen immer noch inakzeptabel, sodass diese Operationsform eine historische Randnotiz geblieben ist. Aber durch diese allmähliche Verbesserung der Methoden hatten andere Mediziner die Möglichkeit, von diesen ersten Erfahrungen zu lernen und Fortschritte zu machen.

Als im Jahr 1967 restriktive und malabsorptive Komponenten miteinander kombiniert wurden, wurde der Grundstein für die moderne bariatrische Chirurgie gelegt. Dieser Ansatz schränkte einerseits die Nahrungsaufnahme ein, indem ein Großteil des Magens entfernt wurde, und verringerte andererseits die Absorption der zugeführten Nahrung. Zusätzlich zum partiellen Dünndarm-Bypass wurde ein Teil des Magens entfernt. Als das grundlegende Konzept stand, kamen mit der Zeit weitere Verbesserungen hinzu.

Abnehmoperationen heute

Obwohl es in den USA sehr viele Fettleibige gibt, bleibt die Anzahl der bariatrischen Eingriffe sehr klein. Im Jahr 2015 fanden in den USA rund 200 000 Abnehmoperationen statt.[4] In anderen Ländern wird dieses Verfahren sogar noch seltener durchgeführt; allerdings gibt es dazu sehr wenige verlässliche Statistiken.

Roux-en-Y-Magenbypass

Die übliche Form des bariatrischen Eingriffs ist heutzutage der Roux-en-Y-Magenbypass, der so heißt, weil die gebildete Dünndarmschlinge wie der Buchstabe Y aussieht. Ein Großteil des gesunden Magens wird dabei entfernt, bis der verbleibende Teil in etwa so groß ist wie eine Walnuss, sodass die Nahrungsaufnahme erheblich eingeschränkt wird. An und für sich ist dieses Verfahren nur eine kurzfristige Lösung, deshalb wird im zweiten Schritt der Operation der Dünndarm umgeleitet, um die Absorption eines Großteils der aufgenommenen Nahrung zu verhindern.

Diese Kombination aus Restriktion und Malabsorption macht den Roux-en-Y-Magenbypass zum aktuell überzeugendsten bariatrischen Eingriff, der die besten Resultate hinsichtlich des Gewichtsverlusts erzielt, aber auch mit den größten Komplikationen einhergeht. Neben den üblichen Risiken wie Blutungen und Infektionen, die bei allen Operationen auftreten können, kann ein Defizit an Proteinen, Vitaminen und Mineralstoffen nach dem Eingriff zu lebenslangen Mangelerscheinungen führen. Das Dumping-Syndrom, auch als Sturzentleerung bekannt, tritt auf, wenn die Nahrung zu schnell vom operativ verkleinerten Magen in den Dünndarm gelangt, und kann nach den Mahlzeiten zu Übelkeit, Durchfall und Gesichtsrötungen führen. Stenosen (anormale Verengungen) aufgrund von Narbengewebe können an der Eingriffsstelle auftreten und den Weg zum Magen beeinträchtigen.

Der Roux-en-Y-Magenbypass kommt daher nur bei schweren Fällen von Adipositas zum Einsatz, normalerweise bei Patienten mit einem BMI über

40. Die Nebenwirkungen haben jedoch zu der Entwicklung leichterer Formen der bariatrischen Chirurgie geführt, die auch ohne die Komplexität oder die Komplikationen des Roux-en-Y-Magenbypasses beeindruckende Ergebnisse hervorrufen.

Der Schlauchmagen

Beim Schlauchmagen entfernt man einen Großteil des gesunden Magens, ohne den Darm zu verändern, das heißt, dabei handelt es sich um eine rein restriktive Abnehmoperation. Mit diesem Eingriff verringert sich drastisch die Fähigkeit des Magens, viel Nahrung aufzunehmen. Mehr als ein Fingerhut Essen verursacht bereits eine massive Ausdehnung des Miniaturmagens und damit verbunden anhaltende Übelkeit und Erbrechen. Im Laufe der Zeit dehnt sich der Restmagen aus, bis auch wieder kleine Mahlzeiten eingenommen werden können.

Da dieser Eingriff über eine Laparoskopie erfolgt – also eine Reihe kleiner Schnitte – gibt es bei dieser Operation tendenziell weniger akute Komplikationen wie Blutungen und Infektionen. Das Dumping-Syndrom ist nach diesem Verfahren eher selten, Stenosen treten hingegen häufiger auf. Wichtiger ist aber der Umstand, dass dieser Eingriff zu einem geringeren Gewichtsverlust und weniger nachhaltigen Ergebnissen führt als der Roux-en-Y-Magenbypass.

Das Magenband

Eine noch einfachere Operation ist ein eingesetztes Magenband. Wie ein Hosengürtel, der enger geschnallt wird, sorgt es dafür, dass weniger Nahrung in den Magen gelangt. Dabei wird kein Teil des gesunden Magens operativ entfernt, und das Magenband kann bei Bedarf enger oder weiter gestellt werden. Da dieses Verfahren relativ einfach ist, zieht es am wenigsten Komplikationen nach sich und kann von jeder Zielgruppe zum Abnehmen verwendet werden. Das Hauptproblem ist allerdings, dass das Gewicht mit der Zeit oft wieder steigt. Ein befreundeter Chirurg erzählte mir einmal, dass die gängigste Form der Magenband-Operation mittlerweile dessen Entfernung ist.

Magenband

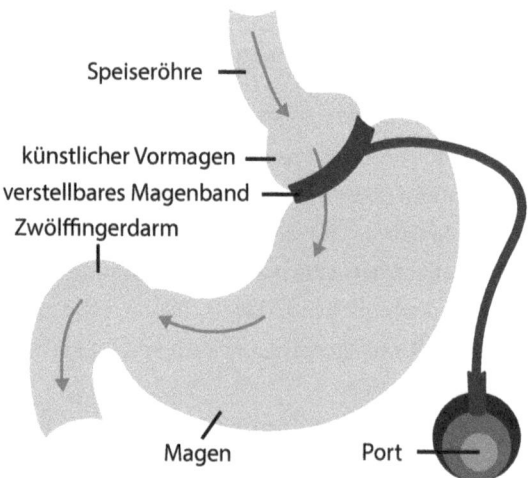

Kurzfristig hat sich gezeigt, dass alle Formen der bariatrischen Chirurgie effektiv sind, um Gewicht zu verlieren und den Diabetes umzukehren. Längerfristige Studien haben, abhängig von der Art der Operation, eine unterschiedliche Effektivität bewiesen.[5] Ich persönlich möchte diese Operationen weder befürworten noch verteufeln. Wie in allen Fällen in der Medizin haben sie ihre Berechtigung. Mich interessieren vielmehr folgende Fragen: Was passiert nach einem bariatrischen Eingriff mit dem Typ-2-Diabetes? Was lehrt uns die bariatrische Chirurgie?

Warum bariatrische Chirurgie funktioniert

In praktisch allen Fällen verschwindet nach dem bariatrischen Eingriff der Typ-2-Diabetes *vollständig*. Typ-2-Diabetes ist also reversibel, selbst bei einem Patienten, der 220 Kilogramm wiegt und seit 20 Jahren an dieser Krankheit leidet. Sie ist nicht nur reversibel, sondern sogar *schnell reversibel*. In wenigen Wochen verschwindet der Diabetes. Ja, er ist wirklich einfach weg!

Operationen heilen Diabetes[6]

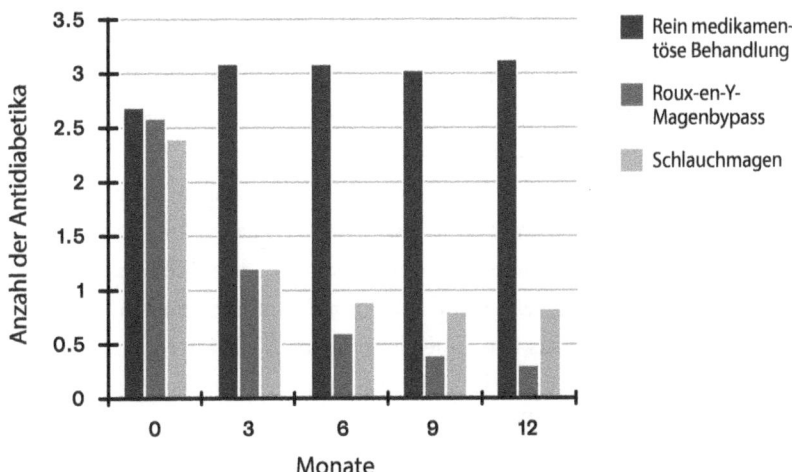

Die STAMPEDE-Studie (Surgical Treatment and Medications Potentially Eradicate Diabetes Efficiently)[7] von 2012 verglich die Wirkungen der Magenbypass-Chirurgie mit einer intensiven medikamentösen Therapie bei fettleibigen Typ-2-Diabetikern mit sehr hohem Blutzuckerspiegel. Patienten, die sich der Operation unterzogen, zeigten erstaunlich gute Ergebnisse. Innerhalb von drei Monaten konnten die meisten von ihnen alle Antidiabetika absetzen, weil sich ihre Blutzuckerwerte normalisiert hatten, oft lange bevor sie einen nennenswerten Gewichtsverlust erzielten. Technisch betrachtet waren diese Patienten keine Diabetiker mehr. Mit anderen Worten: Typ-2-Diabetes ist reversibel – und sogar heilbar. Im Gegensatz dazu stellten die Patienten in der Gruppe mit der intensiven medikamentösen Behandlung keine Verbesserung ihrer Krankheit fest. Sie mussten weiterhin die Dosis ihre Antidiabetika erhöhen.

Hochgradig fettleibige Jugendliche (mit einem durchschnittlichen BMI von 53), die sich einer bariatrischen Operation unterzogen, verzeichneten denselben Erfolg[8] und hielten über einen Zeitraum von drei Jahren einen Gewichtsverlust von 40 Kilogramm. Bei 74 Prozent der Patienten nahm der Blutdruckhochdruck ab und bei 66 Prozent sanken die erhöhten Blutfettwerte.

Und der Typ-2-Diabetes? Gut, dass Sie fragen! Erstaunliche 95 Prozent der Fälle von Typ-2-Diabetes konnten rückgängig gemacht werden: Am Ende der Studie hatten diese Patienten ohne die Einnahme von Medikamenten einen mittleren A1c-Wert von nur 5,3 Prozent. Wieder einmal galten die Patienten somit als Nichtdiabetiker.

Dass eine Operation Typ-2-Diabetes rückgängig machen kann, ist schon seit 1992 bekannt,[9] als eine Studie feststellte, dass Patienten, die sich einer bariatrischen Operation unterzogen, innerhalb von zwei Monaten normale Blutzuckerwerte entwickelten und diese zehn Jahre lang hielten. Die Vorteile gingen weit über das Körpergewicht hinaus. Viele ihrer metabolischen Anomalien normalisierten sich. Hohe Insulinwerte sanken auf ein normales Maß. Die Blutglucose halbierte sich.

Was lernen wir daraus? Das Problem ist *nicht*, dass die Krankheit chronisch und progressiv ist. Das Problem ist, dass unsere Behandlung nicht funktioniert. Wir sehen endlich unseren Endgegner – und stellen fest, dass wir selbst es sind.

Der verblüffende Erfolg der bariatrischen Chirurgie führte im Jahr 2016 zu einer gemeinsamen Stellungnahme, die von 45 Diabetesorganisationen unterstützt wurde – darunter so einflussreiche Vereinigungen wie die American Diabetes Association, die International Diabetes Federation und Diabetes UK. Sie besagt unter anderem, dass eine Operation – ungeachtet eventueller Verhaltensänderungen – als erste Behandlungsoption für Patienten mit Typ-2-Diabetes und einem BMI über 40 empfohlen wird.[10] Bei einem BMI zwischen 35 und 40, so der Ratschlag, sollte ein Eingriff nur dann in Erwägung gezogen werden, wenn andere Maßnahmen nicht anschlagen. Mit dieser Empfehlung haben diese Gruppen stillschweigend zugegeben, dass herkömmliche Medikamente und Verhaltensänderungen (eine fettarme, kalorienarme Ernährung) es nicht geschafft haben, diese Krankheit effektiv zu behandeln.

Warum eine Operation normalerweise nicht die richtige Lösung ist

Trotz des Erfolgs dieser Operationen gibt es mehrere Gründe, warum ich sie nicht pauschal empfehle. Für eine Operation zahlt man einen hohen Preis, sowohl in finanzieller als auch – wegen eventueller Komplikationen – in gesundheitlicher Hinsicht. Am wichtigsten ist jedoch, *dass sich alle Vorteile einer Abnehmoperation auch ohne einen Eingriff erzielen lassen.* Wir müssen nur verstehen, warum eine Operation erfolgreich ist, während andere Ansätze scheitern, und uns anschließend fragen, wie wir diese Erfolge nachbilden können.

Es gibt viele Theorien, die dieses Phänomen zu erklären versucht haben. Der sogenannten Darmrohr-Hypothese zufolge bringt die Entfernung eines gesunden Magenabschnitts zahlreiche Vorteile mit sich. Der Magen schüttet viele Hormone aus, darunter Inkretine, Peptid-YY und Ghrelin. Die Entfernung des Magens vermindert die Freisetzung dieser und womöglich anderer Hormone, die noch nicht identifiziert worden sind. Aber es wurde schon bald klar, dass diese Erklärung nicht stimmen kann.

Das weniger invasive Magenband entfernt schließlich keine Teile des Magens, kehrt den Typ-2-Diabetes kurzfristig aber genauso effektiv um wie das Roux-en-Y-Verfahren. Obwohl die verschiedenen bariatrischen Eingriffe teilweise völlig andere Ansätze verfolgen, sind sie sich hinsichtlich der Verringerung der Insulinresistenz relativ ähnlich. Die einzige Variable, die zählt, ist das abgenommene Gewicht.

Die Darmrohr-Hypothese erklärt darüber hinaus nicht, warum der Typ-2-Diabetes oft Jahre später wieder auftritt, denn der verkleinerte Magen erlangt seine Fähigkeit nicht wieder, diese Hormone auszuschütten. Das beweist, was ein ziemlich offensichtlicher Punkt hätte sein sollen: Es bringt nicht wirklich etwas, einen gesunden Magen zu entfernen.

Der »Fettmasse«-Hypothese zufolge hat der Verlust von Fettgewebe vorteilhafte Wirkungen. Adipozyten schütten viele verschiedene Hormone aus, und vielleicht ist ein Hormon (oder mehrere Hormone) das Problem. Adipozyten verwandeln zum Beispiel Testosteron in Östrogen, was zum bekannten Phänomen des »Bierbusens« bei fettleibigen Männern führt. Adipozyten sind aus metabolischer Hinsicht also keineswegs inaktiv, sondern wirken aktiv auf den Hormonhaushalt ein. Dieser Ansatz ist aber in zweierlei Hinsicht problematisch: Erstens verschwindet Typ-2-Diabetes einige Wochen nach der Operation, lange bevor ein substanzieller Fettverlust eintritt. Zweitens bietet eine Fettabsaugung keinen metabolischen Vorteil. Sie verbessert den Blutzuckerspiegel und andere metabolische Marker nicht wesentlich, sondern hat nur eine kosmetische Wirkung.[11]

Es gibt hier keine Wunder. Der Mechanismus, durch den der Nutzen entsteht, ist der einfachste und offensichtlichste. Alle bariatrischen Operationen sind effektiv, weil sie eine *plötzliche, massive Kalorienreduktion* herbeiführen. Die einfachste Erklärung ist oft die richtige.

Noch einmal: Insulinresistenz ist ein Überlaufphänomen. Unsere Leberzellen sind wie pralle Ballons, die mit Zucker und Fett gefüllt sind. Das Insulin sendet der Zelle das Signal, ihre Tore zu öffnen und die Glucose hereinzulassen. Die überlaufenden Leberzellen weisen die Glucose ab, geben sie ins Blut ab und lösen damit die Insulinresistenz aus. Um die verstopfte Leber zu entlasten, wird das neu gebildete Fett in andere Organe exportiert, was zu einem verstopften Pankreas und einer verringerten Insulinsekretion führt.

Bei einer plötzlichen, massiven Kalorieneinschränkung leert unser Körper die Glykogenspeicher der Leber in etwa 24 Stunden. Sobald diese Speicher leer sind, ist er gezwungen, auf Fett als Energiequelle zurückzugreifen. Der Körper verbrennt dann bevorzugt das Fett aus der Leber und anderen Organen, weil es leichter verfügbar ist als das Fett in den Adipozyten. Das Fett, das sich in und um die Organe im Bauchbereich befindet, verursacht das metabolische Syndrom. Daher führt die Beseitigung dieses ektopischen viszeralen Fetts zu einer Umkehr von Typ-2-Diabetes, lange bevor eine wesentliche Reduktion der allgemeinen Fettmasse bemerkbar wird. Die Erkrankung bildet sich schon wenige Wochen nach der Operation zurück, obwohl die Patienten vielleicht immer noch Dutzende von Kilogramm zu viel auf die Waage bringen.

Die Beseitigung des viszeralen Fetts führt zu einer schnellen Verbesserung der Stoffwechselvorgänge. Die Beseitigung von überschüssigem Fett aus dem Pankreas behebt die Dysfunktion der Betazellen. Sobald sich die Insulinsekretion normalisiert, sinkt auch die Blutglucose. Die Beseitigung von überschüssigem Fett aus der Leber, was etwa damit vergleichbar ist, dass man aus einem prallen Ballon Luft entweichen lässt, macht die Insulinresistenz rückgängig. Die dualen Defekte des Typ-2-Diabetes lösen sich auf.

Die Erfolgsgeschichten von Operationen zeigen jedoch, dass Typ-2-Diabetes eine *vollständig reversible* Krankheit ist. Uns wurde lange vorgegaukelt, dass Typ-2-Diabetes, wie der Alterungsprozess, nicht aufhaltbar sei. Aber das stimmt nicht. Betrachten wir zwei Tatsachen:

- Typ-2-Diabetes ist weitgehend eine reversible Krankheit.
- Die Standardbehandlung aus einer kalorienarmen, fettreduzierten Ernährung und Medikamenten (darunter Insulin) sorgt jedoch für ein Voranschreiten der Krankheit.

Es mag bizarr klingen, aber die einzige logische Schlussfolgerung ist, dass die meisten Typ-2-Diabetiker falsch behandelt werden. Deswegen konnte sich Typ-2-Diabetes zu einer Epidemie entwickeln. Das Problem ist also nicht die Krankheit an sich, sondern ihre Behandlung und unser Verständnis davon. Typ-2-Diabetes lässt sich durch eine plötzliche, massive Kalorieneinschränkung rückgängig machen, weil diese den Körper dazu zwingt, das in Leber und Pankreas gespeicherte Fett zu verbrennen. Wenn der Körper den überschüssigen Zucker und das Fett verbrennt, welche Typ-2-Diabetes verursachen, bildet sich die Krankheit zurück.

Ist es also möglich, ektopisches Fett zu verbrennen, ohne die Kosten und Komplikationen einer Operation auf sich nehmen zu müssen? Ja, durchaus! Wie Dr. Sarah Hallberg und Dr. Osama Hamdy in der *New York Times* schrieben: »Bevor Sie 26 000 Dollar für eine Operation ausgeben, sollten Sie etwas anderes tun.«[12] Was ist die Lösung, über die sie reden? Ganz einfach: eine kohlenhydratarme Ernährung.

14

Kohlenhydratreduzierte Ernährungsformen

Wenn ich einen Wasserrohrbruch im Haus hätte …
würde ich nicht Tag für Tag, Woche für Woche und Jahr für Jahr
damit zubringen, Eimer, Mopps und Lappen zu kaufen.
Ich würde auch keine unterschiedlichen Eimer,
teurere Mopps und effizientere Wasserabläufe erfinden.
Ich würde die Wasserquelle finden und sie abstellen!

Dr. Verner Wheelock

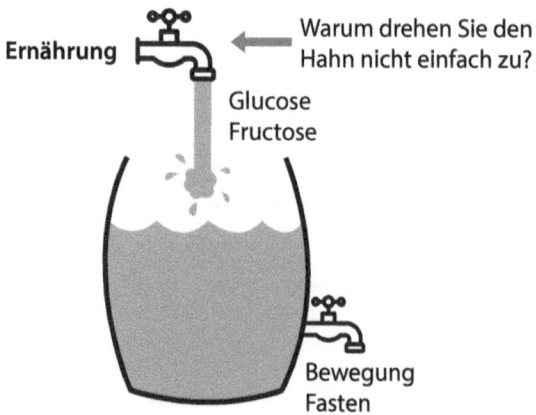

Im Jahr 2015 berichteten Zeitungen von der jüngsten Typ-2-Diabetikerin der Welt – einem dreijährigen Mädchen aus Texas.[1] Ja, das Kind war mit nur drei Jahren an Altersdiabetes erkrankt. Bei der Geburt wog es 3,2 Kilogramm, ein normales Gewicht. Mit dreieinhalb Jahren wog es aber bereits 35 Kilogramm und wurde mit den klassischen Symptomen für Diabetes eingeliefert: häufiges Wasserlassen und Durst.

Angesichts seines Alters nahmen die Ärzte an, dass das Mädchen Typ-1-Diabetes hatte, also die juvenile Form. Aber seine Fettleibigkeit legte Typ-2-Diabetes nahe, und weitere Tests bestätigten diese Vermutung. In der Familie waren keine anderen Fälle von Diabetes bekannt. Das Problem war vielmehr die Ernährung des Mädchens, dessen Speiseplan überwiegend aus Süßigkeiten, Limonade und Fastfood bestand. Das Kind wurde zunächst medikamentös behandelt. Doch erst mit einer Ernährungsumstellung nahm es 25 Prozent seines Gewichts ab und konnte alle Medikamente absetzen, weil seine Blutglucose wieder auf einen normalen Wert gesunken war. Zwei Jahre später war der Typ-2-Diabetes des kleinen Mädchens geheilt.

Hier ist eine andere herzerwärmende Geschichte. Meine Freundin Betsy (Name geändert) war eine 27-jährige Medizinerin und Forscherin an einem Universitätsklinikum. Bei ihrer jährlichen medizinischen Untersuchung wurde sie als übergewichtig eingestuft, ansonsten ging es ihr aber gut. Ein Blick auf ihr Blutbild versetzte sie jedoch in Angst und Schrecken, denn sie musste feststellen, dass ihr Hämoglobin A1c bei 10,4 lag, das heißt, sie hatte schweren Typ-2-Diabetes. Ihr Arzt verschrieb ihr sofort drei Medikamente, die den allgemeinen Empfehlungen der Canadian Diabetes Association entsprachen. Außerdem sagte er ihr, dass sie vermutlich für den Rest ihres Lebens Medikamente würde nehmen müssen, früher oder später auch Insulin. Sie hörte, dass Typ-2-Diabetes chronisch und progressiv sei – eine Krankheit ohne Heilungsaussichten.

Betsy nahm diese Prognose aber nicht widerspruchslos hin und weigerte sich, die Medikamente einzunehmen. Sie recherchierte, stellte ihre Ernährung auf eine (sehr kohlenhydratarme) ketogene Kost um und bemerkte sofort einen Unterschied. Sie nahm ab. Ihr Taillenumfang verringerte sich. Drei Monate später lag ihr A1c ganz ohne Medikamente bei 5,5 Prozent. Sie fühlte sich blendend und strahlte dieses Wohlbefinden auch aus. Sie hatte keinen Typ-2-Diabetes mehr. Betsys Diabetes war geheilt.

So viel zum Thema chronische und progressive Krankheit! In beiden Fällen packte die Ernährungsumstellung das Problem an der Wurzel und machte die Erkrankung rückgängig. Das ist keine Überraschung. Alle Diabetesgesellschaften der Welt empfehlen vor Beginn einer medikamentösen Behandlung eine Umstellung der Ernährung und Lebensweise. Aber was ist die beste Ernährungsform bei Typ-2-Diabetes? Leider ist das eine schwierigere Frage.

Das Scheitern der fettarmen Ernährung

Die Weltgesundheitsorganisation veröffentlichte ihren ersten *Globalen Diabetesbericht* im Jahr 2016, doch dieser stellt nur vage, pauschale Ernährungsrichtlinien für die Behandlung der Krankheit auf.[2] Dem Bericht zufolge sollte zusätzlicher Zucker weniger als 10 Prozent der Tageszufuhr ausmachen, zur Zusammensetzung der Makronährstoffe werden aber keinerlei Angaben gemacht. Es wird also keine Aussage darüber getroffen, ob Betroffene viel oder wenig Kohlenhydrate, Proteine oder Fette essen sollen. Ebenso wenig werden in *Diabetes Care*,[3] das 2016 von der American Diabetes Association herausgebracht wurde und die Behandlungsstandards für Diabetes festhält, konkrete Ernährungsformen empfohlen. Diese beiden Organisationen haben sich lediglich indirekt von dem nutzlosen Ratschlag distanziert, sich fett- und kalorienarm zu ernähren – etwas, das sie in den letzten 40 Jahren beharrlich propagiert hatten.

Fettreiche, aber schmackhafte Nahrungsmittel wie Butter, Käse und Sahne würden angeblich die »Arterien verstopfen« und zu Herzinsuffizienz führen, weshalb der Bevölkerung in den *Ernährungsrichtlinien für Amerikaner* von 1977 geraten wurde, 50 bis 60 Prozent ihres Tagesbedarfs in Form von Kohlenhydraten zu sich zu nehmen, um die Menge an zugeführtem Nahrungsfett zu reduzieren. Selbst 2008 noch wurde im Positionspapier der American Diabetes Association die Empfehlung ausgesprochen, mindestens

130 Gramm Kohlenhydrate täglich zu essen.[4] In Nordamerika waren diese Kohlenhydrate in erster Linie stark raffinierte Weizen- und Maisprodukte wie Zucker, Brot und Pasta.

Im Jahr 1999, als eine fettarme Ernährung als Maß aller Dinge galt, sorgte die Lyon Diet Heart Study in Fachkreisen für Aufruhr[5]: Patienten, die sich nach einem Herzinfarkt erholten, wurde nach dem Zufallsprinzip eine Diät zugewiesen. Sie sollten sich entweder fettarm ernähren – und sich somit an die Empfehlungen der American Heart Association halten – oder eine fettreiche Mittelmeerkost mit Olivenöl, Nüssen und Avocados essen. Die Ergebnisse verschlugen den Experten die Sprache. Die Mittelmeerdiät senkte das Auftreten von Herzinsuffizienz und Todesfällen um unglaubliche 75 Prozent. Dieses Resultat war aber keine wirkliche Überraschung, weil es lediglich das bestätigte, was früher als »französisches Paradox« bezeichnet wurde.

In den 1980er und 1990er Jahren aß man in Frankreich gesättigtes Fett, als gäbe es kein Morgen, und trotzdem starben dort nur etwa halb so viele Menschen an kardiovaskulären Vorfällen wie in den USA. Wenn gesättigtes Fett Arterien verstopft und zu Herzinsuffizienz führt, wie konnte es dann sein, dass die Franzosen mehr Fett essen konnten und seltener herzkrank wurden? Die Antwort ist rückblickend ziemlich naheliegend: Der Verzehr von gesättigtem Fett führt *nicht* zu kardiovaskulären Erkrankungen.[6]

Die kardiovaskulären Vorteile der relativ fettreichen Mittelmeerdiät sind seither oft repliziert worden. Vor Kurzem bestätigte die PREDIMED-Studie, dass Patienten, die sich an die Mittelmeerdiät halten, seltener unter Herzinsuffizienz leiden oder sterben.[7] Weitere Vergleiche verschiedener Essgewohnheiten in europäischen Ländern ergaben im Jahr 2012, dass ein höherer Konsum an gesättigten Fetten mit *weniger* Herzinsuffizienz in Verbindung steht.[8] Eine Metaanalyse[9] aus dem Jahr 2009 ergab, dass gesättigtes Fett keine Korrelation mit Herzinsuffizienz hat und einen leichten Schutz vor Schlaganfällen bietet. Auch in Japan wurde dieser Schutz vor Schlaganfällen festgestellt.[10]

Langsam, aber sicher breitet sich die Erkenntnis aus, dass eine Ernährung, die reich an natürlichen Fetten ist, intrinsisch gesund ist.

Mehr Nahrungsfett = geringes Risiko für Schlaganfälle und Herzinfarkte[11]

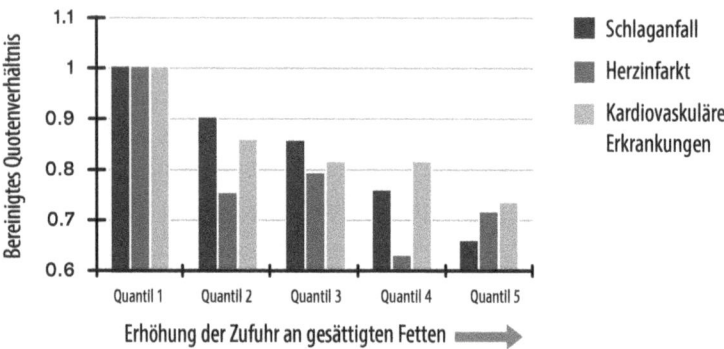

Warum wir gesundes Fett essen sollten

Die Ernährungslandschaft fing an, sich Mitte der 2000er Jahre zu verändern, als Nahrungsmittel mit einem hohen Anteil an einfach gesättigten Fetten empfohlen wurden, weil diese plötzlich als fürs Herz gesund galten.

Avocados, die früher wegen ihres hohen Fettgehalts verschmäht wurden, werden seither als gesundes Superfood vermarktet. In ähnlicher Weise wird ein höherer Konsum von Nüssen häufig mit einer besseren Gesundheit in Verbindung gebracht. Wer täglich Nüsse isst, hat statistisch gesehen ein um 35 Prozent geringeres Risiko für einen Herzinfarkt.[12] Fette Kaltwasserfische, die reich an Omega-3-Fettsäuren sind, gelten ebenfalls als guter Schutz vor Herzinsuffizienz. In weit nördlich gelegenen Gebieten, in denen Einheimische traditionell viel Walfleisch, Robbenfett und fetten Fisch essen, gibt es praktisch keine kardiovaskulären Erkrankungen oder Typ-2-Diabetes.[13] In der Stadt Upernavik in Grönland zum Beispiel gab es zwischen 1950 und 1974 nur einen einzigen Fall von Typ-2-Diabetes, während heutzutage etwa 13 Prozent der amerikanischen Bevölkerung an dieser Krankheit leiden. Ein hoher Gehalt von Palmitoleinsäure im Blut, zugeführt in Form von Vollfett-Milchprodukten, wird mit einem um 60 Prozent verringerten Auftreten von Typ-2-Diabetes assoziiert. Es verbessert auch die HDL-Triglyzerid-

Werte und senkt Entzündungsmarker wie C-reaktives Protein.[14] Eigelb, das einst als cholesterinreich galt, ist rehabilitiert worden. Studien sind mittlerweile zu der Schlussfolgerung gekommen, dass selbst der tägliche Verzehr von Eiern das Risiko für Herzinsuffizienz *nicht* erhöht.[15] Ein hoher Eierkonsum senkt das Diabetesrisiko vielmehr um 42 Prozent.[16] Warum ist Fett so nützlich, um Typ-2-Diabetes zu verhindern und zu behandeln? Von den drei Makronährstoffen regt Fett die Insulinausschüttung am wenigsten an. Reine Fette wie Butter und Olivenöl wirken sich fast gar nicht auf das Insulin aus. Daher ist der Ersatz von raffinierten Kohlenhydraten durch naturbelassene Fette eine einfache Methode, um den Insulinspiegel zu senken.[17]

Warum man weniger raffinierte Kohlenhydrate essen sollte

Im Jahr 2001 äußerte sich Dr. Walter Willett von der Harvard School of Public Health in einer Analyse des Zusammenhangs von Nahrungsfetten und kardiovaskulären Erkrankungen wie folgt: »Es wird jetzt zunehmend erkannt, dass die Befürwortung einer fettarmen Kost auf wenigen wissenschaftlichen Beweisen beruht und daher ungewollte gesundheitliche Konsequenzen verursacht haben könnte.«[18] Wie Abbildung 14.2 zeigt, hat die Nurses' Health Study, die großangelegte mehrjährige Beobachtungsstudie der Harvard University, eine klare Korrelation zwischen der hohen glykämischen Last des Essens und dem Risiko für Herzinsuffizienz festgestellt.[19] Zucker und raffinierte Kohlenhydrate haben eine hohe glykämische Last, welche die Blutglucose und das Risiko für Typ-2-Diabetes steigen lässt. Dies wiederum erhöht das Risiko für Herzinsuffizienz maßgeblich. Ein umfassender Überblicksartikel kam im Jahr 2013 zu dem Schluss, dass bestimmte Ernährungsformen eine bessere glykämische Kontrolle bieten.[20] Vor allem vier Varianten wurden als vorteilhaft identifiziert: eine kohlenhydratarme Ernährung (Low Carb), die Glyx-Diät, die Mittelmeerdiät und eine proteinreiche Kost. Alle vier Ernährungsformen zeichnen sich durch eine Gemeinsamkeit aus: Sie reduzieren in unterschiedlich hohem Ausmaß den Kohlenhydratkonsum. Low-Carb-Diäten haben sich als effektiver erwiesen, um das Körpergewicht, den Taillenumfang und die Blutglucose zu senken.[21]

Höhere glykämische Last = höheres Risiko für Herzinsuffizienz[22]

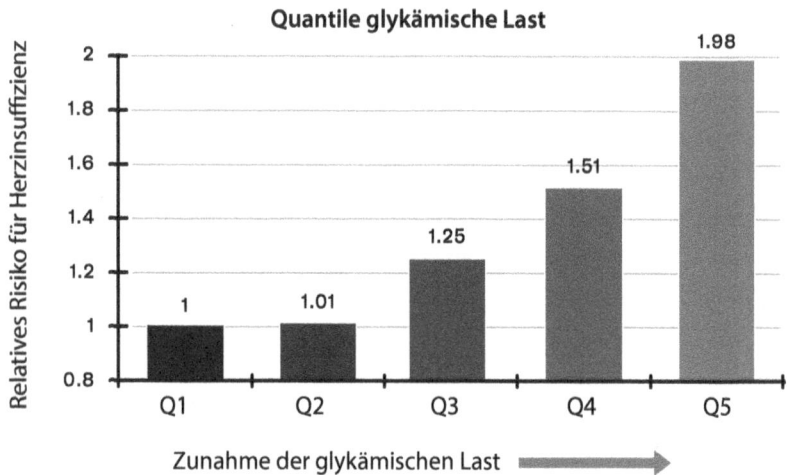

Konsum von Makronährstoffen in den USA 1965–2011[23]

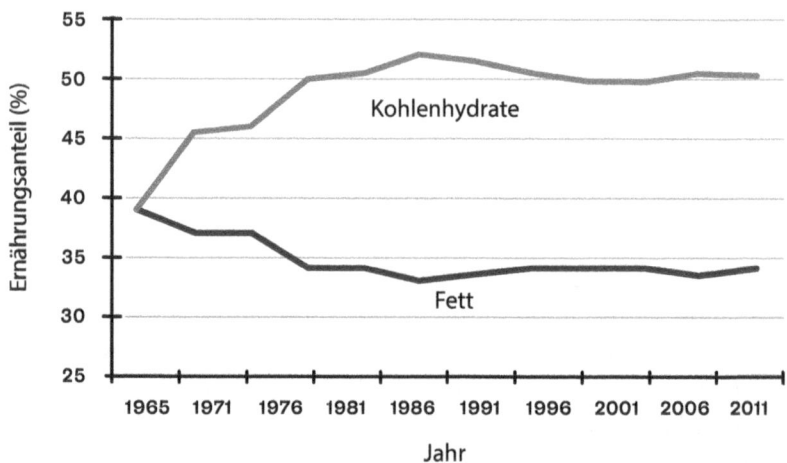

Die Ergebnisse der NHANES-Umfrage (National Health and Nutrition Examination Survey) zeigen, dass zwischen 1965 und 2000, also in der Zeit, als sich Fettleibigkeit und Typ-2-Diabetes wie eine Epidemie ausbreiteten, Amerikaner anteilig mehr Kohlenhydrate und weniger Fett aßen – ganz so, wie es in den Ernährungsrichtlinien empfohlen wurde.[24]

Raffiniertes Getreide und Zucker sind die Hauptquellen für Kohlenhydrate, und jede kohlenhydratarme Ernährungsweise sollte diese einschränken. Aber wir müssen unraffinierte Kohlenhydrate wie Kartoffeln und Obst von raffinierten Kohlenhydraten wie zusätzlichem Zucker und Weißmehl unterscheiden, denn je mehr raffinierte Kohlenhydrate wir essen, umso höher ist das Diabetesrisiko.[25] Das liegt daran, dass raffinierte Kohlenhydrate den Blutzuckerspiegel höher und schneller steigen lassen als unraffinierte. Diese Wirkung wird offensichtlich, wenn wir einen Blick auf die glykämische Last werfen. Naturbelassene, unverarbeitete Nahrungsmittel befinden sich auf der Liste relativ weit unten, obwohl sie dieselbe Menge an Kohlenhydraten enthalten.

Die glykämische Last verschiedener Kohlenhydrate[26]

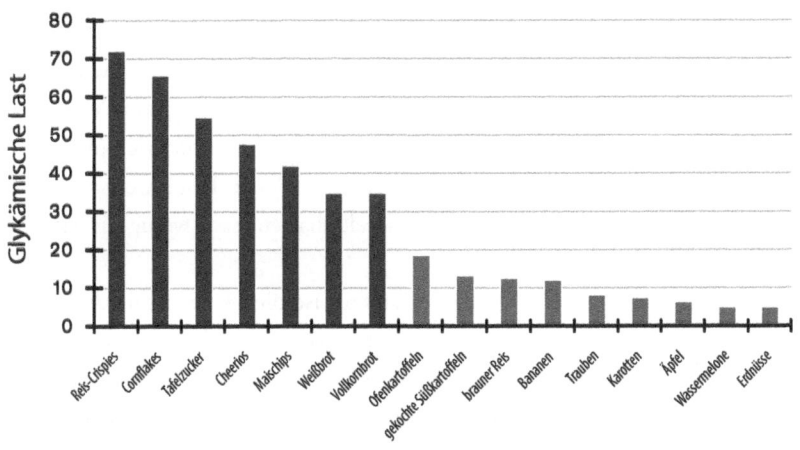

Verarbeitete Nahrungsmittel   naturbelassene Nahrungsmittel

Diese Unterscheidung erklärt, warum viele traditionelle Gesellschaften überwiegend Kohlenhydrate essen können, ohne krank zu werden. Bei dem Volk der Tukisenta aus dem Hochland Neuguineas stammen 94,6 Prozent der Energiezufuhr aus ganzen, unverarbeiteten Kohlenhydraten, und die traditionelle Kost der Einwohner von Okinawa, einer kleinen Insel südlich von Japan, besteht zu 85 Prozent aus Stärke. Beide Gruppen essen überwiegend Süßkartoffeln. Sie nehmen praktisch überhaupt keinen Zucker oder raffiniertes Getreide wie Mehl zu sich[27] – und sie haben praktisch keinen Typ-2-Diabetes. Die ursprüngliche Ernährung auf Kitava, einer kleinen Insel vor Papua-Neuguinea, besteht zu 69 Prozent aus Kohlenhydraten, überwiegend Knollengewächsen wie Süßkartoffeln, Kassaven und Yamswurzeln sowie Obst, aber ihr durchschnittlicher Insulinspiegel ist niedriger als der von 90 Prozent der schwedischen Bevölkerung.[28]

Eine hohe Kohlenhydratzufuhr führt also nicht zwangsläufig zu einem höheren Insulinspiegel; Raffination und Verarbeitung spielen eine wesentliche Rolle für die Steigerung des Insulineffekts. Nach der Entfernung von natürlichen Ballaststoffen, Fetten und Proteinen bleiben in der Nahrung nur noch hochkonzentrierte Kohlenhydrate übrig, die in dieser Reinform in der Natur nicht vorkommen. Das Mahlen dieser Kohlenhydrate in ein feines Pulver (wie Mehl) beschleunigt deren Aufnahme ins Blut, was zu höheren Glucosespitzen führt. Gleichzeitig neigen wir dazu, mehr raffinierte Kohlenhydrate zu essen, weil die sättigende Wirkung von Proteinen, Ballaststoffen und Fetten nicht mehr vorhanden ist. Fructose spielt eine dominante Rolle für die Entwicklung einer Fettleber, Insulinresistenz und Hyperinsulinämie, und traditionelle Gesellschaften essen wenig bis gar keinen zusätzlichen Zucker.

Das Grundproblem bei Typ-2-Diabetes ist die Hyperinsulinämie, die das Ergebnis von zu vielen Kohlenhydraten sein kann oder auch nicht. Will man Typ-2-Diabetes rückgängig machen oder verhindern, muss man das Insulin senken, und selbst eine kohlenhydratreiche Kost ist dazu in der Lage. Der Verzicht auf Zucker und raffinierte Kohlenhydrate bleibt aber der wichtigste Pfeiler für den Erfolg. Studien beweisen, dass eine kohlenhydratreduzierte, fettreichere Mittelmeerdiät die Notwendigkeit für eine medikamentöse Behandlung um beeindruckende 59 Prozent senkt.[29] Indem wir den potenziellen Vorteilen natürlicher Fette Rechnung tragen und den Konsum von zusätzlichem Zucker und verarbeiteten, raffinierten Kohlenhydraten einschränken, sind wir auf dem besten Weg, Typ-2-Diabetes zu reduzieren und rückgängig zu machen.

Zucker loswerden – Diabetes loswerden

Wir wissen, dass Typ-2-Diabetes durch zu viel Zucker im ganzen Körper, nicht nur im Blut, verursacht wird. Sobald man dieses grundlegende Paradigma verstanden hat, ist die Lösung einleuchtend: Wenn das Problem zu viel Zucker (Glucose und Fructose) ist, werden zwei Maßnahmen funktionieren. Und zum Glück ist weder die eine noch die andere eine Operation oder ein Medikament:

1. Keinen Zucker konsumieren (kohlenhydratarme Kost, intermittierendes Fasten).
2. Bereits vorhandenen Zucker verbrennen (intermittierendes Fasten).

Kurzum: Eine natürliche, medikamentenfreie Lösung für Typ-2-Diabetes ist jetzt in greifbare Nähe gerückt.

Ernährungsformen, die Zucker weglassen, durchbrechen den Teufelskreis von zu viel Glucose, der zu Insulinresistenz, Insulintoxizität und Diabetes führt. Jede Nahrungsaufnahme bewirkt eine Insulinausschüttung, die je nach Makronährstoff unterschiedlich hoch ausfällt. Fette spalten sich in Fettsäuren auf, die auch ohne Insulin verstoffwechselt werden können. Proteine spalten sich in Aminosäuren auf, die eine kleine Menge Insulin brauchen, um von der Leber verarbeitet zu werden. Kohlenhydrate sind die großen »Insulinschweine«. Sie werden in Glucose zerlegt, die nur mithilfe von Insulin in die Zellen gelangt. Fructose, die in Zucker und Maissirup vorkommt, verursacht eine direkte Insulinresistenz, die wiederum zu Hyperinsulinämie führt. Aufgrund ihres einzigartigen Stoffwechselwegs ist es viel wahrscheinlicher, dass Fructose und nicht Glucose die Insulinresistenz auslöst.

Es gibt viele Gründe, die bei Typ-2-Diabetes für eine kohlenhydratarme Ernährung sprechen.[30] Sie müssen mir das nicht einfach so glauben, überzeugen Sie sich ruhig selbst! Low-Carb-Diäten gibt es in verschiedenen Varianten schon seit Jahrhunderten, wie die Schriften von William Banting von 1863 anschaulich belegen.[31] Ärzte weltweit erkennen langsam, aber sicher die

Durchschlagskraft einer solchen Ernährungsumstellung, um die Behandlung von Diabetes positiv zu beeinflussen.

Ich bat Dr. David Unwin, der im Jahr 2016 vom britischen Gesundheitssystem zum Innovator des Jahres ernannt wurde, um die Abfassung eines kleinen Abschnitts für dieses Buch. Er schickte mir folgende Beschreibung seiner Erfahrungen als Familienarzt in Nordengland:

Eines Tages erhielt ich einen Notruf aus dem Labor, weil ein »exorbitant hoher« Blutzuckerwert festgestellt worden war. Ich fuhr zum Haus [meiner Patientin] und sah, wie sie gerade zu Mittag aß – sie hatte einen Löffel in der Hand und wollte sich gerade über zwei große Schalen hermachen, die mit Vanilleeiscreme und Reispudding mit Schokolinsen gefüllt waren. Ich stellte sie vor die Wahl: Entweder äße sie ab sofort weniger Zucker oder sie würde für den Rest ihres Lebens Insulin nehmen müssen. Sie stellte ihre Ernährung um, und innerhalb einer Woche sank ihr Blutzucker auf Normalwert. In ihrem Fall scheint die Sachlage ziemlich klar, aber ich frage mich, ob unsere Entscheidungen immer so eindeutig sind.

In den ersten zwei Dritteln meiner Laufbahn als Arzt wusste ich nicht, wie wichtig eine deutliche Senkung des Zuckerkonsums ist. Es waren eigentlich meine Patienten, die mir diese Lektion erteilten. Eine Frau beschloss, keinen Zucker mehr zu essen, und nahm in Rekordzeit 23 Kilogramm ab. Ihre Blutzucker- und Blutdruckwerte normalisierten sich, und sie konnte die vier Medikamente absetzen, die sie eigentlich »für den Rest ihres Lebens« hätte einnehmen sollen. Heute ist sie 70 Jahre alt, gesund, kräftig und fährt viel Fahrrad. Seltsam, dachte ich. Ich war es gewohnt, die Medikamentendosis kontinuierlich zu erhöhen und jedem zu erzählen, dass Diabetes chronisch und progressiv sei. Eine andere Patientin hörte einfach auf, ihre Antidiabetika zu nehmen. Ich machte mir Sorgen und machte einen Hausbesuch. Sie hatte so viel abgenommen und sah so vital aus, dass ich dachte, ich wäre bei der falschen Patientin. Sie hielt sich an eine kohlenhydratarme Kost, bei der nicht nur Zucker, sondern alle Glucosequellen deutlich eingeschränkt wurden. Bluttests bestätigten, dass sie keinen Diabetes mehr hatte.

Eine Woche später fiel mir ein Artikel im *British Medical Journal* auf. Brot sorgt demnach für einen höheren Blutzuckeranstieg als Tafelzucker.

Ich glaubte das zuerst nicht, stellte dann aber verblüfft fest, dass sich diese Tatsache wissenschaftlich belegen lässt. Stärkehaltige Nahrungsmittel wie Brot, Frühstücksflocken, Reis und Kartoffeln sind »konzentrierter« Zucker, der über die Verdauung zu gewaltigen Glucosemengen verarbeitet wird. Der glykämische Index gibt an, wie verschiedene kohlenhydrathaltige Nahrungsmittel die Blutglucose beeinflussen. Die Darstellung der Skala in Form von Teelöffeln Zucker führte zu erstaunlichen Ergebnissen. (Anmerkung: Diese Darstellung dient ausschließlich zu Anschauungszwecken. Die aufgezählten Nahrungsmittel sind nicht identisch mit Zucker, weil Zucker aus Fructose und Glucose besteht.)

Wie sich Nahrungsmittel auf die Blutglucose auswirken: ein Vergleich[32]

Nahrungsmittel	G-Index	Portionsgröße (in Gramm)	Wie beeinflusst das Nahrungsmittel die Blutglucose im Vergleich zu 1 TL Tafelzucker (4 Gramm)?
Reis, gekocht	69	150	10,1
Kartoffeln, gekocht	96	150	9,1
Pommes frites	64	150	7,5
Spaghetti, gekocht	39	180	6,6
Mais, gekocht	60	80	4,0
TK-Erbsen, gekocht	51	80	1,3
Banane	62	120	5,7
Apfel	39	120	2,3
Vollkornbrot, kleine Scheibe	74	30	3,0
Brokkoli	54	80	0,2
Eier	0	60	0

Mit diesem neuen Wissen fing ich an, alle motivierten Diabetespatienten in meiner Praxis mit einer Low-Carb-Diät zu behandeln. Nach vier Jahren haben bisher 160 Patienten diese Ernährungsform ausprobiert, mit erstaunlichen Ergebnissen:

- Ein durchschnittlicher Gewichtsverlust von 9 Kilogramm.
- Eine durchschnittliche Verbesserung des HbA1c von 18 mmol/mol bei Typ-2-Diabetes.

Statt den Patienten Ratschläge zu erteilen, versorgten wir sie mit Informationen und fragten sie, ob sie für eine Veränderung bereit wären. Eine Diabetesdiagnose ist eine strategisch günstige Gelegenheit, um alternativ zu einer lebenslangen Medikamenteneinnahme eine Ernährungstherapie anzubieten. Der Beginn einer Insulintherapie ist eine weitere Gelegenheit. Mit der in Aussicht gestellten Alternative und den bereitgestellten Informationen entschied sich nicht ein einziger Patient in meiner Praxis für die medikamentöse Behandlung; alle waren bereit, sich auf die Ernährungstherapie einzulassen. Das hat nicht nur ihre Gesundheit verbessert, sondern dem Gesundheitssystem hohe Kosten erspart. Im Vergleich zum britischen Durchschnitt sparen wir jetzt jährlich über 50 000 Pfund an Diabetesmedikamenten! Also mehr Gesundheit für weniger Geld.

Im Jahr 2016 arbeiteten wir mit den klugen Köpfen von Diabetes.co.uk zusammen, um ein kostenloses Lernmodul online verfügbar zu machen. Es enthielt relativ nachvollziehbare Ratschläge:

- Ersetzen Sie Kohlenhydrate durch grünes Gemüse und Hülsenfrüchte.
- Verwenden Sie Olivenöl, essen Sie Nüsse und andere gesunde gesättigte Fette.
- Vermeiden Sie Zucker und zuckerhaltige Produkte.

Im ersten Jahr haben es 170 000 Personen benutzt, und es ist ein Gegenkonzept zu den offiziellen Ernährungsempfehlungen des staatlichen Gesundheitssystems NHS. Nach der Anwendung dieses kohlenhydratarmen Ansatzes nahmen die Patienten im Durchschnitt 8 Kilogramm ab. Über 70 Prozent der Patienten verbesserten ihren Blutzuckerspiegel, und jeder fünfte Patient benötigte keine Antidiabetika mehr. Und das Erstaunlichste daran ist, dass sich diese Vorteile in nur zehn Wochen einstellten, ganz ohne Zusatzkosten![33]

Dr. Osama Hamdy, der medizinische Leiter des Adipositas-Programms am weltberühmten Joslin Diabetes Center der Harvard University verordnet schon seit 2005 kohlenhydratarme Ernährungsformen, um Typ-2-Diabetes zu behandeln.[34] Er schreibt: »Es ist klar, dass wir einen großen Fehler begangen haben, als wir die Empfehlung aussprachen, die Kohlenhydratlast zu erhöhen.« Eine erhöhte Zufuhr an raffinierten Kohlenhydraten lässt die Blutglucose natürlich in einer Situation ansteigen, in der sie bereits toxisch hoch ist. Dr. Elliott Joslin selbst behandelte sogenannten »fetten Diabetes« (Typ-2-Diabetes) mit einer Diät, die einen Kohlenhydratanteil von nur 2 Prozent enthielt.

Seit über einem Jahrzehnt rät das am Joslin Center entwickelte Abnehmprogramm den Klienten, die Zufuhr von raffinierten Kohlenhydraten auf weniger als 40 Prozent des Tagesbedarfs zu senken. Das Ergebnis: Die Klienten haben zusammengenommen beinahe eine halbe Tonne Gewicht verloren, ihren Diabetes verbessert und ihre Medikamenteneinnahme verringert.

Drei Regeln, um Typ-2-Diabetes rückgängig zu machen

Sobald wir verstehen, wie sich Typ-2-Diabetes und Insulinresistenz entwickeln, können wir Strategien anwenden, die gute Aussichten haben, die Krankheit rückgängig zu machen. Hier sind meine drei wichtigsten Ernährungsregeln, um den Blutzucker- und Insulinspiegel zu senken und Typ-2-Diabetes umzukehren.

Regel 1: Vermeiden Sie Fructose

Die mit Abstand wichtigste Regel ist, jede Form von Zucker und zuckerhaltigen Produkten aus Ihrem Speiseplan zu streichen. Insulinresistenz ist das Ergebnis einer prallvollen Fettleber, die keine weitere Glucose mehr aufnehmen kann. Die wichtigste Determinante für eine Fettleber sind nicht nur Kohlenhydrate, sondern auch die Fructose, die in Saccharose (also Tafelzucker) und Maissirup enthalten ist.

Fructose ist vor allem in diesen Nahrungsmitteln enthalten[35]

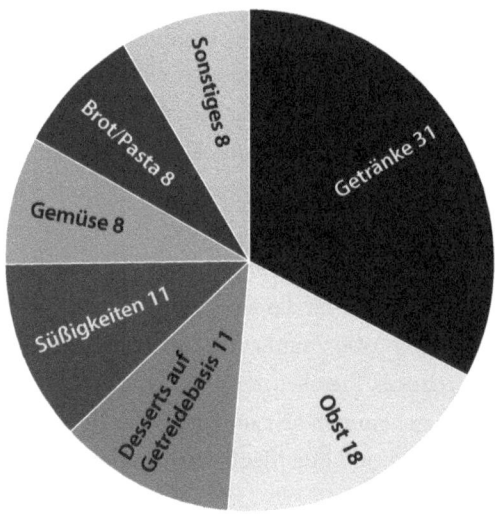

Jede Körperzelle kann einen Beitrag dazu leisten, die Glucoselast zu verteilen, aber die Leber ist das einzige Organ, das Fructose verstoffwechseln kann. Deshalb verursacht Fructose im Gegensatz zu Glucose mit viel höherer Wahrscheinlichkeit eine Fettleber. Da Saccharose zu gleichen Teilen aus Glucose und Fructose besteht, ist sie die Hauptursache für eine Fettleber. Reine Fructose ist normalerweise nicht verfügbar, kann aber in manchen verarbeiteten Lebensmitteln vorkommen.

Es ist naheliegend, dass man auf manche Dinge verzichten sollte, unter anderem auf zuckerhaltige Getränke wie Limonade, Eistee, Sportgetränke, alkoholische Mischgetränke, Säfte, Smoothies, Kaffeegetränke und »aromatisiertes« Wasser. Diese Getränke sind gewissermaßen flüssiger Zucker. Kekse, Kuchen, Desserts, Muffins, Cupcakes und Eiscreme sind andere offensichtliche Quellen.

Praktisch alle verarbeiteten Nahrungsmittel enthalten Zucker, aus dem einfachen Grund, weil er fast nichts kostet und den Geschmack und die Konsistenz verbessert. Werfen Sie einmal einen Blick auf die Zutatenliste von Fleischprodukten, bei denen der Zucker oft in der Marinade enthalten ist oder im Verarbeitungsprozess zugesetzt wird. Zucker ist oft in Ketchup, Relish, fertigen Spaghetti- beziehungsweise Tomatensoßen, Fruchtjoghurts, Salatdressings, Barbecuesoßen, Apfelmus und trockenen Gewürzmischungen versteckt. Frühstücksflocken und Müsliriegel sind in der Regel auch sehr zuckerhaltig. Und was die Gerichte im Restaurant angeht: Zucker ist oft selbst in deftigen Hauptgerichten enthalten, weil er eine billige Zutat ist, die den Geschmack der Speisen aufwertet.

Was ist mit Obst? Die Wahrheit ist, dass es keinen chemischen Unterschied zwischen der natürlich in Obst enthaltenen Fructose und der Fructose in Tafelzucker gibt. Wie bei allem gilt auch hier: Die Dosis macht das Gift. Ich rate daher dazu, einen übermäßigen Obstkonsum zu vermeiden, vor allem weil die modernen Züchtungen mittlerweile ganzjährig verfügbar und genetisch so verändert worden sind, dass sie süßer schmecken als alte Sorten. Trockenobst hat normalerweise mehr Zucker, deshalb sind Sie vermutlich am besten beraten, wenn Sie auf Rosinen, getrocknete Cranberrys, Fruchtmark und dergleichen verzichten.

Was ist mit Zuckerersatzstoffen? Ich rate meinen Patienten dazu, alle Süßungsmittel zu meiden, ob sie nun kalorienhaltig sind oder nicht. Der Grund ist naheliegend: Wenn kalorienfreie Süßstoffe Diabetes und Fettleibigkeit wirklich reduzieren könnten, wäre es nicht zu der Epidemie gekommen, die wir jetzt haben. Diese Chemikalien sind schon seit Jahrzehnten im Einsatz, und die empirischen Beweise sind eindeutig: Zuckerersatzstoffe sind keinen Deut besser als Zucker. Vermeiden Sie also lieber beides.

Regel 2: Reduzieren Sie Ihren Konsum an raffinierten Kohlenhydraten und essen Sie natürliche Fette

Hyperinsulinämie und Fettleber sind die beiden Hauptprobleme, die zur Entwicklung des metabolischen Syndroms und damit zu Fettleibigkeit führen. Da raffinierte Kohlenhydrate von allen Lebensmittelgruppen den höchsten Anstieg des Insulinspiegels verursachen, ist es sinnvoll, möglichst wenig davon zu essen. Die meisten verarbeiteten Produkte, die mit Weizen, Mais, Reis und Kartoffeln hergestellt werden, fallen in diese Kategorie.

Reduzieren oder vermeiden Sie raffinierte Weizenprodukte wie Brot, Pasta, Waffeln, Muffins, Cupcakes und Donuts. Schränken Sie auch den Verzehr verarbeiteter Maisprodukte, wie zum Beispiel Popcorn, Maischips und Tortillas, sowie raffinierter Kartoffelprodukte ein, vor allem Pommes frites und Kartoffelchips. Und essen Sie nur kleine Mengen an weißem Reis, weil dieser geschält und damit auch raffiniert ist. Maissirup besteht zu 55 Prozent aus Fructose, das heißt, er ist Zucker, nicht Mais. Er ist in vielen verarbeiteten Lebensmittelprodukten enthalten und sollte vermieden werden.

Kohlenhydrate sind an und für sich nicht schlecht. Viele traditionelle Gesellschaften haben sich kohlenhydratreich ernährt, und es ging ihnen damit gut. Die industrielle Verarbeitung ist das Hauptproblem. Es ist schlichtweg nicht natürlich, natürliches Fett und Protein zu beseitigen, bis nur noch ein reines Kohlenhydrat übrig bleibt, und der menschliche Körper hat sich noch nicht dahingehend entwickelt, mit dieser Veränderung zurechtzukommen.

Selbst viele Vollkornweizen- und Vollkorngetreideprodukte sind stark raffiniert. Entscheidend ist die Insulinreaktion auf diese Lebensmittel: Unbehandelte, unraffinierte Kohlenhydrate lösen nicht annähernd dieselbe Insulinreaktion aus wie Weißmehl.

Ersetzen Sie daher raffinierte Kohlenhydrate durch fetten Fisch, Olivenöl, Avocados und Nüsse. Die natürlichen gesättigten Fette, die in Rind- oder Schweinefleisch, Speck, Butter, Sahne und Kokosnüssen enthalten sind, sind gesund. Eier sind auch sehr empfehlenswert, ebenso die meisten Meeresfrüchte.

Aber: Fett ist nicht gleich Fett! Von den industriell verarbeiteten, hochgradig raffinierten Saatölen, die reich an Omega-6-Fettsäuren sind, ist abzuraten, weil sie entzündungsfördernd sind und sich damit negativ auf die Gesundheit auswirken können. Hierzu zählen Sonnenblumen-, Mais-, Raps-, Distel- und Pflanzenöle. Verwenden Sie diese Pflanzenöle vor allem nicht zum Braten oder Backen, weil durch das Erhitzen schädliche Aldehyde freigesetzt werden.

Verzichten Sie auf frittierte Speisen und alle gehärteten (Trans-)Fette.

Die Ernährung, die ich empfehle, wird als »kohlenhydratarme Kost mit gesundem Fett« beziehungsweise »Low Carb, Healthy Fat«, kurz LCHF, bezeichnet. Sie ist darauf ausgelegt, die Blutglucose niedrig zu halten, das Insulin zu senken und daher mehr Fett zu verbrennen. Das Ergebnis? Eine Gewichtsabnahme und eine Verbesserung des Diabetes.

Regel 3: Essen Sie echte Nahrungsmittel

Ich habe schon erwähnt, dass es gute und schlechte Fette gibt. Es gibt auch gute und schlechte Kohlenhydrate. Worin unterscheiden sie sich? Durch ihre Raffination und Verarbeitung.

Der menschliche Körper hatten Jahrtausende Zeit, sich an die Nahrungsmittel anzupassen, die in der Natur wachsen und existieren. Deshalb gibt es traditionelle Gesellschaften wie etwa die Inuit, die sich fast ausschließlich von Fleisch ernähren können. Und andere, wie etwa die Einheimischen der japanischen Insel Okinawa, kommen problemlos mit einer kohlenhydratreichen Nahrung zurecht. Weil ihr Essen nicht raffiniert oder verarbeitet ist und weil es wenig bis gar keinen Zucker enthält, hatten beide Gruppen ursprünglich keine Probleme mit hohem Blutzucker, Fettleibigkeit oder Typ-2-Diabetes. Wenn traditionelle Gesellschaften allerdings anfangen, statt ihrer üblichen traditionellen Kost stark verarbeitete Lebensmittel und Zucker zu essen, lassen Fettleibigkeit und Typ-2-Diabetes nicht lange auf sich warten.[36]

Schließlich gibt es in der Natur keine Brötchen, die man von einem Baum oder Strauch pflücken könnte. Man zieht auch keine Flasche Pflanzenöl aus der Erde. Die wichtigste Regel lautet daher, echte Nahrungsmittel zu essen. Wenn das, was Sie essen, so aussieht wie das, was Sie in der Natur sehen, ist es vermutlich gut für Sie.

Eine vierte Regel – für den Fall, dass die ersten drei Regeln nicht reichen

Selbstverständlich ist es ein guter Anfang, Fructose zu meiden, sich an eine LCHF-Kost zu halten und echte Nahrungsmittel zu verzehren, aber diese Maßnahmen reichen oft nicht aus, um fortgeschrittenen Typ-2-Diabetes aufzuhalten oder rückgängig zu machen. Es kann Jahrzehnte dauern, bis sich die Krankheit entwickelt, deshalb kann sich der Teufelskreis aus Hyperinsulinämie und Insulinresistenz fortsetzen, obwohl man sich an alle Ernährungsregeln hält. Was, wenn diese einfachen Änderungen der Essgewohnheiten nicht ausreichen?

Wie viele Lösungen ist die Antwort auf diese Frage nicht neu. Es ist die älteste Ernährungsintervention, die die Menschheit kennt, und birgt eine natürliche reinigende Kraft, die weltweit von praktisch allen Religionen genutzt wird. Sie kostet nichts und kann überall ausgeführt werden. Wovon ich rede? Von der Macht des Fastens.

15

Intermittierendes Fasten

Erhalt uns Herr bei deinem Wort.

Papst Gregor I.
zugeschrieben, circa 540–604 n. Chr.

Es ist seit fast 100 Jahren bekannt, dass Fasten, also der bewusste Verzicht auf Nahrung, Diabetes heilt. Dr. Elliott Joslin, einer der bekanntesten Diabetesspezialisten aller Zeiten, schrieb bereits im Jahr 1916 über seine Erfahrungen mit dem Fasten. Er war von der Wirksamkeit des Fastens so überzeugt, dass er weitere Studien für unnötig hielt. Bei Typ-2-Diabetes scheint es naheliegend zu sein, dass bei Nahrungsverzicht der Blutzuckerspiegel fällt und ein Gewichtsverlust eintritt. Sobald man abnimmt, kehrt sich der Typ-2-Diabetes um. Was sollte daran falsch sein?

Wie wir gesehen haben, schwand das Interesse an ernährungsbezogenen Diabetestherapien mit der Entdeckung des Insulins. Während Insulin tatsächlich ein Wundermittel für Typ-1-Diabetes war, bot es für Typ-2-Diabetes kein Patentrezept. Das Interesse am Fasten ließ nach, als sich Ärzte auf das konzentrierten, was ihre bevorzugte Behandlungsmethode für das nächste Jahrhundert sein würde: Medikamente, Medikamente und nochmals Medikamente. Wenn die American Diabetes Association sagt, dass es für Typ-2-Diabetes keine Heilung gibt, meint sie eigentlich, dass diese Krankheit *nicht mit Medikamenten* heilbar ist. Aber das sind zwei völlig verschiedene Aussagen.

Wir wissen schon seit Langem, dass bariatrische Operationen Typ-2-Diabetes rückgängig machen können, weil sie eine plötzliche massive Kalorienreduktion auslösen, die den Insulinspiegel zum Fallen bringt. *Ein bariatrischer Eingriff ist gewissermaßen ein operativ erzwungenes Fasten.* Eine Studie, die beide Ansätze direkt miteinander vergleicht, zeigt, dass es dem Fasten sogar besser als einer Operation gelingt, das Gewicht zu senken und die Blutglucose zu reduzieren.[1] Fasten führt beinahe zu einem doppelt so hohen Gewichtsverlust wie ein bariatrischer Eingriff.

Die Lebensmittelrationierung in Europa im Ersten und Zweiten Weltkrieg begrenzte alle Nahrungsmittel, nicht nur Zucker. Diese Sparmaßnahmen reduzierten die Kalorienzufuhr plötzlich und erheblich und stellten damit ebenfalls ein erzwungenes Fasten dar. In jener Zeit sank die diabetesbedingte Sterberate gewaltig. Zwischen den Kriegen kehrten die Menschen zu ihrem üblichen Essverhalten zurück – und die Mortalität stieg wieder auf ihr altes Niveau an. Lebensmittelrationierung gehört in den meisten Ländern heutzutage der Vergangenheit an, aber wichtig ist in diesem Zusammenhang folgender Punkt: Eine strikte Reduktion der Nahrungszufuhr hat das Potenzial, Typ-2-Diabetes vollständig umzukehren. Wieder einmal scheint das naheliegend zu sein. Mit schwindendem Gewicht schwindet auch der Typ-2-Diabetes.

Aber eine Operation oder kriegsbedingte Rationierung ist nicht die einzige Art, diesen plötzlichen massiven Kalorienentzug zu schaffen. Wir können auch ohne äußere Einwirkung aufhören zu essen. Das ist das bewährte alte Heilverfahren des Fastens.

Das Hauptproblem bei Typ-2-Diabetes ist zu viel Zucker im Körper. Deshalb hängt die Umkehr von Diabetes von zwei Dingen ab:

1. Wir müssen aufhören, uns neuen Zucker zuzuführen.
2. Wir müssen den vorhandenen Zucker verbrennen.

Eine kohlenhydratarme, fettreiche Ernährung senkt die eingehende Glucoselast, trägt aber wenig dazu bei, bereits bestehende Reserven zu verbrennen. Körperliche Aktivität kann zwar helfen, aber die Auswirkung der Kompensation schränkt auch ihre Wirksamkeit ein. Außerdem leert sich durch Bewegung vor allem das Glykogen der Skelettmuskeln und weniger das der Fettleber, die den Eckpfeiler dieser Krankheit bildet.

Intermittierendes Fasten kann beide Fliegen mit einer Klappe schlagen. Es ist die wirksamste natürliche Therapie, die es für Typ-2-Diabetes gibt. Aber kann man nicht einfach über den Tag verteilt weniger essen, um denselben Effekt zu erzielen? Das klingt logisch, aber die einfache Antwort ist: Nein. Eine *kontinuierliche* geringfügige Einschränkung der Kalorienzufuhr ist nicht dasselbe wie eine *intermittierende* massive Restriktion. Das erkläre ich Ihnen jetzt genauer.

Der Unterschied zwischen intermittierendem Fasten und kontinuierlicher Kalorienreduktion

Im Death Valley in Kalifornien herrscht eine Durchschnittstemperatur von 25 Grad Celsius. Das klingt herrlich, oder? Und dennoch würden die meisten Einwohner die Temperatur kaum als herrlich beschreiben, denn im Sommer sind die Tage sengend heiß und im Winter eiskalt. Wenn man hundertmal von einer 30 Zentimeter hohen Mauer springt, ist das etwas ganz anderes, als wenn man einmal von einer 30 Meter hohen Mauer springt. Der Unterschied zwischen diesen beiden Höhen ist schlichtweg der Unterschied zwischen Leben und Tod. Würden Sie es vorziehen, sieben graue verregnete Tage mit einem durchschnittlichen Niederschlag von 2 Zentimetern zu haben oder sechs Sonnentage gefolgt von einem Tag mit Regenschauern und einer Niederschlagsmenge von 14 Zentimetern?

Wie Abbildung 15.1 zeigt, erzählt der Durchschnitt nicht die ganze Geschichte.

Der Durchschnitt erzählt nicht die ganze Geschichte

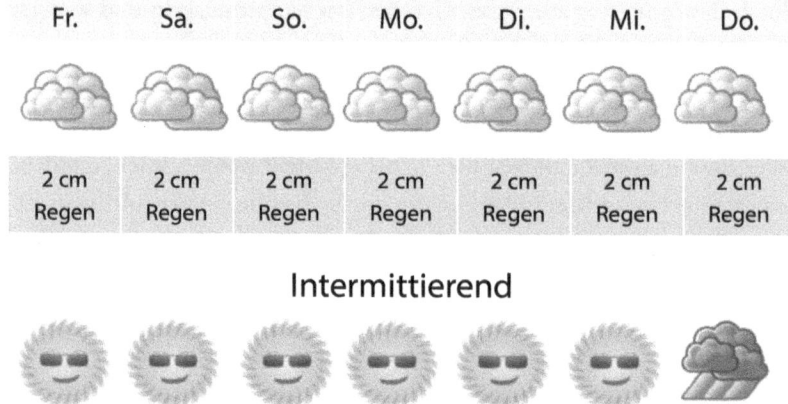

Diese Beispiele zeigen auf anschauliche Weise, dass der Durchschnitt nur einen Teil der Geschichte erzählt. Die *Frequenz* des Ereignisses ist von maßgeblicher Bedeutung. Warum sollten wir also annehmen, dass eine tägliche Reduktion der Energiezufuhr um 300 Kalorien über einen Zeitraum von sieben Tagen dasselbe ist wie die Reduktion von 2100 Kalorien an einem einzigen Tag? *Eine kontinuierliche Kalorienrestriktion ist nicht dasselbe wie intermittierendes Fasten.* Beide Szenarien lösen im Körper völlig unterschiedliche hormonelle Reaktionen aus. Der Unterschied zwischen diesen beiden Optionen ist der Unterschied zwischen Erfolg und Misserfolg.

Die Strategie der Portionskontrolle, die bei einer konstanten Kalorienreduktion angewendet wird, ist die gängigste Empfehlung, um sowohl Übergewicht als auch Typ-2-Diabetes zu behandeln. Die American Diabetes Association rät, sich »auf eine gesunde Ernährung, körperliche Aktivität und Verhaltensstrategien zu konzentrieren, um ein Energiedefizit von 500 bis 750 Kalorien pro Tag zu erzielen«[2]. Sie rät Patienten außerdem dazu, diese Reduktion gleichmäßig über den Tag zu verteilen, statt ein Zeitfenster zu wählen, in dem nichts gegessen wird. Diätetiker empfehlen ihren Patienten oft, vier-, fünf- oder sogar sechsmal am Tag eine kleine Mahlzeit zu essen. Um diese Reduktionsstrategie zu unterstützen, sind überall Nährwertangaben abgedruckt – auf Speisekarten, Verpackungen und Getränken. Und als wäre das nicht genug, gibt es Tabellen, Apps und Hunderte von Büchern, die uns dabei helfen wollen, Kalorien zu zählen. Trotz all dieser Hilfen ist eine erfolgreiche Gewichtsreduktion unter Verwendung dieses Ansatzes genauso selten anzutreffen wie ein Grizzlybär, der sich in Maßhaltung übt.

Wer hat die Strategie der Portionskontrolle nicht schon einmal ausprobiert? Funktioniert sie? Nein, so gut wie nie. Daten aus Großbritannien weisen darauf hin, dass dieser Ratschlag bei nur einem von 210 fettleibigen Männern und einer von 124 fettleibigen Frauen erfolgreich ist.[3] Das ist eine Ausfallquote von 99,5 Prozent, und dieses Ergebnis fällt bei krankhafter Fettleibigkeit sogar noch schlechter aus. Was immer Sie also auch glauben mögen – Portionskontrolle funktioniert nicht. Das ist eine empirisch erwiesene Tatsache. Schlimmer noch, sie hat sich in der bitteren Enttäuschung von Millionen von Anhängern dieser Methode praktisch erwiesen.

Aber warum funktioniert der Ansatz nicht? Weil durch die kontinuierliche Kalorienreduktion das Hungergefühl zunimmt und der Stoffwechsel gedrosselt wird. Intermittierendes Fasten ist deshalb erfolgreich, weil es günstige hormonelle Veränderungen bewirkt, die eine kontinuierliche Kalorienreduktion nicht herbeizuführen vermag. Vor allen Dingen senkt es den Insulinspiegel und verringert die Insulinresistenz.

Denken Sie noch einmal an die Geschichte vom Hirtenjungen und dem Wolf. Wenn der Junge eine Zeit lang keinen falschen Alarm gibt, werden die Dorfbewohner wieder hellhörig. Aber wenn er ständig leise Warnrufe von sich gibt, schalten sie ab. Die Resistenz hängt also nicht nur von einem hohen Insulinspiegel ab, sondern auch von der Beständigkeit dieses erhöhten Spiegels. Intermittierendes Fasten verhindert die Entwicklung einer Insulinresistenz, indem längere Phasen mit wenig Insulin geschaffen werden, die die Insulinsensitivität des Körpers aufrechterhalten. Das ist der Schlüssel, um Prädiabetes und Typ-2-Diabetes rückgängig zu machen.

Es gibt Studien, die eine tägliche Kalorienreduktion mit intermittierendem Fasten vergleichen, wobei in beiden Fällen die Kalorienzufuhr ähnlich ist.[4] Die Probanden hielten sich an eine Mittelmeerdiät mit einem Fettanteil von 30 Prozent, aber die eine Gruppe reduzierte ihre Kalorienzufuhr täglich, während die andere Gruppe nur an zwei Tagen in der Woche deutlich weniger zu sich nahm und sich ansonsten nicht einschränkte. Das heißt, die Gruppen unterschieden sich nur im Hinblick auf die Mahlzeitfrequenz; die Kalorienmenge und Speisewahl waren in beiden Fällen gleich. Über einen Zeitraum von sechs Monaten zeigten sich hinsichtlich der Menge an verlorenem Körpergewicht und Körperfett keine Unterschiede, sehr wohl aber hinsichtlich des Insulinspiegels und der Insulinsensitivität. Wie Sie bereits wissen, ist der Insulinspiegel auf lange Sicht maßgeblich an der Entstehung von Insulinresistenz und Fettleibigkeit beteiligt.

Bei denjenigen, die jeden Tag ihre Kalorienzufuhr geringfügig einschränkten, fiel der Insulinspiegel schnell ab, erreichte aber nach kurzer Zeit ein Plateau. Die Gruppe, die intermittierend fastete, konnte hingegen trotz der ähnlichen Gesamtkalorienzufuhr ihr Nüchterninsulin – ein wesentlicher Marker für eine verbesserte Insulinresistenz – kontinuierlich senken.

Die Auswirkung des Fastens auf die Insulinresistenz[5]

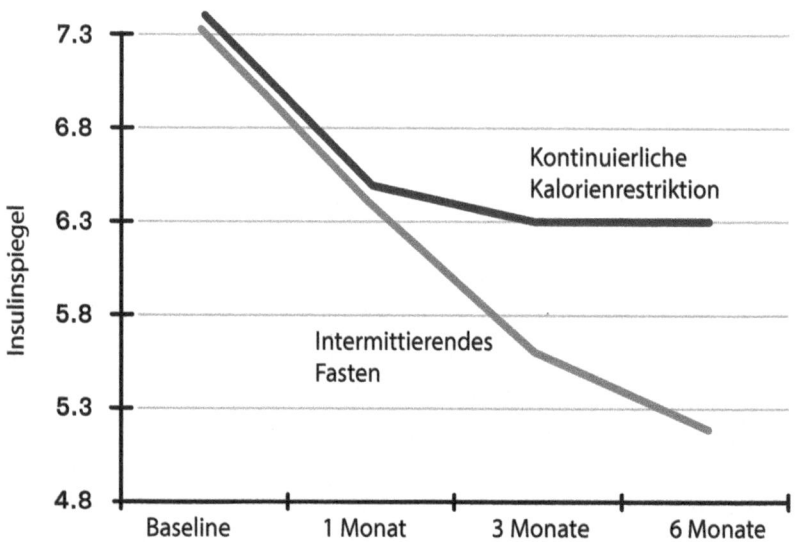

Da Typ-2-Diabetes eine Krankheit ist, die auf Hyperinsulinämie und Insulinresistenz zurückzuführen ist, hatte die Strategie des intermittierenden Fastens da Erfolg, wo die Kalorienrestriktion scheiterte. Es war die *Periodizität* (also die langen Esspausen), die diesen Ansatz so effektiv machte.

Eine vor einiger Zeit durchgeführte zweiwöchige Studie verglich die Strategie der Portionskontrolle mit dem intermittierenden Fasten bei fettleibigen Erwachsenen.[6] Die erste Gruppe, die die Strategie der Portionskontrolle anwendete, reduzierte ihren geschätzten Tagesbedarf um 400 Kalorien. Die Fastengruppe aß abwechselnd einen Tag normal und einen Tag nichts.

Die wichtigste Schlussfolgerung war, dass Fasten eine sichere und effektive Therapie war, die jeder ohne großen Aufwand befolgen konnte. Die Fastengruppe nahm nicht nur insgesamt mehr ab – im metabolisch so wichtigen Bauchbereich war der Fettverlust mehr als doppelt so hoch. Die Gruppe, die ihre Portionen kontrollierte, verlor Fett, aber auch magere Körpermasse, die Fastengruppe hingegen nicht. Der Anteil der mageren Körpermasse stieg durch das Fasten um 2,2 Prozent, mit der Portionskontrolle hingegen nur um 0,5 Prozent. Mit anderen Worten: Fasten schafft es viermal besser als Portionskontrolle, magere Masse zu erhalten. (So viel zu dem Mythos »Durch Fasten baut man Muskelmasse ab«.)

Warum ist Fasten trotz des nachgewiesenen Erfolgs dann nicht beliebter? Eines der größten Hemmnisse ist der Mythos des Verhungerns.

Überwindung des Mythos des Verhungerns

The Biggest Loser ist eine Fernsehshow, bei der extrem übergewichtige Teilnehmer gegeneinander antreten und derjenige zum Sieger gekürt wird, der im Laufe der Staffel am meisten Gewicht verliert. Das Abnehmprogramm besteht aus zwei Komponenten: einer kalorienreduzierten Ernährung, die etwa 70 Prozent des Energiebedarfs der Teilnehmer deckt – normalerweise sind das 1200 bis 1500 Kalorien pro Tag –, und einem intensiven Fitnessprogramm, das normalerweise mehr als zwei Stunden täglich in Anspruch nimmt.[7] Das ist der klassische Ansatz »Weniger essen, mehr bewegen«, den alle Ernährungsexperten befürworten, weshalb die *Biggest-Loser*-Diät im Ranking des *US News & World Report 2015* der besten Blitzdiäten gut abschnitt.[8] Und der Ansatz funktioniert auch – allerdings nur kurzfristig. Es zeigt sich, dass der durchschnittliche Gewichtsverlust über einen Zeitraum von sechs Monaten knapp 58 Kilogramm pro Person betrug. Das ist erstaunlich viel! Langfristig jedoch brachte es die aus der zweiten Staffel bekannte Teilnehmerin Suzanne Mendonca am treffendsten auf den Punkt, die sagte, dass es niemals eine Wiedersehensshow mit allen Staffelsiegern geben würde, weil »wir alle wieder fett sind«.[9]

Der Grundumsatz dieser Teilnehmer – also die Energie, die nötig ist, damit das Herz weiterhin schlägt, die Lunge atmet, das Gehirn denkt, die Nieren entgiften et cetera – fiel steil ab. In den sechs Monaten sank ihr Grundumsatz um durchschnittlich 789 Kalorien. Anders ausgedrückt: Sie verbrannten jeden Tag 789 Kalorien weniger. Das ist eine unüberwindliche Hürde, die einen nachhaltigen Gewichtsverlust nahezu unmöglich macht. Denn mit dem erlahmenden Stoffwechsel stagniert auch die Gewichtsabnahme. Eine kontinuierliche Kalorienreduktion zwingt den Körper dazu, seine Leistung herunterzufahren, um sich an die verringerte Kalorienzufuhr anzupassen. Diese Kompensation wird manchmal auch »Hungerstoffwechsel« oder »Hungermodus« genannt. Sobald der Verbrauch geringer ist als die Zufuhr, setzt die allzu bekannte Gewichtszunahme wieder ein. Und das war's dann mit der Wiedersehensshow. Selbst nach sechs Jahren erholt sich der Grundumsatz nicht.[10]

Aber das ist nichts wirklich Neues. Diese Erlahmung des Stoffwechsels infolge einer Kalorienrestriktion ist schon seit über 50 Jahren wissenschaftlich erwiesen. In den 1950er Jahren setzte Dr. Ancel Keys im berühmten Minnesota Starvation Experiment[11] Freiwillige auf eine Diät mit 1500 Kalorien pro Tag. Trotz des ominösen Studiennamens schränkte diese Diät den normalen Kalorienbedarf der Probanden lediglich um 30 Prozent ein – eine Kalorienrestriktion, die vielen heute empfohlenen Diäten ähnelt. Infolge der Drosselung der Energiezufuhr sank der Grundumsatz der Probanden also um etwa 30 Prozent. Die Folge: Sie froren, waren müde und hungrig. Als sie wieder normal aßen, nahmen sie zu und kehrten zu ihrem ursprünglichen Gewicht zurück. Die Umkehr von Typ-2-Diabetes hängt maßgeblich davon ab, die überschüssige Glucose im Körper zu verbrennen, deshalb wird eine tägliche Kalorienreduktion nicht funktionieren. Das Geheimnis des langfristigen Abnehmens besteht darin, den Grundumsatz aufrechtzuerhalten. Was versetzt Sie *nicht* in den Hungerstoffwechsel? *Tatsächliches Hungern!* Oder zumindest eine kontrollierte Version davon, nämlich intermittierendes Fasten. Fasten löst zahlreiche hormonelle Anpassungen aus, die sich bei einer simplen Kalorienreduktion nicht einstellen: Das Insulin fällt steil ab und verhindert so eine Insulinresistenz. Das Noradrenalin steigt an und sorgt dafür, dass der Stoffwechsel rege bleibt. Das Wachstumshormon Somatotropin steigt und sorgt für den Erhalt magerer Körpermasse.

Kontrollierte Experimente bestätigen dies. Der Grundumsatz (gemessen als Ruheenergiebedarf) fällt nicht, wenn ein Mensch vier Tage fastet – er nimmt sogar um 12 Prozent zu! Die Sauerstoffaufnahme, ein weiteres Maß für den Grundumsatz, das den Sauerstoffverbrauch pro Minute misst, steigt ebenfalls an.[12] Viele andere Studien haben diese Ergebnisse bestätigt. Selbst ein 22-tägiges alternierendes Fasten führte nicht zu einer Verringerung des Grundumsatzes.[13]

Metabolische Veränderungen über eine Fastendauer von vier Tagen[14]

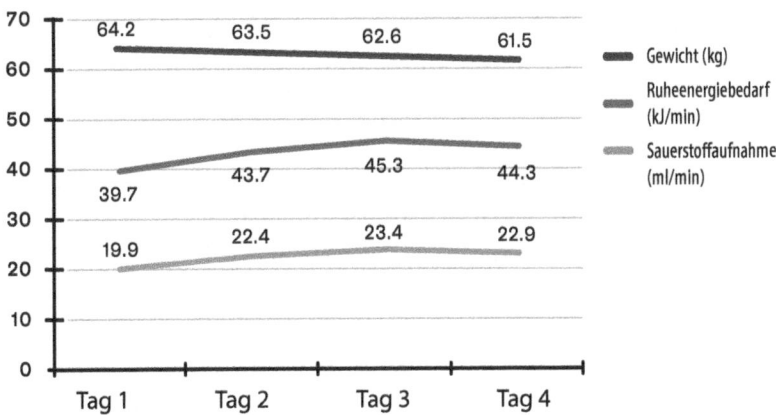

Denken Sie noch einmal an die erwähnte Studie, in der die Portionskontrolle dem Fasten gegenübergestellt war. Die Portionskontrolle ließ den Grundumsatz um 76 Kalorien pro Tag sinken. Im Gegensatz dazu war das Fasten mit keinem statistisch signifikanten Abfall des Energieverbrauchs assoziiert. Mit anderen Worten: Die tägliche Kalorienreduktion schaltet den Körper in den Hungerstoffwechsel, das Fasten hingegen nicht. Die Studie kam zu dem Schluss: »Wichtig ist, dass alternierendes Fasten mit keinem erhöhten Risiko für eine erneute Gewichtszunahme assoziiert war.« Die Bedeutung dieser Feststellung ist jedem klar, der schon einmal versucht hat abzunehmen. Man kann mit praktisch jeder Diät abnehmen, aber es kann ein echter Kampf sein, diesen Gewichtsverlust dauerhaft zu halten.

Fasten funktioniert, weil der Grundumsatz hoch bleibt. Warum? Das ist ein Überlebensmechanismus. Stellen Sie sich vor, Sie sind ein steinzeitlicher Höhlenmensch. Es ist Winter und es herrscht Nahrungsknappheit. Wenn Ihr Körper in den Hungerstoffwechsel schaltet, wird Ihnen die Energie fehlen, um sich auf Nahrungssuche zu begeben. Ihre Lage verschlechtert sich zusehends, und Sie sterben schließlich an Entkräftung. Die menschliche Spezies wäre also schon längst ausgestorben, wenn der Körper jedes Mal herunterführe, wenn wir einige Stunden nichts zu essen bekämen. Während des Fastens stellt Ihr Körper seinen großen Vorrat an gespeicherter Nahrungsenergie zur Verfügung – das Körperfett. Ihr Grundumsatz bleibt hoch, und statt sich neue Nahrung als Energie zuzuführen, verwenden Sie die bereits zugeführte Nahrung, die Ihr Körper als Fett gespeichert hat. Genau deswegen hat er es ja gespeichert. Jetzt haben Sie genug Energie, um ein Mammut zu jagen!

Beim Fasten verbrennen wir also zuerst das in der Leber gespeicherte Glykogen. Wenn dieser Vorrat aufgebraucht ist, greifen wir auf unser Körperfett zurück. Oh, hier übrigens die gute Nachricht: Es gibt jede Menge davon. Und das verbrennen wir. Und da uns über diesen Kanal viel Energie zur Verfügung steht, muss der Körper nicht in den Hungermodus schalten und seinen Grundumsatz herunterfahren. *Das ist der Unterschied zwischen einer nachhaltigen Gewichtsabnahme und lebenslanger Verzweiflung.* Das ist der kleine, aber feine Unterschied zwischen Erfolg und Misserfolg. Fasten sorgt für vorteilhafte hormonelle Veränderungen, die durch eine konstante Nahrungsaufnahme gänzlich verhindert werden, selbst wenn die Kalorienzufuhr gedrosselt wird. Es ist die *Periodizität* des Fastens, die diese Methode so viel wirksamer macht.

Wenn wir wollen, dass unser Körper den Zucker verbrennt, der Typ-2-Diabetes verursacht, brauchen wir die Flamme unseres Grundumsatzes, um auf Kurs zu bleiben. Wir können unsere neuen, diabetesfreien Körper im Feuer des Fastens schmieden.

Fasten oder Low Carb: Was ist besser?

Sowohl das intermittierende Fasten als auch verschiedene LCHF-Diäten senken effektiv das Insulin, sie können also beide zu einem Gewichtsverlust führen und Typ-2-Diabetes rückgängig machen. Fasten senkt das Insulin maximal, deshalb ist es so ziemlich die schnellste und effizienteste Methode, die es gibt. Trotzdem schneidet die sehr kohlenhydratarme Diät erstaunlich gut ab, weil sie 71 Prozent der Vorteile des Fastens bietet, ohne dass man tatsächlich fasten muss.[15] Im Vergleich zu einer konventionellen Ernährungsweise, die zu 55 Prozent aus Kohlenhydraten besteht, reduzieren Low-Carb-Diäten das Insulin um etwa die Hälfte, obwohl die Kalorienzufuhr in beiden Fällen relativ ähnlich ist. Mit Fasten reduziert man diesen Wert noch einmal um die Hälfte. Das hat eine enorme Durchschlagskraft.

Studien zeigen vor allem, dass die Vorteile, die eine Kohlenhydratrestriktion auf die Blutglucose hat, *nicht* einfach nur auf die Kalorienrestriktion zurückzuführen ist. Das ist gut zu wissen, wenn man an die vielen Gesundheitsexperten denkt, die unablässig predigen, dass »alles eine Frage der Kalorien ist«. Das stimmt nicht. Wenn dem so wäre, würde bei gleicher Kalorienzahl ein Teller mit Brownies genauso dick machen und genauso wahrscheinlich Typ-2-Diabetes verursachen wie ein Grünkohlsalat mit gegrilltem Lachs und Olivenöl. Aber diese Vorstellung ist natürlich lachhaft.

Je mehr wir stark verarbeitete Nahrung mit insulinanregender Wirkung zu uns nehmen, umso mehr müssen wir fasten, um den Insulinspiegel wieder zu senken. Und zu diesem Zweck ist Fasten *unschlagbar*. Aber sollten Sie fasten oder lieber einer LCHF-Diät folgen? Es ist zum Glück keine Entweder-oder-Entscheidung. Um die bestmöglichen Ergebnisse zu erzielen, können Sie sowohl fasten als auch einer LCHF-Diät folgen.

Wenn Ernährungsinterventionen die Blutglucose und das Insulin bei Typ-2-Diabetes senken, warum brauchen wir dann überhaupt noch Medikamente? *Wir brauchen sie nicht.* Typ-2-Diabetes ist eine ernährungsbedingte Krankheit, und eine Ernährungsumstellung wird diese Krankheit rückgängig machen.

Fasten bei Typ-2-Diabetes

Mit Fasten haben wir die Möglichkeit, den Zucker auf natürlichem Weg aus dem Körper zu leiten. Sobald unsere »Zuckerschüssel« leer ist, dringt keine eingehende Glucose mehr ins Blut, und damit werden die Kriterien nicht mehr erfüllt, die vorliegen müssen, damit der Diabetes bestehen bleibt. Wir haben damit die Weichen gestellt, um die Krankheit rückgängig zu machen.

Bereits im Jahr 1916 berichtete Dr. Joslin von den Vorteilen des Fastens für Diabetes. In der modernen Ära gibt es Berichte von 1969, die diese Vorteile bestätigen: 13 fettleibige Patienten wurden aufgrund ihrer Gewichtsprobleme im Krankenhaus behandelt, und man stellte dort fest, dass sie nicht nur Adipositas hatten, sondern auch Typ-2-Diabetes. Sie fasteten zwischen 17 und 99 Tagen und nahmen dabei im Durchschnitt 20 Kilogramm ab. Der Diabetes wurde in allen Fällen rückgängig gemacht. Interessanterweise hing diese Umkehr nicht vom Gewichtsverlust ab,[16] was wieder einmal zeigt, dass nicht der insgesamt erzielte Fettverlust eine Rolle spielt, sondern vielmehr der Verlust von ektopischem Fett.

Beim Fasten mit Typ-2-Diabetes gelten bestimmte Grundprinzipien. Wie lange es dauert, um die Krankheit rückgängig zu machen, hängt davon ab, wie streng man fastet und wie lange die Krankheit bereits besteht. Ein längeres, intensiveres Fasten führt zu schnelleren Ergebnissen, aber wenn schon seit 20 Jahren Diabetes vorliegt, ist eine Heilung nach nur wenigen Monaten unwahrscheinlich. Es wird voraussichtlich länger dauern, obwohl die genaue Dauer von Patient zu Patient variiert.

Fasten und die Einnahme von Medikamenten

Wenn Sie Medikamente einnehmen, müssen Sie vor dem Fasten *unbedingt* mit Ihrem Arzt sprechen. Antidiabetika werden abhängig von Ihrer aktuellen Ernährung verordnet. Wenn Sie Ihre Ernährung umstellen, ohne Ihre Medikamente entsprechend anzupassen, riskieren Sie hypoglykämische Reaktionen, die extrem gefährlich sein können. Zittern, Schweißausbrüche oder Übelkeit sind noch leichtere Nebenwirkungen, in schwereren Fällen können Sie das Bewusstsein verlieren oder sogar sterben. Eine sorgfältige Kontrolle und Anpassung Ihrer Medikamente ist daher absolut lebensnotwendig!

Bei manchen Antidiabetika, vor allem bei Insulin und Sulfonylharnstoffen, ist das Auftreten von Hypoglykämie viel wahrscheinlicher. Bei Metformin, DPP-4- und SGLT-2-Hemmern ist die Gefahr von Hypoglykämie geringer, weshalb diesen der Vorzug zu geben ist. Wenn Sie Antidiabetika nehmen – ich wiederhole: reden Sie zuerst mit Ihrem Arzt! – ist es wichtig, Ihre Blutglucose regelmäßig zu messen. Prüfen Sie Ihren Blutzuckerspiegel an Fasten- und Esstagen mindestens zweimal täglich, idealerweise bis zu viermal täglich. Wenn Sie keine Medikamente nehmen, ist das nicht notwendig. Der Blutzucker fällt vielleicht leicht ab, sollte aber im Normbereich bleiben.

Ihr Arzt kann Ihnen sagen, ob Sie die Dosis von Antidiabetika, vor allem Insulin, an Fastentagen reduzieren oder unverändert lassen sollten. Wenn die Blutglucose zu hoch steigen sollte, können sie bei Bedarf genommen werden. Eine moderat erhöhte Blutglucose ist eher selten problematisch, weil man damit rechnen kann, dass sie durch das Fasten sinkt. In meinem IDM-Programm peilen wir bei fastenden Patienten, die medikamentös behandelt werden, eine Blutglucose von 8,0 bis 10,0 mmol/L an. Dieser Bereich ist höher als die Norm bei Nichtfasten. Ein leicht erhöhter Blutzuckerwert ist kurzfristig ungefährlich, und dieser höhere Bereich schafft einen Spielraum, um die erwähnten gefährlicheren hypoglykämischen Reaktionen zu verhindern. Ich finde, dass das ein guter Kompromiss ist. Langfristig ist es das Ziel, alle Medikamente erfolgreich zu reduzieren und schließlich ganz abzusetzen, und dabei einen normalen Blutzuckerspiegel zu halten.

Wenn Sie sich nicht sicher sind, ob Sie ein Medikament nehmen sollen oder nicht, ist es in der Regel besser, während des Fastens weniger zu nehmen. Sollte die Blutglucose zu stark steigen, können Sie die Dosis bei Bedarf immer noch erhöhen. Wenn Sie aber im Voraus zu viel nehmen und sich eine Hypoglykämie entwickelt, müssen Sie etwas Zucker zu sich nehmen, um diesen Zustand auszugleichen. Damit ist jedoch die Fastenphase beendet, was für die Umkehr des Diabetes kontraproduktiv ist. Wieder gilt: Fragen Sie Ihren Arzt!

Medikamente, die keine Antidiabetika sind, können oft wie gewohnt weiter eingenommen werden, obwohl Sie auch dies zuerst mit Ihrem Arzt besprechen sollten. Um Nebenwirkungen zu vermeiden, sollten manche Medikamente unmittelbar vor oder während des Essens eingenommen werden. Auf nüchternen Magen können beispielsweise Metformin und Eisenpräparate zu Durchfall und Magenbeschwerden führen. Auch Magnesiumsupplemente können Durchfall verursachen, Aspirin Magenschmerzen und Magengeschwüre. Zwar sind viele Aspirinpräparate magensaftresistent, dennoch können die genannten Nebenwirkungen auftreten.

Die Auswahl eines Fastenprogramms

Es gibt nicht das *eine* einzig richtige Fastenprogramm. Es geht vielmehr darum, das Programm zu wählen, das sich für Sie am besten eignet. Manche Leute kommen mit einer längeren Fastenphase gut zurecht, während andere mit kürzeren, häufigeren Fastenphasen bessere Ergebnisse erzielen. Probieren Sie ruhig unterschiedliche Formen des Fastens aus, um die Variante zu finden, die für Sie am besten funktioniert.

In meinem IDM-Programm fangen Typ-2-Diabetiker oft damit an, dreimal pro Woche für 36 Stunden zu fasten. In den Essphasen verordnen wir kohlenhydratarme, fettreiche Kost. Unsere Patienten unterliegen einer strengen medizinischen Überwachung. Sobald ein Patient mit dem Programm anfängt, beobachten wir seine Reaktion auf das Fasten und nehmen bei Bedarf Kurskorrekturen vor. Manche machen eine klassische Fastenkur und trinken nur Wasser, andere nehmen überwiegend Fett zu sich, wieder andere trinken nur Kraftbrühe. Es ist wichtig, viel zu trinken, um hydriert zu bleiben, und das eigene Wohlbefinden im Blick zu behalten. Wenn Sie sich zu irgendeinem Zeitpunkt krank fühlen, hören Sie auf und konsultieren Sie Ihren Arzt. Ungeachtet des gewählten Programms sollten Sie regelmäßig Körpergewicht, Bauchumfang, Medikamente und Blutzuckerspiegel prüfen. Wenn sich alles in die richtige Richtung bewegt, können Sie weitermachen. Wenn Ihre Ergebnisse stagnieren oder schlechter werden, müssen Sie Ihren Speiseplan überdenken. Sprechen Sie mit Ihrem Arzt darüber, welche anderen Optionen es für Sie gibt.

Jeder Mensch reagiert anders auf das Fasten. Manche Patienten, die schon lange an Diabetes leiden, können ihn in wenigen Wochen vollständig umkehren. Andere erzielen selbst mit intensivem Fasten nur sehr langsame Fortschritte. Nur weil sich nicht die Ergebnisse einstellen, die Sie sich wünschen, heißt das aber noch lange nicht, dass Sie etwas falsch machen oder Fasten für Sie ungeeignet ist. Vielleicht haben Sie einfach noch nicht das optimale Programm gefunden.

Die Dauer und die Frequenz des Fastens sind zwei Stellschrauben, an denen Sie drehen können, um bessere Ergebnisse zu erzielen. Fasten Sie häufiger und dafür kürzer. Oder verlängern Sie Ihre Fastenphasen. Oft ist es nützlich, im Abstand von drei bis sechs Monaten länger zu fasten. Oder schränken Sie die Nahrungszufuhr stärker ein und trinken Sie anstelle von Brühe nur noch Wasser. Wenn Ihnen das Fasten an sich schwerfällt, kann es nützlich sein, Ihre Ernährung stärker zu reglementieren und zu versuchen, den Kohlenhydratkonsum weiter zu reduzieren.

Was Sie erwarten können, wenn Sie mit dem Fasten anfangen: Entgiftung

Es kann eine Weile dauern, bis Sie sich an das Fasten gewöhnt haben. Es ist nicht ungewöhnlich, Hungeranfälle, Kopfschmerzen oder sogar Muskelkrämpfe und Hautreizungen zu bekommen. Diese Nebenwirkungen sind oft ein Zeichen dafür, dass sich der Körper seiner toxischen Zuckerlast entledigt. Sie lassen meist nach und verschwinden nach einigen Wochen – aber sprechen Sie trotzdem mit Ihrem Arzt darüber. Ein weiteres Zeichen dafür, dass sich der Körper des überschüssigen Zuckers entledigt, ist das sogenannte Dawn-Phänomen.

Was Sie nach einer Fastenphase erwarten können: Das Dawn-Phänomen

Nach einer Fastenphase, vor allem am Morgen, haben manche Menschen eine hohe Blutglucose. Dieses Dawn-Phänomen, der »Morgengrauen-Effekt«, wurde erstmals vor 30 Jahren beschrieben und ist auf die zirkadiane Rhythmik zurückzuführen. Kurz vor dem Aufwachen (gegen vier Uhr morgens) schüttet der Körper vermehrt Adrenalin, Somatotropin, Glucagon und Cortisol aus, um sich auf den Tag vorzubereiten. Adrenalin sorgt für einen Energieschub. Das Wachstumshormon Somatotropin trägt dazu bei, den Körper zu reparieren und neues Protein zu synthetisieren. Glucagon hilft, die gespeicherte Glucose zu mobilisieren und ins Blut zu transportieren, damit sie als Energie genutzt werden kann. Cortisol, das Stresshormon, bereitet uns auf Aktivität vor. Wir sind schließlich nie so entspannt wie im Tiefschlaf. Dieser normale zirkadiane Hormonanstieg sagt der Leber, dass sie anfangen soll, etwas Glucose freizusetzen, und aktiviert den Körper generell. Er ist gewissermaßen ein hormoneller Tritt in den Hintern.

Die Hormone werden schubweise ausgeschüttet, mit einer morgendlichen Spitze, die im Laufe des Tages abfällt. Wenn kein Diabetes vorliegt, der Blutzucker also nicht künstlich reguliert werden muss, ist das Dawn-Phänomen etwas ganz Normales, aber die meisten gesunden Menschen bemerken es nicht, weil der Anstieg sehr gering ist. Bei etwa 75 Prozent der Typ-2-Diabetiker äußert es sich jedoch als erkennbarer Anstieg des Blutzuckerspiegels am frühen Morgen. Der Anstieg kann unterschiedlich hoch sein und tritt bei allen Patienten ein, ob sie Insulin einnehmen müssen oder nicht, weil sich die große Fettleber um jeden Preis verkleinern will. Sobald sie das Signal erhält, gibt die Leber Zucker ins Blut ab. Wie ein prallvoller Ballon schüttet sie große Mengen an Zucker aus, um sich von dieser toxischen Last zu befreien. Zur Veranschaulichung: Denken Sie an eine Situation, in der Sie einen großen Harndrang hatten. Sie hatten zu viel getrunken, aber es war weit und breit keine Toilette in Sicht. Als Sie sich endlich erleichtern konnten, war der Harnfluss schnell und stark, richtig? Das ist das Dawn-Phänomen.

Dasselbe Phänomen existiert in längeren Fastenphasen, die dieselben hormonellen Veränderungen bewirken wie das kürzere Fasten über Nacht. Das Insulin fällt, weshalb die Leber einen Teil ihres gespeicherten Zuckers und Fetts freisetzt. Das ist ganz natürlich. Bei Typ-2-Diabetes fließt die große Zuckermenge zu schnell aus der Fettleber und erscheint, wie ein ungebetener Gast, als Glucose im Blut. Selbst wenn Sie eine Zeit lang nichts gegessen haben, wird der Körper immer noch seinen Zuckerspeicher leeren.

Ist das etwas Schlechtes? Nein, ganz und gar nicht. Wir bewegen den Zucker einfach von seinem Speicherort in der Leber, wo wir ihn nicht sehen konnten, ins Blut, wo er sichtbar wird. Das Dawn-Phänomen, oder höhere Blutglucose während des Fastens, heißt nicht, dass Sie etwas falsch machen. Es ist ganz normal. Es heißt nur, dass mehr getan werden muss, um den im Körper gespeicherten Zucker zu verbrennen.

Wenn Ihr Blutzucker beim Fasten steigt, müssen Sie sich fragen, woher die Glucose kam. Die einzige logische Erklärung ist, dass sie aus Ihrem eigenen Körper stammt. Sie schaffen einfach einen Teil der gespeicherten Nahrungsenergie aus dem Körper ins Blut, wo sie Ihnen zur sofortigen Nutzung zur Verfügung steht.

Der Weg zur Heilung: Prävention, Behandlung, Beseitigung

Stellen Sie sich eine Welt ohne Fettleibigkeit, Typ-2-Diabetes und das metabolische Syndrom vor. Keine diabetesbedingten Nieren- und Nervenschäden oder Erblindungen mehr. Keine diabetesbedingten Fußgeschwüre und Infektionen. Weniger Herzinfarkte. Weniger Schlaganfälle. Weniger Krebs. Antidiabetika würden der Vergangenheit angehören. Können wir es wirklich wagen zu träumen? *Ja, das können wir.* Mit einem neuen, besseren Verständnis von Typ-2-Diabetes und seiner wirksamen Behandlung können wir diese Krankheit besiegen. Wir können Typ-2-Diabetes rückgängig machen, auf völlig natürliche Weise, kostenfrei, ganz ohne eine Operation – *vollständig*. Genauso wichtig ist, dass wir ihn jetzt von vornherein verhindern können.

Die nordchinesische Stadt Daqing in der Provinz Heilongjiang ist landesweit dafür bekannt, das ertragreichste Ölfeld zu haben und zu den wohlhabendsten Städten des Landes zu gehören. Aber seitdem immer mehr Wert auf saubere Energie gelegt wird, gewinnt Daqing nun aus einem völlig anderen Grund an weltweiter Bekanntheit: wegen der *Prävention* von Typ-2-Diabetes. Im Jahr 1986 subventionierte die Weltgesundheitsorganisation die China Da Qing Diabetes Preventions Outcomes Study,[17] eine randomisierte kontrollierte Studie an 577 chinesischen Erwachsenen, die an Prädiabetes litten. Die hauptsächliche Ernährungsintervention für die Probanden bestand darin, mehr Gemüse zu konsumieren und weniger Alkohol und Zucker. Die Berater empfahlen außerdem eine aktivere Lebensweise mit mehr körperlicher Bewegung.

Die aktive Intervention erstreckte sich über sechs Jahre und reduzierte das Auftreten von Diabetes um erstaunliche 43 Prozent, und dieser Vorteil hielt sich über einen Zeitraum von 20 Jahren. Das Auftreten von Typ-2-Diabetes wurde im Durchschnitt um 3,6 Jahre verzögert. Die kardiovaskuläre Sterberate fiel von 20 auf 1 Prozent. Professor Nicholas Wareham von der University of Cambridge merkte an, dass die Studie ein »echter Durchbruch war und zeigte, dass eine Änderung der Lebensgewohnheiten das Risiko langfristiger kardiovaskulärer Folgen von Diabetes reduzieren kann«[18].

Mehrere Studien über Änderungen der Lebensgewohnheiten, die der Daqing-Studie ähneln, haben denselben Vorteil bewiesen. Obwohl die Ernährungsintervention je nach Studie variiert, liegt der Schwerpunkt auf dem Gewichtsverlust. In den USA senkte das Diabetes Prevention Program das Auftreten von Typ-2-Diabetes um 58 Prozent[19] und erhielt die Vorteile über zehn Jahre aufrecht.[20] Das indische Diabetes-Präventionsprogramm reduzierte das Auftreten von Typ-2-Diabetes um beinahe 30 Prozent.[21]

Die finnische Diabetes-Präventionsstudie verzeichnete eine Reduktion um 58 Prozent.[22] Eine japanische Studie verringerte die Progression der Krankheit um 67 Prozent.[23]

Alle diese erfolgreichen Studien zeichnen sich durch eine große, wichtige Gemeinsamkeit aus: Sie setzen bei einer Veränderung der Lebensgewohnheiten an und *verzichten auf Medikamente*. Typ-2-Diabetes ist somit nicht nur eine behandelbare, sondern auch eine vermeidbare Krankheit.

Die natürliche Umkehr und Prävention von Typ-2-Diabetes: Eine schöne neue Welt

Fettleibigkeit, Fettleber, metabolisches Syndrom und Typ-2-Diabetes sind für uns im 21. Jahrhundert dasselbe wie die Pest, die im 14. Jahrhundert geschätzte 50 Millionen Menschen in Asien, Europa und Afrika dahinraffte. Trotz der zahlreichen Fortschritte in Bereichen wie Computertechnologie, Genforschung und Molekularbiologie wird das Problem schlimmer und hat mittlerweile die gesamte Welt und alle ethnischen Gruppen erfasst. Wir müssen endlich aufhören, Typ-2-Diabetes als chronische und progressive Krankheit zu betrachten und zu behandeln. Typ-2-Diabetes ist eine Krankheit, die sich eindeutig auf eine ungünstige Ernährungs- und Lebensweise zurückführen lässt. So zu tun, als wäre er etwas anderes, ist reine Selbsttäuschung!

Entscheidend ist: *Eine ernährungsbedingte Krankheit erfordert eine ernährungsbedingte Behandlung.* Und da eine Gewichtszunahme für die Entwicklung von Typ-2-Diabetes eine wichtige Rolle spielt, muss im Umkehrschluss eine Gewichtsabnahme eine große Rolle spielen, um ihn rückgängig zu machen. Wir wissen, dass ein bariatrischer Eingriff, eine sehr kohlenhydratarme Ernährungsweise und Fasten bewährte Behandlungsmethoden für Typ-2-Diabetes sind, die diese Krankheit nachweislich heilen können. Wir wissen auch, dass Insulin, orale Hypoglykämika und fettarme Diäten die Blutglucose zwar senken können, aber keinen Beitrag leisten, um Typ-2-Diabetes zu heilen.

Ernährungsspezifische Krankheit; ernährungsspezifische Behandlung

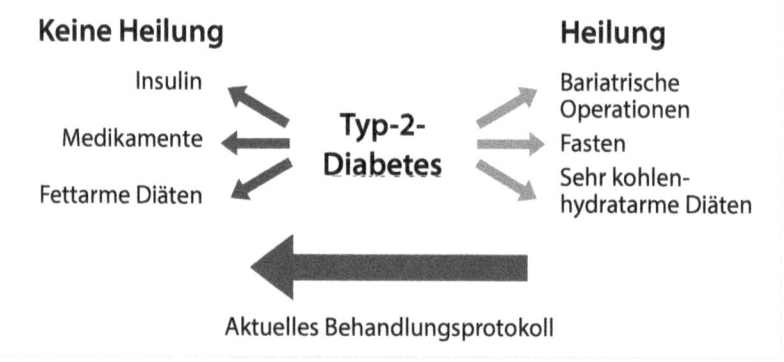

Die Behandlungen, die heilen können, zeichnen sich durch eine Gemeinsamkeit aus: Sie senken das Insulin. Da Typ-2-Diabetes eine Krankheit ist, die auf Hyperinsulinämie zurückzuführen ist, ist es nur logisch, dass diese Behandlungen wirken. Und was haben alle Behandlungen, die Typ-2-Diabetes *nicht* heilen, gemeinsam? Sie sorgen für einen Insulinanstieg. Die Anwendung dieser Behandlungsformen *verschlimmert* den Diabetes sogar mit der Zeit.

Stellen wir noch einmal zwei unumstößliche Fakten gegenüber:

1. Typ-2-Diabetes ist eine reversible Krankheit.
2. Bei nahezu allen konventionell behandelten Patienten verschlechtert sich der Gesundheitszustand.

Leider lassen diese beiden Fakten nur eine Schlussfolgerung zu: Die konventionelle Behandlung, die praktisch jeder Arzt weltweit empfiehlt, ist falsch. Das ist eine tolle Nachricht! Warum? Weil es heißt, dass wir den Krankheitsverlauf verändern können. Das heißt, dass die Tür zu einer Welt ohne Diabetes soeben aufgestoßen wurde.

Wir können ausschließlich mit Fachwissen nicht nur Typ-2-Diabetes, sondern das gesamte metabolische Syndrom verhindern und heilen. Nicht die neueste und spektakulärste Erfindung ist die Lösung, sondern eine altbewährte Methode. Die ältesten Veränderungen der Lebensgewohnheiten, die der Menschheit bekannt sind: eine kohlenhydratarme Kost mit gesundem Fett und intermittierendes Fasten. Eine Welt ohne Typ-2-Diabetes wartet auf uns. Wie Träume, die darauf warten, ausgelebt zu werden, lockt uns der Ruf der Heilung. Wir müssen nur mutig über die Schwelle treten. Die Reise zu einer besseren Gesundheit ohne Fettleibigkeit und Typ-2-Diabetes beginnt jetzt.

ALBERTO

Alberto, 70 Jahre alt, hatte seit 17 Jahren Typ-2-Diabetes und fast ein Jahrzehnt lang musste er ständig seine Insulindosis erhöhen. Sein A1c betrug 7,7 Prozent, und er nahm täglich 160 Einheiten Insulin sowie Sitagliptin. Alberto litt auch an chronischer Niereninsuffizienz, Hypertonie und Schlafapnoe.

Als er sich für das IDM-Programm anmeldete, stellte Alberto seine Ernährung auf eine LCHF-Kost um und fing an, fünfmal in der Woche für 24 bis 42 Stunden zu fasten. Innerhalb eines Monats musste er keine Medikamente mehr nehmen, darunter auch Insulin; seine Blutglucose war besser als je zuvor, sein A1c sank auf 7,3 Prozent. Nach nur drei Monaten hatte Alberto bereits 10 Kilogramm abgenommen und ist auf dem besten Weg, gesund zu werden.

LANA

Lana war 18 Jahre alt, als sie die Diagnose Typ-2-Diabetes erhielt. 13 Jahre lang nahm sie Antidiabetika. Als sie mit 31 Jahren schwanger wurde, fing sie außerdem an, Insulin zu nehmen. Selbst nach ihrer Schwangerschaft lag ihr A1c bei 7,2 Prozent, weshalb ihr Arzt sie auf 82 Einheiten Insulin pro Tag und Metformin setzte.

Als Lana am IDM-Programm teilnahm, fing sie mit einer siebentägigen Fastenkur an. Am Ende der Woche hatte sich ihr Blutzucker normalisiert und sie konnte alle Medikamente absetzen; sie hat sie seither auch nicht wieder nehmen müssen. Sie fastet nun zwei bis drei Mal wöchentlich für 42 Stunden. Nach einem Jahr hat Lana mit dem Programm 25 Kilogramm und 33 Zentimeter Taillenumfang verloren, und ihr A1c ist auf 6,1 Prozent gesunken.

Nachwort

Trotz des Buchtitels und der ausführlichen Auseinandersetzung mit der Frage, wie Typ-2-Diabetes entsteht, versetzt es Sie vielleicht in Erstaunen, wenn ich sage, dass es in diesem Buch eigentlich gar nicht um Diabetes geht. »Was?«, kann ich Sie schon protestieren hören. »Fast jedes Wort in diesem Buch bezieht sich darauf!« Nein, liebe Leser, in diesem Buch geht es um etwas anderes. Es geht um Hoffnung.

Ich hoffe, wir können in einer Generation Typ-2-Diabetes ausrotten. Ich hoffe, wir können alle Erkrankungen ausrotten, die mit dem metabolischen Syndrom in Verbindung stehen. Ich hoffe, wir können alle Kosten – sowohl in Dollar als auch in menschlichem Leid – wieder einholen. Ich hoffe, wir können diese Ziele ohne Medikamente und Operationen erreichen, mit Wissen als unserer einzigen Waffe.

Wie es begann: Meine Reise zur Hoffnung

Dieses Buch spiegelt in gewisser Weise meine eigene Reise wider. Ich fing kurz nach meinem 19. Geburtstag mit meinem Medizinstudium an der University of Toronto an. Nach dem Studium ging ich als angehender Internist in die praktische Ausbildung und verbrachte zwei Jahre damit, mein Fachstudium für Nierenerkrankungen (Nephrologie) am Cedars-Sinar Medical Center in Los Angeles abzuschließen. Seit 2001 bin ich als Nephrologe in Toronto tätig, das heißt, dass ich mich mittlerweile mein halbes Leben lang mit Medizin befasse. Während meiner gesamten Ausbildung wurde ich in Sachen Ernährung so gut wie gar nicht ausgebildet und fand außerdem, dass dieses Thema für mein Fachgebiet nicht wirklich wichtig war.

Als Nierenspezialist weiß ich, dass Typ-2-Diabetes mit Abstand die Hauptursache für Niereninsuffizienz ist. Ich habe viele Patienten mit leichten Krankheitsverläufen gesehen und behandelte sie so, wie ich und unzählige andere Ärzte es gelernt hatten: Ich verschrieb Medikamente, um ihren Blutzuckerspiegel zu senken. Wenn das nicht half, verschrieb ich Insulin. Und wenn das nicht half, erhöhte ich die Dosis. Jede medizinische Fakultät und jede medizinische Gesellschaft lehrte damals – und lehrt noch heute –, dass eine strenge Überwachung der Blutglucose entscheidend ist, um Typ-2-Diabetes unter Kontrolle zu halten.

Ich behandelte über die Jahrzehnte Tausende von Patienten und es dämmerte mir langsam, dass keines dieser Antidiabetika der Gesundheit der Patienten wirklich half. Natürlich behaupteten die medizinischen Fakultäten, dass diese Medikamente die Gesundheit der Patienten verbesserten, aber das war nicht feststellbar. Ob die Patienten ihre Medikamente nahmen oder nicht – ihr Diabetes wurde trotzdem immer schlimmer. Ihre Nieren versagten. Sie bekamen Herzinfarkte. Schlaganfälle. Sie verloren ihr Augenlicht. Oder ein Bein. Sobald ihre Nieren versagten, schickte ich sie zur Dialyse.

Ich habe mehr diabetische Fußinfektionen, Geschwüre, Herzinfarkte und Schlaganfälle gesehen, als ich zählen kann. Die Medikamente, die ich verordnete, machten vielleicht einen statistischen, aber keinen wirklichen klinischen Unterschied aus. Mir kam der Verdacht, dass wir nur *dachten*, dass diese Medikamente halfen, weil uns das immer wieder *gesagt* wurde. Im Jahr 2008 wurden Belege aus klinischen Versuchen vorgelegt, die der Realität entsprachen. In jenem Jahr wurden die wegweisenden randomisierten Studien ACCORD und ADVANCE veröffentlicht, kurze Zeit später kamen die ORIGIN- und VADT-Studien hinzu. Sie bestätigten meine eigenen Erfahrungen im Umgang mit Patienten und bewiesen, dass der Einsatz von blutzuckersenkenden Medikamenten für die Behandlung von Typ-2-Diabetes sinnlos ist. Ärzte wie ich verordneten eine Menge Medikamente, die aber keinen Schutz vor Herzinsuffizienz, Schlaganfällen, Tod, Augen- oder Nierenerkrankungen boten. Wenn überhaupt schien Insulin die Situation eher zu verschlechtern als zu verbessern.

Jetzt war es eine erwiesene Tatsache. Dieses Kernprinzip der Behandlung von Typ-2-Diabetes, das in jeder medizinischen Fakultät der Welt unterrichtet wurde, galt als widerlegt. Das gesamte Behandlungsparadigma von Typ-2-Diabetes musste sich ändern. Wir mussten dieses mühsam erworbene Wissen anwenden, um zu einem neueren, umfassenderen Verständnis zu gelangen.

Was als Nächstes geschah, war bedauerlich, auch wenn es vorhersehbar war. Denn statt neue Paradigmen der Insulinresistenz zu entwickeln, die zu effektiveren Behandlungsmethoden führten, klammerten wir uns an alte, gescheiterte Paradigmen, weil es deutlich einfacher ist, eine unangenehme Wahrheit zu ignorieren, als sich ihr zu stellen. Deshalb verschrieben wir weiter dieselben Medikamente, wendeten dieselben Behandlungsmethoden an und erzielten dieselben unbefriedigenden Ergebnisse. Dieselbe alte Denkweise, dieselben alten Ergebnisse. Wahnsinn, wie Albert Einstein gesagt hätte. Die Patienten wurden weiter krank und starben.

Der Bruch mit Paradigmen ist harte Arbeit. Wir waren so versessen darauf, die hohe Blutglucose zu behandeln, dass wir darüber völlig vergaßen, den Diabetes zu behandeln. Wenn ein Gewichtsverlust entscheidend war, um Diabetes rückgängig zu machen, wie konnten dann Medikamente wie Insulin, die eine Gewichtszunahme verursachen, gut sein? Wir unternahmen keine ernsthaften Erklärungsversuche. Die Realität war unangenehm, deshalb war es für Ärzte und Forscher einfacher, in einer Scheinwelt weiterzuleben, in der diese Medikamente die korrekte Behandlung für Diabetes waren.

Neue Paradigmen für Fettleibigkeit

Während Diabetesforscher vielleicht nicht nach Alternativen suchten, kristallisierten sich im Bereich der Adipositas-Medizin neue Paradigmen heraus. Es erschienen interessante Studien über die Wirksamkeit und die Gefahren kohlenhydratarmer Ernährungsformen. Ende der 1990er Jahre erfreuten sich kohlenhydratarme Diäten à la Atkins großer Beliebtheit. Fachleute wie meine Kollegen und ich waren empört und völlig davon überzeugt, dass solche fettreichen Diäten zu Herzproblemen führen würden. Eine Vielzahl von Versuchen wurde in den frühen 2000ern vorgenommen, um genau diesen Punkt zu beweisen.

Dann passierte etwas Erstaunliches: Die Katastrophe blieb aus. Die Prognosen, dass eine fettreiche Ernährung zu hohen Cholesterinwerten führen und Gefäße verstopfen würde, waren falsch. Vielmehr war das Gegenteil der Fall. Die Patienten nahmen nicht nur ab, ihr gesamtes metabolisches Profil verbesserte sich, unter anderem auch ihre Cholesterinwerte. Ein Versuch nach dem anderen ergab, dass diese kohlenhydratarmen, fettreichen Diäten gesundheitlich unbedenklich und wirksam waren. Einige Jahre später, im Jahr 2006, bewies die Women's Health Initiative, die größte randomisierte Ernährungsstudie aller Zeiten, ohne jeden Zweifel, dass fettarme Diäten in keiner Weise vor Herzinfarkten, Schlaganfällen oder Krebs schützen. Schlimmer noch, die Kalorienrestriktion bewirkte weder einen Gewichtsverlust noch reduzierte sie Typ-2-Diabetes. Das Fundament der modernen Ernährungsempfehlungen wurde vollständig erschüttert.

Das gesamte Behandlungsparadigma der Fettleibigkeit musste sich verändern. Doch wieder fuhren Ärzte weltweit mit der Behandlung fort, als wäre nichts gewesen. Wir klammerten uns an alte, gescheiterte Paradigmen wie an einen Rettungsring. Wir fuhren damit fort, eine fettarme Ernährung zu propagieren. Wir fuhren damit fort, den altbekannten Ratschlag zu erteilen: »Weniger essen, mehr bewegen«. Wir erhielten dieselben schlechten Ergebnisse, und die Patienten wurden dicker und kranker. Dieselbe alte Denkweise, dieselben alten Ergebnisse. Ja, Wahnsinn!

Weil ich mit diesen beiden Paradoxa unzufrieden war, fing ich auf meiner Suche nach Antworten wieder bei null an. Ich machte keine Annahmen darüber, was Fettleibigkeit oder Typ-2-Diabetes verursacht. Das war der wichtigste Schritt. Durch die Loslösung von allen alten Annahmen konnte ich plötzlich bestimmte Fakten erkennen, die eigentlich schon die ganze Zeit präsent gewesen waren.

Meine Suche nach Antworten: immer mit dem »Warum« anfangen

Die Frage der Kausalität hat mich schon immer fasziniert. Ich wollte den Mechanismus der Krankheit verstehen, die Frage nach dem Warum. Beim Thema Fettleibigkeit war es genauso. »Warum wird man dick?«, fragte ich mich. Diese Frage war absolut entscheidend, weil ich ohne ein Verständnis davon, wie man dick wird, nicht verstehen konnte, wie sich diese Krankheit effektiv behandeln lässt. Ich hatte niemals über diese wichtige Frage nachgedacht, und es stellte sich heraus, dass ich nicht der Einzige war. Wir alle glaubten, die Antwort bereits zu kennen: Zu viele Kalorien verursachen Fettleibigkeit. Doch wenn das stimmt, sollte eine Kalorienreduktion zu Gewichtsverlust führen. *Das war aber nicht der Fall.* Die Ausfallquote von Kalorienreduktionsdiäten war astronomisch hoch. Meine Suche nach der wahren Ursache führte letztlich zu der Einsicht, dass ein hormonelles Ungleichgewicht, vor allem Insulin, der Schlüssel zur Fettleibigkeit ist. Ich beschreibe diesen Vorgang in meinem ersten Buch, *Die Schlankformel.*

Aber diese Antwort führte mich nur zu einem weiteren Widerspruch. Wenn zu viel Insulin Fettleibigkeit verursacht, warum würde ich als Arzt dann Insulin verschreiben wollen, um übergewichtige Typ-2-Diabetiker zu behandeln? Das würde doch alles nur schlimmer machen. Insulin war das *Problem,* nicht die Lösung. Interessanterweise wussten meine Patienten das bereits. »Doc«, pflegten sie zu sagen, »Sie haben mir immer gesagt, dass ich abnehmen soll, aber jetzt geben Sie mir Insulin und ich habe 20 Kilogramm zugenommen. Wie kann das gut sein?« Die Antwort war, dass es nicht gut war. Es war absurd.

Meine nächste Frage war: »Warum entwickelt sich Typ-2-Diabetes?« Auch hier fing ich mit dem Warum an. Alle waren sich einig, dass eine erhöhte Insulinresistenz die hohe Blutglucose auslöst, die das Hauptmerkmal von Typ-2-Diabetes ist. Aber was verursacht denn überhaupt die erhöhte Insulinresistenz? Das war die eigentliche Frage, auf die ich unbedingt eine Antwort finden musste.

Die wesentliche Erkenntnis erwuchs aus dem Verständnis von Fettleibigkeit. Zu viel Insulin verursacht Fettleibigkeit, deshalb ist es logisch, dass zu viel Insulin auch Insulinresistenz und Typ-2-Diabetes verursachen kann. Dass Fettleibigkeit und Typ-2-Diabetes Manifestationen derselben Krankheit sind – zwei Seiten derselben Medaille –, erklärt perfekt, wie diese beiden Krankheiten so eng miteinander verknüpft sein können.

Albert Einstein sagte einmal: »Wenn man das Unmögliche ausgeschlossen hat, muss das, was übrig bleibt, so unwahrscheinlich es auch sein mag, die Wahrheit sein.« Wenn das Problem zu viel Insulin war, dann war die Antwort so einfach und naheliegend, wie sie es nur sein kann. Man muss das Insulin senken. Aber wie? Damals gab es keine Medikamente, die dies effektiv taten. Die Lösung war daher, zu den Wurzeln zurückzukehren. Als ernährungsbezogene Krankheit erforderte Diabetes eine ernährungsbezogene und keine pharmazeutische Lösung. Da raffinierte Kohlenhydrate Insulin am stärksten stimulieren und Fett Insulin am wenigsten stimuliert, war die offensichtliche Lösung die Umstellung auf eine kohlenhydratarme, fettreiche Kost.

Intensive Dietary Management: verbreitet die Kunde

Im Jahr 2011 gründete ich mit Megan Ramos, einer Forscherin, die sich schon seit Langem mit genau diesem Problem auseinandersetzt, das Intensive-Dietary-Management-Programm in Scarborough, Ontario. Gemeinsam gaben wir Patienten, viele von ihnen Typ-2-Diabetiker, Tipps zu einer kohlenhydratarmen, fettreichen Ernährungsweise, der LCHF-Diät. Ich glaubte und hoffte, dass sich ihre Gesundheit damit verbessern würde.

Das Ergebnis war ein Desaster. Niemand nahm ab. Niemandem ging es besser. Ein Blick auf die Ernährungstagebücher meiner Eltern offenbarte, dass sie viel Brot, Pasta und Reis aßen. Sie hatten fälschlicherweise gedacht, dass diese Nahrungsmittel zu einer kohlenhydratarmen Ernährung gehörten. Nachdem sie sich einen Großteil ihres Lebens fettarm ernährt hatten, war ihnen dieser neue Speiseplan völlig fremd, und sie wussten schlichtweg nicht, was sie essen sollten. Ich musste eine einfachere Lösung finden.

Eines Tages erzählte mir eine Freundin von ihrer »Fastenkur«, und ich rollte sofort mit den Augen. Ich reagierte wie die meisten anderen Menschen und war davon überzeugt, dass Fasten niemals funktionieren würde. Aber was war eigentlich so falsch daran? Meine Neugier war geweckt und ich fing an, die medizinische Literatur zu durchforsten, die teilweise schon Jahrzehnte alt war. Je mehr ich die Physiologie verstand, umso mehr erkannte ich, dass es überhaupt keinen Grund gab, auf Fasten als sinnvolle therapeutische Intervention zu verzichten. Schließlich war es die älteste und vielleicht einfachste Lösung. Ich fing an, Patienten Ernährungs- und Fastenpläne zu geben und sie zu betreuen. Diesmal waren die Ergebnisse völlig anders.

Einige Erfolgsgeschichten waren beinahe unglaublich! Patienten, die seit Jahrzehnten eine hohe Insulindosis nahmen, konnten nach wenigen Wochen alle Medikamente absetzen. Meine Patienten nahmen viel ab – und nicht wieder zu. Interessanterweise berichteten viele von ihnen, dass mein Programm viel leichter zu befolgen sei, als sie ursprünglich gedacht hatten. Sie gingen davon aus, ständig Hunger zu haben, aber das Gegenteil war der Fall. Im Laufe des Fastens schwanden ihr Hunger und Appetit oft von selbst. Manche dachten, dass ihr Magen geschrumpft sei. Sie erwarteten, dass sie durch das Fasten schwach und unkonzentriert sein würden, aber auch diese Sorge war unbegründet. Frauen, die fast zu antriebslos gewesen waren, um in meine Praxis zu kommen, stürmten nun voller Elan herein. Ihre Ehemänner sagten, dass sie kaum noch mit ihnen Schritt halten könnten.

Als sich die einzelnen Puzzleteile zu einem großen Gesamtbild zusammenfügten, fing ich an, sowohl Patienten als auch Ärzte im Umkreis von Toronto zu unterrichten. Ich stellte meinen sechsteiligen Vortrag »Die Ätiologie der Fettleibigkeit« auf Youtube[1] und startete meinen Blog »Intensive Dietary Management«[2], um meine Ergebnisse einem größeren Publikum zugänglich zu machen. Eines Abends hielt ich einen Vortrag vor einer Gruppe von Fachärzten, die sich auf Fettleibigkeit spezialisiert hatten. Nach dem ersten einstündigen Vortrag waren sie so an den neuen Paradigmen interessiert, dass ich einen zweiten Vortrag hielt. Einer jener Ärzte setzte sich später mit Rob Sanders von Greystone Books in Verbindung, der mich bat, ein Buch über Fettleibigkeit und Typ-2-Diabetes zu schreiben. Rob hat mich von Anfang an sehr unterstützt, und dafür bin ich ihm sehr dankbar.

Ich hatte zu viel Material für ein Buch. Um die Irrtümer über Fettleibigkeit und Typ-2-Diabetes richtigzustellen und das Fundament für die Behandlung zu legen, hätte das Buch 800 Seiten lang sein müssen – allein der Anblick eines solchen Wälzers wäre für die meisten Leser beängstigend gewesen. Daher bot es sich an, dieses Material auf zwei Bücher zu verteilen. *Die Schlankformel*, das 2017 erschien, bildet die Grundlage für das tiefere Verständnis für Typ-2-Diabetes, das in diesem Buch im Mittelpunkt steht. Gemeinsam vermitteln sie dem Leser das nötige Wissen, um Fettleibigkeit und Typ-2-Diabetes auf natürlichem Weg umzukehren.

Ich sehe jeden Tag, wie Patienten ihren Typ-2-Diabetes rückgängig machen, abnehmen und gesünder werden. Genau das ist der Grund, warum ich Arzt geworden bin! Ich wollte den Menschen helfen, wieder gesund zu werden, und ihnen die Hoffnung geben, dass sie durchaus in der Lage sind, Fettleibigkeit und Typ-2-Diabetes auf natürlichem Weg zu besiegen. Das ist perfekt, weil Patienten nicht krank sein oder Medikamente nehmen wollen. Es ist eine Win-win-Situation.

Hoffnung für die Zukunft

Typ-2-Diabetes ist im Moment die Hauptursache für Erblindungen, Nierenversagen, Amputationen, Herzinfarkte, Schlaganfälle und Krebs. Aber das muss nicht unsere Zukunft sein. *Die Schlankformel* und *Diabetes rückgängig machen* enthalten das Wissen, mit dem sich Typ-2-Diabetes umkehren lässt. Das ist nicht das Ende, sondern der Anfang. Eine neue Hoffnung keimt auf. Ein neuer Morgen erwacht.

Anhang: Zwei Speisepläne für eine Woche

Jeder dieser Speisepläne, entworfen von meiner Kollegin Megan Ramos bei Intensive Dietary Management (www.idmprogram.com), besteht aus drei Fastenphasen, die 30 bis 36 Stunden dauern und an drei nicht aufeinanderfolgenden Tagen in der Woche stattfinden. In diesen Zeitfenstern nehmen Sie keine feste Nahrung zu sich, können aber Flüssigkeiten wie Wasser, grünen Tee, Kräutertee und Kaffee trinken.

Wenn Sie Ihre 36-stündige Fastenphase am Sonntag nach dem Abendessen (19:30 Uhr) beginnen, essen Sie erst am Dienstagmorgen wieder etwas (7:30 Uhr). Mit anderen Worten: Sie lassen am Montag alle Mahlzeiten (Frühstück, Mittag- und Abendessen sowie eventuelle Snacks) ausfallen. An den Tagen, an denen Sie nicht fasten, können Sie Ihre Mahlzeiten wie gewohnt zu sich nehmen.

Wenn Sie Ihre 30-stündige Fastenphase am Sonntag nach dem Mittagessen (12:30 Uhr) beginnen, essen Sie erst am Montagabend wieder etwas (18:30 Uhr). Wieder gilt: In der Fastenphase verzichten Sie auf jede Form von Nahrung, sollten aber selbstverständlich hydriert bleiben und ausreichend viel trinken. Mit diesem Schema fasten Sie sechs Stunden weniger, was den Vorteil bietet, dass Sie mindestens eine Mahlzeit am Tag haben – das ist vor allem dann eine gute Option, wenn Sie auf Medikamente angewiesen sind, die nicht auf nüchternen Magen eingenommen werden dürfen.

Die folgenden beiden Speisepläne sind Beispiele für einen 30- beziehungsweise 36-stündigen Fastenplan, der mit einer kohlenhydratarmen Ernährung mit gesundem Fett ergänzt wird. Denken Sie daran, sich mit Ihrem Arzt abzusprechen, bevor Sie diesen oder einen anderen Fastenplan anfangen. Mineralwasser mit oder ohne Kohlensäure, grüner Tee oder Kräutertees sind hervorragende Getränke, um diese Mahlzeiten ergänzen.

Exemplarischer Speiseplan für eine Woche

Fastenplan für 36 Stunden

Keine Zwischenmahlzeiten oder Snacks

	Sonntag	Montag	Dienstag
Frühstück	Mit Speck umwickelte Mini-Omeletts	Nichts	Western-Omelett mit Wurst
Mittagessen	Salat mit Rucola und Schinken	Nichts	Speck-umwickelte Hähnchenschlegel mit Sellerie- und Karottenscheiben
Abendessen	Mit Mandelmehl und Schweineschwarte panierte Hähnchenfilet-Stücke	Nichts	Kurzgebratenes Rindfleisch

Anhang: Zwei Speisepläne für eine Woche

Mittwoch	Donnerstag	Freitag	Samstag
Nichts	Rührei mit Avocado und Speck	Nichts	Pfannkuchen aus Kokosmehl mit Schlagsahne und Beerenobst
Nichts	Mit Hähnchenfleisch gefüllte Paprika	Nichts	Rucolasalat mit Birne und Pinienkernen
Nichts	BBQ-Garnelenspieße	Nichts	Mini-Burger mit Pulled Pork und Brötchen aus Mandelmehl

Exemplarischer Speiseplan für eine Woche

Fastenplan für 30 Stunden

Keine Zwischenmahlzeiten oder Snacks

	Sonntag	Montag	Dienstag
Frühstück	Rührei mit Avocado und Räucherlachs	Nichts	Hartgekochte Eier, Blumenkohlrösti und Spargel
Mittagessen	Chicken Wings mit Zitronenbutter und Pfeffer, Sellerie und Karotten	Nichts	Mit Schweineschwarte paniertes Hähnchen und grüne Bohnen
Abendessen	Nichts	Gegrillter Lachs mit grünem Salat	Nichts

Anhang: Zwei Speisepläne für eine Woche

Mittwoch	Donnerstag	Freitag	Samstag
Nichts	Pilz-Omelett	Nichts	Chia-Pudding
Nichts	Steak-Fajitas	Nichts	Salat mit Tomaten, Gurke und Avocado
Zucchini-Spaghetti mit Avocado-Pesto und kurzgebratenem Gemüse	Nichts	Ingwerhuhn auf Salatblättern mit Baby Pak Choi	Nichts

Anmerkungen

Vorwort

1 Für den Rest des Vorworts bezieht sich der Begriff Diabetes ausschließlich auf Typ-2-Diabetes.

2 Phinney, S., Volek, J. *The art and science of low carbohydrate living: an expert guide to making the life-saving benefits of carbohydrate restriction sustainable and enjoyable.* Miami: Beyond Obesity LLC, 2011; Bernstein R, *Diabetes type II: Living a long, healthy life through blood sugar normalization*, 1. Auflage. New Jersey: Prentice Hall Trade, 1990, sowie nachfolgende Veröffentlichungen.

3 Remote care promotes low carbohydrate diet adherence and glycemic control allowing medication reduction in type 2 diabetes – Abstract. Virta Health Blog. 14. Juni 2017. Verfügbar auf: http://blog.virtahealth.com/remote-care-promoteslow-carbohydrate-diet-adherence-and-glycemic-control-allowing-medicationreduction-in-type-2-diabetes-abstract/. Zugriff am 20. Juni 2017. Die Sechs-Monats-Ergebnisse sind hier veröffentlicht: McKenzie, L. et al. A novel intervention including individualized nutritional recommendations reduces hemoglobin A1C level, medication use, and weight in type 2 diabetes. JMIR Diabetes. 2017; 2(1): e5. doi:10.2196/diabetes.6981.

4 Hallberg, S., Hamdy, O. Before you spend $26,000 on weight-loss surgery, do this. *New York Times*, 10. September 2016. Verfügbar auf: https://www.nytimes.com/2016/09/11/opinion/sunday/before-you-spend-26000-on-weight-loss-surgery-do-this.html?_r=0. Zugriff am 20. Juni 2017; Advice on diabetes. *New York Times*. 20. September 2016. Verfügbar auf: https://www.nytimes.com/2016/09/21/opinion/advice-on-diabetes.html. Zugriff am 20. Juni 2017.

1 Wie Typ-2-Diabetes epidemische Ausmaße annahm

1 Sanders, L. J. From Thebes to Toronto and the 21st century: an incredible journey. *Diabetes Spectrum*. Januar 2002; 15(1): 56–60.

2 Lakhtakia, R. The history of diabetes mellitus. *Sultan Qaboos Univ Med J*. August 2013; 13(3): 368-370.

3   Karamanou, M. et al. Apollinaire Bouchardat (1806-1886): founder of modern Diabetology. Hormones. April–Juni 2014; 13(2): 296-300.
4   Mazur, A. Why were »starvation diets« promoted for diabetes in the pre-insulin period? Nutr J. 2011; 10(1): 23. doi: 10.1186/1475-2891-10-23. Zugriff am 6. Juni 2017.
5   Franz, M. J. The history of diabetes nutrition therapy. Diabetes Voice. Dezember 2004; 49: 30-33.
6   Joslin, E. P. The treatment of diabetes mellitus. Can Med Assoc J. August 1916; 6(8): 673-684.
7   Bliss, M. The Discovery of Insulin. 19. August 2015. Historica Canada. Verfügbar auf: http://www.thecanadianencyclopedia.ca/en/article/the-discovery-of-insulin/. Zugriff am 6. Juni 2017.
8   Furdell, E. L. Fatal thirst: diabetes in Britain until insulin. Boston: Brill; 2009. S. 147.
9   Himsworth, H. P. Diabetes mellitus: its differentiation into insulin-sensitive and insulin-insensitive types. Lancet. 1936; 1: 127-130.
10 Joslin E.P. The unknown diabetic. Postgraduate Medicine. 1948; 4(4): 302-306.
11 US Dept of Health and Human Services and US Dept of Agriculture. Executive Summary. 2015–2020 Dietary guidelines for Americans. Verfügbar auf: http://health.gov/dietaryguidelines/2015/guidelines/executive-summary/. Zugriff am 6. Juni 2017.
12 Siri-Tarino, P. W., et al. Meta-analysis of prospective cohort studies evaluating the association of saturated fat with cardiovascular disease. Am J Clin Nutr. 2010; 91(3): 535-546, doi: 10.3945/ajcn.2009.27725. Zugriff am 6. Juni 2017; Mente, A. et al. A systematic review of the evidence supporting a causal link between dietary factors and coronary heart disease. Arch Intern Med. 2009; 169(7): 659–669.
13 Centers for Disease Control and Prevention. Prevalence of overweight, obesity, and extreme obesity among adults: United States, trends 1960-1962 through 2007-2008. 6. Juni 2011. Verfügbar auf: http://www.cdc.gov/nchs/data/hestat/obesity_adult_07_ 08/obesity_adult_07_08.htm. Zugriff am 26. April 2015. Mit Genehmigung verwendet.
14 World Health Organization. Global report on diabetes. 2016. Verfügbar auf: http://apps.who.int/iris/bitstream/10665/204871/1/9789241565257_eng.pdf. Zugriff am 6. Juni 2017.
15 Pinhas-Hamiel, O., Zeitler, P. The global spread of type 2 diabetes mellitus in children and adolescents. J Pediatr. 2005; 146(5): 693-700. doi: 10.1016/j.jpeds.2004.12.042. Zugriff am 6. Juni 2017.

16 Centers for Disease Control and Prevention. Number (in Millions) of Civilian, Non-Institutionalized Persons with Diagnosed Diabetes, United States, 1980-2014. Verfügbar auf: https://www.cdc.gov/diabetes/statistics/prev/national/figpersons.htm. Zugriff am 6. Juni 2017. Mit Genehmigung verwendet.

17 Tabish, S. A. Is diabetes becoming the biggest epidemic of the twenty-first century? Int J Health Sci. 2007; 1(2): 5-8.

18 Xu, Y., et al. Prevalence and control of diabetes in Chinese adults. JAMA. 2013; 310(9): 948-958.

19 International Diabetes Federation. IDF diabetes atlas, 7. Auflage. 2015. S. 14. Verfügbar auf: www.idf.org/diabetesatlas. Zugriff am 15. Januar 2017.

20 Menke, A. et al. Prevalence of and trends in diabetes among adults in the United States, 1988-2012. JAMA. 2015; 314(10): 1021-1029.

21 Polonsky, K. S. The past 200 years in diabetes. N Engl J Med 2012; 367(14): 1332-1340.

2 Die Unterschiede zwischen Typ-1- und Typ-2-Diabetes

1 American Diabetes Association. Standards of medical care in diabetes – 2016. Diabetes Care. 2016; 39(Suppl. 1): S13–S22.

2 Zhang, X. et al. A1C level and future risk of diabetes: a systematic review. Diabetes Care. 2010; 33(7): 1665-1673.

3 Van Bell, T. L. et al. Type 1 diabetes: etiology, immunology, and therapeutic strategies. Phys Rev 2011; 91(1): 79–118.

4 Joslin's diabetes mellitus, 14. Auflage. Boston: Lippincott Williams & Wilkins; 2005. S. 399.

5 Type 1 diabetes. *New York Times*, 21. Juli 2014. Verfügbar auf: http://www.nytimes.com/health/guides/disease/type-1-diabetes/complications.html. Zugriff am 6. Juni 2017.

6 Rosenbloom, A. L. et al. Type 2 diabetes in children and adolescents. Pediatr Diabetes 2009; 10(Suppl. 12): 17-32.

7 Haines, L. et al. Rising incidence of type 2 diabetes in children in the U. K. Diabetes Care. 2007; 30(5): 1097-1101.

8 Grinstein, G et al. Presentation and 5-year follow-up of type 2 diabetes mellitus in African-American and Caribbean-Hispanic adolescents. Horm Res 2003; 60(3): 121–126.

9 Pinhas-Hamiel, O., Zeitler, P. The global spread of type 2 diabetes mellitus in children and adolescents. J Pediatr. 2005; 146(5): 693-700. doi: 10.1016/j.jpeds. 2004.12.042. Zugriff am 6. Juni 2017.

3 Der Ganzkörpereffekt

1 U. S. Department of Health and Human Services. National Diabetes Fact Sheet, 2011. Verfügbar auf: http://www.cdc.gov/diabetes/pubs/pdf/ndfs_2011.pdf. Zugriff am 6. Juni 2017.

2 Fong, D. S. et al. Diabetic retinopathy. Diabetes Care. 2004; 27(10): 2540-2553.

3 Keenan, H. A. et al. Clinical factors associated with resistance to microvascular complications in diabetic patients of extreme disease duration: the 50-year medallist study. Diabetes Care. 2007; 30(8):1995-1997.

4 National Institute of Diabetes and Digestive and Kidney Diseases. Diabetic kidney disease. Juli 2016. Verfügbar auf: http://www.niddk.nih.gov/health-information/ health-topics/kidney-disease/kidney-disease-of-diabetes/Pages/facts.aspx. Zugriff am 6. Juni 2017.

5 National Institute of Diabetes and Digestive and Kidney Diseases. Adjusted prevalence rates of ESRD. Verfügbar auf: http://www.niddk.nih.gov/ health-information/health-statistics/Pages/kidney-disease-statistics-united-states. aspx. Zugriff am 6. Juni 2017. Mit Genehmigung verwendet.

6 Adler, AI et al. Development and progression of nephropathy in type 2 diabetes: The United Kingdom Prospective Diabetes Study (UKPDS 64). Kidney Int. 2003; 63(1): 225-232.

7 National Institute of Diabetes and Digestive and Kidney Diseases. Nerve damage (diabetic neuropathies). November 2013. Verfügbar auf: http://www.niddk.nih.gov/ health-information/health-topics/Diabetes/diabetic-neuropathies-nerve-damage diabetes/Pages/diabetic-neuropathies-nerve-damage. aspx. Zugriff am 6. Juni 2017.

8 Fowler, M. J. Microvascular and macrovascular complications of diabetes. Clin Diabetes. 2008; 26(2): 77-82.

9 Boulton, A. J. et al. Diabetic neuropathies: a statement by the American Diabetes Association. Diabetes Care. 2005; 28(4): 956-962.

10 Maser, R. E. et al. The association between cardiovascular autonomic neuropathy and mortality in individuals with diabetes: a meta-analysis. Diabetes Care. 2003; 26(6): 1895-1901.

11 Kannel, W. B. et al. Diabetes and cardiovascular disease: the Framingham study. JAMA. 1979; 241(19): 2035-2038.

12 American Heart Association. Cardiovascular disease & diabetes. August 2015. Verfügbar auf: http://www.heart.org/HEARTORG/Conditions/More/Diabetes/Why DiabetesMatters/Cardiovascular-DiseaseDiabetes_UCM_313865_Article.jsp/#.WZYR WK3M xE4. Zugriff am 6. Juni 2017.

13 Gu, K. et al. Diabetes and decline in heart disease mortality in U. S. adults. JAMA. 1999; 281(14): 1291-1297.

14 Beckman, J. A. et al. Diabetes and atherosclerosis: epidemiology, pathophysiology and management. JAMA. 2002; 287(19): 2570-2581.

15 Air, E. L., Kissela, B. M. Diabetes, the metabolic syndrome, and ischemic stroke: epidemiology and possible mechanisms. Diabetes Care. 2007; 30(12): 3131-3140.

16 Banerjee, C. et al. Duration of diabetes and risk of ischemic stroke: the Northern Manhattan Study. Stroke. 2012 May; 43(5): 1212-1217.

17 American Diabetes Association. Peripheral arterial disease in people with diabetes. Diabetes Care. 2003; 26(12): 3333-3341.

18 2016 Alzheimer's disease facts and figures. Verfügbar auf: http://www.alz.org/facts/. Zugriff am 17. Februar 2017.

19 De la Monte, S. M., Wands J. R. Alzheimer's disease is type 3 diabetes – evidence reviewed. J Diabetes Sci Technol. November 2008; 2(6): 1101-1113.

20 Barone, B.B. et al. Long-term all-cause mortality in cancer patients with preexisting diabetes mellitus: a systematic review and meta-analysis. JAMA. 17. Dezember 2008; 300(23): 2754-2764.

21 Rinella, M. E. Nonalcoholic fatty liver disease: a systematic review. JAMA. 9. Juni 2015; 313(22): 2263-2273.

22 Ludwig, E. [Urinary tract infections in diabetes mellitus.] Orv Hetil. 40. März 2008; 149(13): 597-600.

23 Pemayun, T. G. D. et al. Risk factors for lower extremity amputation in patients with diabetic foot ulcers: a hospital-based case-control study. Diabetic Foot & Ankle. 2015; 6(1). doi: 10.3402/dfa.v6.29629. Zugriff am 6. Juni 2017.

24 Kahana, M. et al. Skin tags: a cutaneous marker for diabetes mellitus. Acta Derm Venereol. 1987; 67(2): 175-177.

25 Lakin, M., Wood, H. Erectile dysfunction. Cleveland Clinic Center for Continuing Education. November 2012. Verfügbar auf: http://www.clevelandclinicmeded.com/ medicalpubs/diseasemanagement/endocrinology/erectiledysfunction/. Zugriff am 17. Februar 2017.

26 Sharpless, J. L. Polycystic ovary syndrome and the metabolic syndrome. Clinical Diabetes. Oktober 2003; 21(4): 154-161.

4 Diabesitas: die Kalorienlüge

1 Colditz, G. A. et al. Weight as a risk factor for clinical diabetes in women. Am J Epidemiol. 1990 Sep; 132(3): 501-513.

2   Powell, A. Obesity? diabetes? we've been set up. Harvard Gazette. 7. März 2012. Verfügbar auf: http://news.harvard.edu/gazette/story/2012/03/the-big-setup/. Zugriff am 6. Juni 2017.
3   Colditz, G. A. et al. Weight gain as a risk factor for clinical diabetes mellitus in women. Ann Intern Med. 1. April 1995; 122(7): 481–486.
4   Tobias, D. K. et al. Body-mass index and mortality among adults with incident type 2 diabetes. N Engl J Med. 2014; 370(3): 233–244.
5   Hu, F. B. et al. Diet, lifestyle, and the risk of type 2 diabetes mellitus in women. N Engl J Med. 2001; 345(11): 790–797.
6   Harcombe, Z. et al. Evidence from randomised controlled trials did not support the introduction of dietary fat guidelines in 1977 and 1983: a systematic review and meta-analysis. Open Heart. 2015; 2(1): e000196. doi: 10.1136/openhrt-2014-000196. Zugriff am 6. Juni 2017.
7   Wei, M. et al. Waist circumference as the best predictor of noninsulin dependent diabetes mellitus (NIDDM) compared to body mass index, waist/hip ratio and other anthropometric measurements in Mexican Americans – a 7-year prospective study. Obes Res. Januar 1997; 5(1): 16–23.
8   McSweeny, L. The devil inside. The Sydney Morning Herald. 15. September 2013. Verfügbar auf: http://www.smh.com.au/lifestyle/the-devil-inside-20130910-2thyr. html. Zugriff am 6. Juni 2017.
9   Wildman, R. P. Healthy obesity. Curr Opin Clin Nutr Metab Care. 2009; 12(4): 438-443.
10 Ruderman, N. et al. The metabolically obese, normal-weight individual revisited. Diabetes. 1998; 47(5): 699-713.
11 Taylor, R., Holman, R. R. Normal-weight individuals who develop type 2 diabetes: the personal fat threshold. Clinical Science. April 2015; 128(7): 405–410.
12 Després, J. P. Is visceral obesity the cause of the metabolic syndrome? Ann Med. 2006; 38(1): 52–63.
13 Taylor R., Holman, R. R. Normal-weight individuals who develop type 2 diabetes: the personal fat threshold. Clinical Science. April 2015; 128(7): 405–410. Used with permission.
14 Matos, L. N. et al. Correlation of anthropometric indicators for identifying insulin sensitivity and resistance. Sao Paulo Med J. 2011; 129(1): 30–35.
15 Rexrode, K. M. et al. Abdominal adiposity and coronary heart disease in women. JAMA. 1998; 280(21): 1843–1848.
16 Wander, P. L. et al. Change in visceral adiposity independently predicts a greater risk of developing type 2 diabetes over 10 years in Japanese Americans. Diabetes Care. 2013; 36(2): 289–293.

17 Fujimoto, W. Y. et al. Body size and shape changes and the risk of diabetes in the diabetes prevention program. Diabetes. Juni 2007; 56(6): 1680–1685.
18 Klein, S. et al. Absence of an effect of liposuction on insulin action and risk factors for coronary heart disease. N Engl J Med. 2004; 350(25): 2549–2557.
19 Ashwell, M. et al. Waist-to-height ratio is more predictive of years of life lost than body mass index. PLoS One. 2014; 9(9): e103483. doi: 10.1371/journal. pone. 0103483. Zugriff am 6. Juni 2017.
20 Ashwell, M. et al. Waist-to-height ratio is more predictive of years of life lost than body mass index. PLoS One. 2014; 9(9): e103483. doi: 10.1371/journal. pone. 0103483. Zugriff am 6. Juni 2017. Mit Genehmigung verwendet.
21 Bray, G. A. et al. Relation of central adiposity and body mass index to the development of diabetes in the Diabetes Prevention Program. Am J Clin Nutr. 2008; 87(5): 1212–1218; Fox C.S., et al. Abdominal visceral and subcutaneous adipose tissue compartments: association with metabolic risk factors in the Framingham Heart Study. Circulation. 2007; 116(1): 39–48; Després, J. P. Intra-abdominal obesity: an untreated risk factor for type 2 diabetes and cardiovascular disease. J Endocrinol Invest. 2006; 2(3 Suppl): 77–82; Jakobsen, M. U. et al. Abdominal obesity and fatty liver. Epidemiol Rev. 2007; 29(1): 77–87.
22 Fabbrini, E., Tamboli, R. A. et al. Surgical removal of omental fat does not improve insulin sensitivity and cardiovascular risk factors in obese adults. Gastroenterology. 2010; 139(2): 448–455.
23 Fabbrini, E. et al. Intrahepatic fat, not visceral fat, is linked with metabolic complications of obesity. Proc Natl Acad Sci USA. 2009; 106(36): 15430–15435; Magkos, F., Fabbrini, E. et al. Increased whole-body adiposity without a concomitant increase in liver fat is not associated with augmented metabolic dysfunction. Obesity (Silver Spring). 2010; 18(8): 1510–1515.
24 Jakobsen, M. U. et al. Abdominal obesity and fatty liver. Epidemiol Rev. 2007; 29(1): 77–87.
25 Howard, B. V. et al. Low-fat dietary pattern and weight change over 7 years: the Women's Health Initiative Dietary Modification Trial. JAMA. 4. Januar 2006; 295(1): 39–49.
26 Fildes, A. et al. Probability of an obese person attaining normal body weight: cohort study using electronic health records. Am J Public Health. 2015; 105(9): e54–e59.

5 Die Rolle des Insulins für die Energiespeicherung

1 Banting, W. Letter on Corpulence. Verfügbar auf: http://www.thefitblog.net/ ebooks/ LetterOnCorpulence/LetteronCorpulence.pdf. Zugriff am 6. Juni 2017.

6 Insulinresistenz: das Überlaufphänomen

1 Pories, W. J. et al. Surgical treatment of obesity and its effect on diabetes: 10-y follow-up. Am J Clin Nutr. 1992; 55(Suppl.): 582S–585S.

2 Based on data from Pories, W. J. et al. Surgical treatment of obesity and its effect on diabetes: 10-y follow-up. Am J Clin Nutr. Februar 1992; 55(2 Suppl): 582S–585S.

3 Insulinoma symptoms. Insulinoma Support Network. Verfügbar auf: https://insulinoma.co.uk/insulinoma-symptoms. Zugriff am 6. Juni 2017.

4 Tarchouli, M. et al. Long-standing insulinoma: two case reports and review of the literature. BMC Res Notes. 2015; 8: 444.

5 Ghosh, S. et al. Clearance of acanthosis nigricans associated with insulinoma following surgical resection. QJM. November 2008; 101(11): 899-900. doi: 10.1093/qjmed/hcn098. [Epub 31. Juli 2008.] Zugriff am 6. Juni 2017.

6 Rizza, R. A. Production of insulin resistance by hyperinsulinemia in man. Diabetologia. 1985; 28(2): 70–75.

7 Del Prato, S. Effect of sustained physiologic hyperinsulinemia and hyperglycemia on insulin secretion and insulin sensitivity in man. Diabetologia. Oktober 1994; 37(10): 1025–1035.

8 Henry, R. R. Intensive conventional insulin therapy for type II diabetes. Diabetes Care. 1993; 16(1): 23–31.

9 Corkey, B. E., Banting lecture 2011: hyperinsulinemia: cause or consequence? Diabetes. Januar 2012; 61(1): 4–13.

7 Diabetes, eine Krankheit der dualen Defekte

1 Basierend auf Daten aus Tabák, A. G. et al. Trajectories of glycaemia, insulin sensitivity, and insulin secretion before diagnosis of type 2 diabetes: an analysis from the Whitehall II study. Lancet. 27. Juni 2009; 373(2682): 2215–2221.

2 Tabák, A. G. et al. Trajectories of glycaemia, insulin sensitivity, and insulin secretion before diagnosis of type 2 diabetes: an analysis from the Whitehall II study. Lancet. 27. Juni 2009; 373(2682): 2215–2221.

3 Weiss, R., Taksali, S. E. et al. Predictors of changes in glucose tolerance status in obese youth. Diabetes Care. 2005; 28(4): 902–909.

4 Taksali, S. E. et al. High visceral and low abdominal subcutaneous fat stores in the obese adolescent: a determinant of an adverse metabolic phenotype. Diabetes. 2008; 57(2): 367–371.

5   Bawden, S. et al. Increased liver fat and glycogen stores following high compared with low glycaemic index food: a randomized crossover study. Diabetes Obes Metab. Januar 2017; 19(1): 70-77. doi: 10.1111/dom.12784. [Epub 2016 Sep 4]. Zugriff am 6. Juni 2017.
6   Suzuki, A. et al. Chronological development of elevated aminotransferases in a non-alcoholic population. Hepatology. 2005; 41(1): 64–71.
7   Zelman, S. The liver in obesity. AMA Arch Intern Med. 1952; 90(2): 141–156.
8   Ludwig, J., et al. Nonalcoholic steatohepatitis: Mayo Clinic experiences with a hitherto unnamed disease. Mayo Clin Proc. Juli 1980; 55(7): 434–438.
9   Leite, N. C. et al. Prevalence and associated factors of non-alcoholic fatty liver disease in patients with type-2 diabetes mellitus. Liver Int. Januar 2009; 29(1): 113–119.
10 Seppala-Lindroos, A. et al. Fat accumulation in the liver is associated with defects in insulin suppression of glucose production and serum free fatty acids independent of obesity in normal men. J Clin Endocrinol Metab. Juli 2002; 87(7): 3023–3028.
11 Silverman, J. F. et al. Liver pathology in morbidly obese patients with and without diabetes. Am J Gastroenterol. 1990; 85(10): 1349–1355.
12 Fraser, A. et al. Prevalence of elevated alanine-aminotransferase (ALT) among US adolescents and associated factors: NHANES 1999-2004. Gastroenterology. 2007; 133(6): 1814–1820.
13 Fabbrini, E. et al. Intrahepatic fat, not visceral fat, is linked with metabolic complications of obesity. Proc Natl Acad Sci USA 2009; 106(36): 15430–15435; D'Adamo, E., Caprio, S. Type 2 diabetes in youth: epidemiology and pathophysiology. Diabetes Care. 2011; 34(Suppl 2): S161–S165.
14 Burgert, T. S. et al. Alanine aminotransferase levels and fatty liver in childhood obesity: associations with insulin resistance, adiponectin, and visceral fat. J Clin Endocrinol Metab. 2006; 91(11): 4287–4294.
15 Younossi, A. M. et al. Systematic review with meta-analysis: non-alcoholic steatohepatitis. Aliment Pharmacol Ther. 2014; 39(1): 3–14.
16 Angulo, P. Nonalcoholic fatty liver disease. N Engl J Med. 2002; 346(16): 1221–1231.
17 Basierend auf Daten aus D'Adamo, E., Caprio, S. Type 2 diabetes in youth: epidemiology and pathophysiology. Diabetes Care. Mai 2011; 34(Suppl 2): S161–S165.
18 Ryysy, L. et al. Hepatic fat content and insulin action on free fatty acids and glucose metabolism rather than insulin absorption are associated with insulin requirements during insulin therapy in type 2 diabetic patients. Diabetes. 2000; 49(5): 749–758; 18.

19 Sevastianova, K. et al. Effect of short-term carbohydrate overfeeding and longterm weight loss on liver fat in overweight humans. Am J Clin Nutr. 2012; 96(4): 727–734.

20 Schwarz, J. M. et al. Short-term alterations in carbohydrate energy intake in humans. Striking effects on hepatic glucose production, de novo lipogenesis, lipolysis, and whole-body fuel selection. J Clin Invest. 1995; 96(6): 2735–2743; Softic, S. et al. Role of dietary fructose and hepatic de novo lipogenesis in fatty liver disease. Dig Dis Sci. Mai 2016; 61(5): 1282–1293.

21 Chong, M. F. et al. Mechanisms for the acute effect of fructose on postprandial lipemia. Am J Clin Nutr. 2007; 85(6): 1511–1520.

22 Perseghin, G. Reduced intrahepatic fat content is associated with increased wholebody lipid oxidation in patients with type 1 diabetes. Diabetologia. 2005; 48(12): 2615–2621.

23 Fabbrini, E. et al. Intrahepatic fat, not visceral fat, is linked with metabolic complications of obesity. Proc Natl Acad Sci USA 2009; 106(36): 15430–15435.

24 Weiss, R., Dufour, S. et al. Pre-diabetes in obese youth: a syndrome of impaired glucose tolerance, severe insulin resistance, and altered myocellular and abdominal fat partitioning. Lancet. 2003; 362(9388): 951–957.

25 Kelley, D. E. et al. Skeletal muscle fatty acid metabolism in association with insulin resistance, obesity and weight loss. Am. J. Physiol Endocrinol Metab. 1999; 277(6 Pt 1): E1130–E1141.

26 Hue, L., Taegtmeyer, H. The Randle cycle revisited: a new head for an old hat. Am J Physiol Endocrinol Metab. September 2009; 297(3): E578–E591.

27 Defronzo, R. A. Banting Lecture. From the triumvirate to the ominous octet: a new paradigm for the treatment of type 2 diabetes mellitus. Diabetes. 2009; 58(4): 773–795.

28 Taylor, R. Type 2 diabetes: etiology and reversibility. Diabetes Care. 2013; 36(4): 1047–1055.

29 Mathur, A. et al. Nonalcoholic fatty pancreas disease. HPB. 2007; 9(4): 312–318; Lee J. S., et al. Clinical implications of fatty pancreas: Correlations between fatty pancreas and metabolic syndrome. World J Gastroenterol. 2009; 15(15): 1869–1875.

30 Ou, H. Y. et al. The association between nonalcoholic fatty pancreas disease and diabetes. PLoS One. 2013; 8(5): e62561.

31 Steven, S. et al. Weight loss decreases excess pancreatic triacylglycerol specifically in type 2 diabetes. Diabetes Care. 2016; 39(1): 158–165.

32 Heni, M. et al. Pancreatic fat is negatively associated with insulin secretion in individuals with impaired fasting glucose and/or impaired glucose tolerance: a nuclear magnetic resonance study. Diabetes Metab Res Rev. 2010 Mar; 26(3): 200-205. doi: 10.1002/dmrr.1073; Tushuizen, M. E. et al. Pancreatic fat content and beta-cell function in men with and without type 2 diabetes. Diabetes Care. 2007; 30(11): 2916–2921.

33 Klein, S. et al. Absence of an effect of liposuction on insulin action and risk factors for coronary heart disease. N Engl J Med. 2004; 350(25): 2549–2557.

34 Lim, E. L. et al. Reversal of type 2 diabetes: normalisation of beta cell function in association with decreased pancreas and liver triacylglycerol. Diabetologia. 2011; 54(10): 2506–2514.

35 Kim, J. Y. et al. Obesity-associated improvements in metabolic profile through expansion of adipose tissue. J. Clin. Invest. 2007; 117(9): 2621–2637.

36 Rasouli, N. et al. Ectopic fat accumulation and metabolic syndrome. Diabetes Obes Metab. 2007; 9(1): 1–10.

37 Vague, J. The degree of masculine differentiation of obesities: a factor determining predisposition to diabetes, atherosclerosis, gout and uric calculus disease. Am J Clin Nutr. 1956; 4(1): 20–34.

38 Cao, W. et al. Excess exposure to insulin is the primary cause of insulin resistance and its associated atherosclerosis. Curr Mol Pharmacol. 2011; 4(3): 154–166.

8 Die Verbindung zwischen Fructose und Insulinresistenz

1 Lustig, R. Sugar: the bitter truth. YouTube. Verfügbar auf: https://www.youtube.com/watch?v=dBnniua6-oM. Zugriff am 6. Juni 2017.

2 Yudkin, J. Pur, weiß und tödlich. Lünen: systemed; 2016.

3 Basu, S. et al. The relationship of sugar to population-level diabetes prevalence: an econometric analysis of repeated cross-sectional data. PLoS One. 2013; 8(2): e57873.

4 Ridgeway, L. High fructose corn syrup linked to diabetes. USC News. 28. November 2012. Verfügbar auf: https://news.usc.edu/44415/high-fructose-corn-syrup-linked-todiabetes/. Zugriff am 6. Juni 2017.

5 Bizeau, M. E., Pagliassotti, M. J. Hepatic adaptations to sucrose and fructose. Metabolism. 2005; 54(9): 1189–1201.

6 Faeh, D. et al. Effect of fructose overfeeding and fish oil administration on hepatic de novo lipogenesis and insulin sensitivity in healthy men. Diabetes. 2005; 54(7): 1907–1913.

7   Lustig, R. H. Fructose: metabolic, hedonic, and societal parallels with ethanol. J Am Diet Assoc. 2010; 110(9): 1307–1321.
8   Yokoyama, H. et al. Effects of excessive ethanol consumption on the diagnosis of the metabolic syndrome using its clinical diagnostic criteria. Intern Med. 2007; 46(17): 1345–1352.
9   Beck-Nielsen, H. et al. Impaired cellular insulin binding and insulin sensitivity induced by high-fructose feeding in normal subjects. Am J Clin Nutr. Februar 1980; 33(2): 273–278.
10 Stanhope, K. L. et al. Consuming fructose-sweetened, not glucose-sweetened, beverages increases visceral adiposity and lipids and decreases insulin sensitivity in overweight/obese humans. JCI. 2009; 119(5): 1322–1334.
11 Xu, Y. et al. Prevalence and control of diabetes in Chinese adults. JAMA. 2013; 310(9): 948–959.
12 Zhou, B. F. et al. Nutrient intakes of middle-aged men and women in China, Japan, United Kingdom, and United States in the late 1990s: the INTERMAP study. J Hum Hypertens. (2003); 17(9): 623-630. doi: 10.1038/sj.jhh.1001605.
13 Gross, L. S. et al. Increased consumption of refined carbohydrates and the epidemic of type 2 diabetes in the United States: an ecologic assessment. Am J Clin Nutr. 2004; 79(5): 774–779.
14 Basierend auf Daten aus Zhou, B. F. et al. Nutrient intakes of middle-aged men and women in China, Japan, United Kingdom, and United States in the late 1990s: the INTERMAP study. J Hum Hypertens. September 2003; 17(9): 623-630. doi: 10.1038/sj. jhh.1001605. Zugriff am 6. Juni 2017.
15 Basu, S. et al. The relationship of sugar to population-level diabetes prevalence: an econometric analysis of repeated cross-sectional data. PLoS One. 2013; 8(2): e57873. doi: 10.1371/journal.pone.0057873. Zugriff am 8. April 2015.
16 Malik, V. S. et al. Sugar-sweetened beverages and risk of metabolic syndrome and type 2 diabetes. Diabetes Care. 2010; 33(11): 2477–2483.
17 Goran, M. I. et al. High fructose corn syrup and diabetes prevalence: A global perspective. Glob Pub Health. 2013; 8(1): 55–64.
18 Gross, L. S. et al. Increased consumption of carbohydrates and the epidemic of type 2 diabetes in the United States: an ecologic assessment. Am J Clin Nutr. Mai 2004; 79(5): 774-779. Mit Genehmigung verwendet.

9 Der Zusammenhang mit dem metabolischen Syndrom

1   Grundy, S. M. et al. Diagnosis and management of the metabolic syndrome: an American Heart Association/National Heart, Lung, and Blood Institute Scientific Statement. Circulation. 25. Oktober 2005; 112(17): 2735–2752.

2   Ginsberg, H. N., MacCallum, P. R. The obesity, metabolic syndrome, and type 2 diabetes mellitus pandemic: Part I. increased cardiovascular disease risk and the importance of atherogenic dyslipidemia in persons with the metabolic syndrome and type 2 diabetes mellitus. Cardiometab Syndr. Frühjahr 2009; 4(2): 113-119.

3   Bremer, A. A. et al. Toward a unifying hypothesis of metabolic syndrome. Pediatrics. 2012; 129(3): 557-570.

4   Reaven, G. M. Banting lecture, 1988. Role of insulin resistance in human disease. Diabetes. 1988; 37(12): 1595-1607.

5   Ahrens, E. H. et al. Carbohydrate-induced and fat-induced lipemia. Trans. Assoc. Am. Phys. 1961; 74: 134-146.

6   Reaven, G. M., Calciano, A. et al. Carbohydrate intolerance and hyperlipemia in patients with myocardial infarction without known diabetes mellitus. J Clin Endocrinol Metab. 1963; 23: 1013-1023.

7   Welborn, T. A. et al. Serum-insulin in essential hypertension and in peripheral vascular disease. Lancet. 1966; 1(7451): 1336-1337.

8   Lucas, C. P. et al. Insulin and blood pressure in obesity. Hypertension. 1985; 7: 702-706.

9   Huang, P. L. A comprehensive definition for metabolic syndrome. Dis Model Mech. Mai-Juni 2009; 2(5-6): 231-237.

10 Reaven, G. M. et al. Insulin resistance as a predictor of age-related diseases. J Clin Endocrinol Metab. 2001; 86(8): 3574-3578; DeFronzo R.A., Ferrannini E. Insulin resistance. A multifaceted syndrome responsible for NIDDM, obesity, hypertension, dyslipidemia, and atherosclerotic cardiovascular disease. Diabetes Care. 1991;14 (3): 173-194.

11 Lim, J. S. et al. The role of fructose in the pathogenesis of NAFLD and the metabolic syndrome. Nat Rev Gastroenterol Hepatol. 2010; 7(5): 251-264.

12 Grundy, S. M. et al. Transport of very low density lipoprotein triglycerides in varying degrees of obesity and hypertriglyceridemia. J Clin Invest. 1979; 63: 1274-1283.

13 Adiels, M. et al. Overproduction of large VLDL particles is driven by increased liver fat content in man. Diabetologia. 2006; 49(4): 755-765.

14 Aarsland, A. et al. Contributions of de novo synthesis of fatty acids to total VLDL-triglyceride secretion during prolonged hyperglycemia/hyperinsulinemia in normal man. J Clin Invest. 1996; 98(9): 2008-2017.

15 Hiukka, A. et al. Alterations of lipids and apolipoprotein CIII in VLDL subspecies in type 2 diabetes. Diabetologia. 2005; 48(6): 1207-1215; Grundy, S. M. et al. Transport of very low density lipoprotein triglycerides in varying degrees of obesity and hypertriglyceridemia. J Clin Invest. 1979; 63: 1274-1283.

16 Coulston, A. M. et al. Persistence of hypertriglyceridemic effects of low-fat, high-carbohydrate diets in NIDDM. Diabetes Care. 1989; 12(2): 94–100; Hyson, D. A. et al. Impact of dietary fat intake on postprandial lipemic response in postmenopausal women. FA SEB J. 1999; 13: A213.

17 Reaven, G. M. et al. Role of insulin in endogenous hypertriglyceridemia. J Clin Invest. 1967; 46(11): 1756–1767; Stanhope, K. L. et al. Consumption of fructose and high fructose corn syrup increase postprandial triglycerides, LDL-cholesterol, and apolipoprotein-B in young men and women. J Clin Endocrinol Metab. 2011 Oct; 96(10): E1596–E1605.

18 Nordestgaard, B. G. et al. Nonfasting triglycerides and risk of myocardial infarction, ischemic heart disease, and death in men and women. JAMA. 2007; 298(3): 299–308.

19 Schwarz, G. G. et al. Fasting triglycerides predict recurrent ischemic events in patients with acute coronary syndrome treated with statins. J Am Coll Cardiol. 2015; 65(21): 2267–2275.

20 Miller, M. et al. Triglycerides and cardiovascular disease: A scientific statement from the American Heart Association. Circulation. 2011; 123(20): 2292–2333.

21 HPS2-THRIVE Collaborative Group. Effects of extended-release niacin with laropiprant in high-risk patients. N Engl J Med. 2014; 371(3): 203–212; AIM-HIGH Investigators. Niacin in patients with low HDL cholesterol levels receiving intensive statin therapy. N Engl J Med. 2012; 365(24): 2255–2267.

22 Vergeer, M. et al. The HDL hypothesis: does high-density lipoprotein protect from atherosclerosis? J Lipid Res. August 2010; 51(8): 2058–2073.

23 Finelli, C. et al. The improvement of large high-density lipoprotein (HDL) particle levels, and presumably HDL metabolism, depend on effect of low-carbohydrate diet and weight loss. EXCL I Journal. 2016; 15: 166–176.

24 ILLUMINATE Investigators. Effects of torcetrapib in patients at high risk for coronary events. N Engl J Med. 2007; 357(21): 2109–2122.

25 Ginsberg, H. N. et al. Regulation of plasma triglycerides in insulin resistance and diabetes. Arch Med Res. 2005; 36(3): 232–240.

26 Goodpaster, B. H. et al. Obesity, regional body fat distribution, and the metabolic syndrome in older men and women. Arch Intern Med. 2005; 165(7): 777–783.

27 Barzilai, N. et al. Surgical removal of visceral fat reverses hepatic insulin resistance. Diabetes. 1999; 48(1): 94–98; Gabriely, I. et al. Removal of visceral fat prevents insulin resistance and glucose intolerance of aging: an adipokine-mediated process? Diabetes. 2002; 51(10): 2951–2958.

28 Klein, S. et al. Absence of an effect of liposuction on insulin action and risk factors for coronary heart disease. N Engl J Med. 2004; 350(25): 2549–2557.

29 Welborn, T. et al. Serum-insulin in essential hypertension and in peripheral vascular disease. Lancet. 1966; 1(7451): 1336–1337.
30 Ferrannini, E. et al. Insulin resistance, hyperinsulinemia, and blood pressure. Role of age and obesity. Hypertension. 1997; 30(5): 1144–1149.
31 Park, S. E. et al. Impact of hyperinsulinemia on the development of hypertension in normotensive, nondiabetic adults: a 4-year follow-up study. Metabolism. April 2013; 62(4): 532–538.
32 Xun, P. et al. Fasting insulin concentrations and incidence of hypertension, stroke, and coronary heart disease: a meta-analysis of prospective cohort studies. Am J Clin Nutr. 2013; 98(6): 1543–1554.
33 Christlieb, R. et al. Is insulin the link between hypertension and obesity? Hypertension. 1985; 7(Suppl II): II-54-II-57; Cao, W. et al. Excess exposure to insulin is the primary cause of insulin resistance and its associated atherosclerosis. Curr Mol Pharmacol. 2011; 4(3): 154–166.
34 Rieker, R. P. et al. Positive inotropic action of insulin on piglet heart. Yale. J. Biol. Med., 1975; 48: 353–360.
35 Bönner, G. Hyperinsulinemia, insulin resistance, and hypertension. J Cardiovasc Pharmacol. 1994; 24(Suppl 2): S39–49.
36 Sattar, N. et al. Serial metabolic measurements and conversion to type 2 diabetes in the West of Scotland Coronary Prevention Study. Diabetes. 2007; 56(4): 984–991.
37 Kolata, G. Skinny and 119 pounds, but with the health hallmarks of obesity. *New York Times.* 22. Juli 2016. Verfügbar auf: https://www.nytimes.com/2016/07/26/health/ skinny-fat.html?mcubz=3.

10 Insulin: nicht die Antwort auf Typ-2-Diabetes

1 Geller, A. I. et al. National estimates of insulin-related hypoglycemia and errors leading to emergency department visits and hospitalizations. JAMA Intern Med. Mai 2014; 174(5): 678–686.
2 The Diabetes Control and Complications Trial Research Group. The effect of intensive treatment of diabetes on the development and progression of long-term complications in insulin-dependent diabetes mellitus. N Engl J Med. 1993; 329(14): 977–986.
3 The DCCT/EDIC Study Research Group. Intensive diabetes treatment and cardiovascular disease in patients with type 1 diabetes. N Engl J Med. 2005; 353(25): 2643–2653.

4 Basierend auf Daten aus The Diabetes Control and Complications Trial Research Group. Influence of intensive diabetes treatment on body weight and composition of adults with type 1 diabetes in the Diabetes Control and Complications Trial. Diabetes Care. Oktober 2001; 24(10): 1711–1721.
5 Purnell, J. Q. et al. The effect of excess weight gain with intensive diabetes treatment on cardiovascular disease risk factors and atherosclerosis in type 1 diabetes: Results from the Diabetes Control and Complications Trial/Epidemiology of Diabetes Interventions and Complications Study (DCCT/EDIC) study. Circulation. 15. Januar 2013; 127(2): 180–187. doi: 10.1161/CIRCULATIONAHA.111.077487. Zugriff am 6. Juni 2017.
6 Muis, M. J. High cumulative insulin exposure: a risk factor of atherosclerosis in type 1 diabetes? Atherosclerosis. Juli 2005; 181(1): 185–192.
7 UK Prospective Diabetes Study (UKPDS) Group. Intensive blood-glucose control with sulphonylureas or insulin compared with conventional treatment and risk of complications in patients with type 2 diabetes (UKPDS 33). Lancet. 12. September 1998; 352(9131): 837–53.
8 UK Prospective Diabetes Study (UKPDS) Group. Effect of intensive blood-glucose control with metformin on complications in overweight patients with type 2 diabetes (UKPDS 34). Lancet. 12. September 1998; 352(9131): 854–865.
9 Rosen, C. L. et al. The rosiglitazone story – lessons from an FDA Advisory Committee Meeting. N Engl J Med. 2007; 357(9): 844–846.
10 The ACCORD Study Group. Effects of intensive glucose lowering in type 2 diabetes. N Engl J Med. 12. Juni 2008; 358(24): 2545–2559.
11 The ADVANCE Collaborative Group. Intensive blood glucose control and vascular outcomes in patients with type 2 diabetes. N Engl J Med. 2008; 358(24): 2560–2572.
12 Duckworth, W. et al. Glucose control and vascular complications in veterans with type 2 diabetes. N Engl J Med. 2009; 360(2): 129–139.
13 The ORIGIN Trial Investigators. Basal insulin and cardiovascular and other outcomes in dysglycemia. N Engl J Med. 2012; 367(4): 319–328.
14 The ACCORD Study Group. Long-term effects of intensive glucose lowering on cardiovascular outcome. N Engl J Med. 2011; 364(9): 818–828; Hayward, RA et al. Follow-up of glycemic control and cardiovascular outcomes in type 2 diabetes. N Engl J Med. 2015; 372(23): 2197–2206; Zoungas, S. et al. Follow-up of blood-pressure lowering and glucose control in type 2 diabetes. N Engl J Med. 2014; 371(15): 1392–1406.
15 King, P. et al. The UK Prospective Diabetes Study (UKPDS): clinical and therapeutic implications for type 2 diabetes. Br J Clin Pharmacol. 1999; 48(5): 643–648.

16 Soedamah-Muthu, S. S. et al. Relationship between risk factors and mortality in type 1 diabetic patients in Europe. The EURODIAB Prospective Complications Study (PCS). Diabetes Care. 2008; 31(7): 1360–1366.

17 Bain, S. C. et al. Characteristics of type 1 diabetes of over 50 years duration (the Golden Years Cohort). Diabetic Medicine. 2003; 20(10): 808–811.

18 Crofts, C. A. P. et al. Hyperinsulinemia: a unifying theory of chronic disease? Diabesity. 2015; 1(4): 34–43; 41. Meinert, C. L. et al. A study of the effects of hypoglycemic agents on vascular complications in patients with adult-onset diabetes. II. Mortality results. Diabetes. 1970; 19(Suppl): 789–830.

19 Yudkin, J. S. et al. Intensified glucose lowering in type 2 diabetes: time for a reappraisal. Diabetologia. Oktober 2010; 53(10): 2079–2085.

20 Pradhan, A. D. et al. Effects of initiating insulin and metformin on glycemic control and inflammatory biomarkers among patients with type 2 diabetes The LANCET Randomized Trial. JAMA. 2009; 302(11): 1186–1194; Ridker, P. M. et al. C-reactive protein and other markers of inflammation in the prediction of cardiovascular disease in women. N Engl J Med. 2000; 342(12): 836–843.

21 Haffner, S. M. et al. Mortality from coronary heart disease in subjects with type 2 diabetes and in nondiabetic subjects with and without prior myocardial infarction. N Engl J Med. 1998; 339(4): 229–234.

22 Madonna, R., De Caterina, R. Prolonged exposure to high insulin impairs the endothelial PI3-kinase/Akt/nitric oxide signalling. Thromb Haemost. 2009; 101(2): 345–350; Okouchi M., et al. High insulin enhances neutrophil transendothelial migration through increasing surface expression of platelet endothelial cell adhesion molecule-1 via activation of mitogen activated protein kinase. Diabetologia. 2002; 45(10): 1449–1456; Pfeifle, B., Ditschuneit, H. Effect of insulin on growth of cultured human arterial smooth muscle cells. Diabetologia. 1981; 20(2): 155–158; Stout, R. W. et al. Effect of insulin on the proliferation of cultured primate arterial smooth muscle cells. Circ Res. 1975; 36: 319–327; Iida, K. T. et al. Insulin up-regulates tumor necrosis factor-alpha production in macrophages through an extracellular-regulated kinase-dependent pathway. J Biol Chem. 2001; 276(35): 32531–32537.

23 Rensing, K. L. Endothelial insulin receptor expression in human atherosclerotic plaques: linking micro- and macrovascular disease in diabetes? Atherosclerosis. 2012; 222(1): 208–215.

24 Duff, G. L., McMillan, G. C. The effect of alloxan diabetes on experimental cholesterol atherosclerosis in the rabbit. J. Exp. Med. 1949; 89(6): 611–630.

25 Selvin, E. Glycated hemoglobin, diabetes, and cardiovascular risk in nondiabetic adults. N Engl J Med. 2010; 362(9): 800–811.

26 Currie, C. J., Poole C. D. et al. Mortality and other important diabetes-related outcomes with insulin vs other antihyperglycemic therapies in type 2 diabetes. J Clin Endocrinol Metab. 2013; 98(2): 668–677.

27 Roumie, C. L. et al. Association between intensification of metformin treatment with insulin vs sulfonylureas and cardiovascular events and all-cause mortality among patients with diabetes. JAMA. 11. Juni 2014; 311(22): 2288–2296.

28 Currie, C. J., Peters, J. R. et al. Survival as a function of HbA1c in people with type 2 diabetes: a retrospective cohort study. Lancet. 2010; 375(9713): 481–489.

29 Basierend auf Daten aus Gamble, J. M. et al. Insulin use and increased risk of mortality in type 2 diabetes. Diabetes, Obes Metab. Januar 2010; 12(1): 47–53.

30 Després, J. P. et al. Hyperinsulinemia as an independent risk factor for ischemic heart disease. N Engl. J. Med. 1996; 334(15): 952–957.

31 Gamble, J. M. et al. Insulin use and increased risk of mortality in type 2 diabetes: a cohort study. Diabetes Obes Metab. 2010; 12(1): 47–53.

32 Margolis, D. J. et al. Association between serious ischemic cardiac outcomes and medications used to treat diabetes. Pharmacoepidemiol Drug Saf. August 2008; 17(8): 753–759.

33 Colayco, D. C. et al. A1C and cardiovascular outcomes in type 2 diabetes. Diabetes Care. 2011; 34(1): 77–83; In T2DM, lower HbA1c associated with elevated mortality risk vs moderate HbA1c | ADA. Univadis. 13. Juni 2016. Verfügbar auf: http://www.univadis.com/viewarticle/in-t2dm-lower-hba1c-associated-with-elevated-mortality-risk-vs-moderate-hba1c-ada-414150. Zugriff am 6. Juni 2017.

34 Stoekenbroek, R. M. et al. High daily insulin exposure in patients with type 2 diabetes is associated with increased risk of cardiovascular events. Atherosclerosis. Juni 2015; 240(2): 318–323.

35 Smooke, S. et al. Insulin-treated diabetes is associated with a marked increase in mortality in patients with advanced heart failure. Am Heart J. Januar 2005; 149(1): 168–174.

36 Johnson J.A., Carstensen B. et al. Diabetes and cancer: evaluating the temporal relationship between type 2 diabetes and cancer incidence. Diabetologia. 2012; 55(6): 1607-1618.

37 Johnson, J. A., Gale, E.A.M. et al. Diabetes, insulin use, and cancer risk: are observational studies part of the solution – or part of the problem? Diabetes. Mai 2010; 59(5): 1129–1131.

38 Gunter, M.J., Hoover, D.R. et al. Insulin, insulin-like growth factor-I, and risk of breast cancer in postmenopausal women. J Natl Cancer Inst. 2009; 101(1): 48–60.

39 Gunter, M. J., Xie, X. et al. Breast cancer risk in metabolically healthy but overweight postmenopausal women. Cancer Res. 2015; 75(2): 270–274.

40 Pal, A. et al. PTEN mutations as a cause of constitutive insulin sensitivity and obesity. N Engl J Med. 2012; 367(11): 1002–1011.

41 Yang, Y.-X. et al. Insulin therapy and colorectal cancer risk among type 2 diabetes mellitus patients. Gastroenterology. 2004; 127(4): 1044–1050.

42 Currie, C. J., Poole, C.D., Gale, E.A. The influence of glucose-lowering therapies on cancer risk in type 2 diabetes. Diabetologia. 2009; 52(9): 1766–1777.

43 Bowker, S. L. et al. Increased cancer-related mortality for patients with type 2 diabetes who use sulfonylureas or insulin. Diabetes Care. Februar 2006; 29(2): 254–258.

11 Orale Hypoglykämika: keine Lösung

1 Menke, A. et al. Prevalence of and trends in diabetes among adults in the United States, 1988-2012. JAMA. 2015; 314(10): 1021–1029.

2 Garber, A. J. et al. Diagnosis and management of prediabetes in the continuum of hyperglycemia – when do the risks of diabetes begin? ACE /AACE Consensus Statement. Endocrine Practice. Oktober 2008; 14(7). Verfügbar auf: https://www.aace. com/files/ prediabetesconsensus.pdf. Zugriff am 6. Juni 2017.

3 Fauber, J. et al. The slippery slope: a bittersweet diabetes economy. Medpage Today. 21. Dezember 2014. Verfügbar auf: http://www.medpagetoday.com/ Cardiology/ Diabetes/49227. Zugriff am 6. Juni 2017.

4 American Diabetes Association. Economic costs of diabetes in the U.S. in 2012. Diabetes Care. April 2013; 36(4): 1033–1046.

5 Palmer, E. The top 10 best-selling diabetes drugs of 2013. Fierce Pharma. 17. Juni 2014. Verfügbar auf: http://www.fiercepharma.com/pharma/top-10-best-selling-diabetes-drugs-of-2013. Zugriff am 6. Juni 2017.

6 Basierend auf Daten aus Bianchi C., Del Prato S. Looking for new pharmacological treatments for type 2 diabetes. Diabetes Voice. Juni 2011; 56: 28–31. Verfügbar auf: https://www.idf.org/e-library/diabetes-voice/issues/28-june-2011.html?layout=article &aid=65. Zugriff am 14. Juni 2017.

7 The ACCORD Study Group. Effects of intensive glucose lowering in type 2 diabetes. N Engl J Med. 2008; 358(24); 24: 2545–2559.

8   Centers for Disease Control and Prevention. Age-adjusted percentage of adults with diabetes using diabetes medication, by type of medication, United States, 1997–2011. 20. November 2012. Verfügbar auf: http://www.cdc.gov/diabetes/statistics/meduse/ fig2.htm. Zugriff am 6. Juni 2017.
9   Holman, R. R. et al. 10-year follow-up of intensive glucose control in type 2 diabetes. N Engl J Med. Oktober 2008; 359(15): 1577–1589.
10 Pantalone, K. M. et al. Increase in overall mortality risk in patients with type 2 diabetes receiving glipizide, glyburide or glimepiride monotherapy versus metformin: a retrospective analysis. Diabetes Obes Metab. 2012; 14(9): 803–809.
11 Tzoulaki, I. Risk of cardiovascular disease and all – cause mortality among patients with type 2 diabetes prescribed oral antidiabetes drugs. BMJ. 2009; 339: b4731.
12 Simpson, S. H. et al. Dose-response relation between sulfonylurea drugs and mortality in type 2 diabetes mellitus: a population-based cohort study. CMAJ. 2006; 174(2): 169–174.
13 Hong J. et al. Effects of metformin versus glipizide on cardiovascular outcomes in patients with type 2 diabetes and coronary artery disease. Diabetes Care. Mai 2013; 36(5): 1304-1311.
14 Nissen, S. E., Wolski, K. Effect of rosiglitazone on the risk of myocardial infarction and death from cardiovascular causes. N Engl J Med. 2007; 356(24): 2457–2471.
15 Rosen, C. L. The rosiglitazone story – lessons from an FDA Advisory Committee Meeting. N Engl J Med. 2007; 357: 844–846.
16 Rosen, C. L. Revisiting the rosiglitazone story – lessons learned. N Engl J Med. 2010; 363(9): 803–806.
17 Tuccori, M. et al. Pioglitazone use and risk of bladder cancer: population based cohort study. BMJ. 2016; 352: i1541.
18 Scirica, B. M. et al. Saxagliptin and cardiovascular outcomes in patients with type 2 diabetes mellitus. N Engl J Med. 3. Oktober 2013; 369(14): 1317–1326.
19 Green, J. B. et al. Effect of sitagliptin on cardiovascular outcomes in type 2 diabetes. N Engl J Med. 16. Juli 2015; 373(3): 232–242.
20 The world's top selling diabetes drugs. Pharmaceutical-technology.com. 30. März 2016. Verfügbar auf: http://www.pharmaceutical-technology.com/features/feature-the-worlds-top-selling-diabetes-drugs-4852441/. Zugriff am 31. Januar 2017.
21 Rosenstock, J. et al. Dual add-on therapy in type 2 diabetes poorly controlled with metformin monotherapy: a randomized double-blind trial of saxagliptin plus dapagliflozin addition versus single addition of saxagliptin or dapagliflozin to metformin. Diabetes Care. März 2015; 38(3): 376–383.

22 Chilton, R. C. et al. Effects of empagliflozin on blood pressure and markers of arterial stiffness and vascular resistance in patients with type 2 diabetes. Diabetes Obes Metab. Dezember 2015; 17(12): 1180–1193.

23 Zinman, B. et al. Empagliflozin, cardiovascular outcomes, and mortality in type 2 diabetes. N Engl J Med. 2015; 373(22): 2117–2128.

24 Wanner, C. et al. Empagliflozin and progression of kidney disease in type 2 diabetes. N Engl J Med. 28. Juli 2016; 375(4): 323–334.

25 Blonde, L. et al. Effects of canagliflozin on body weight and body composition in patients with type 2 diabetes over 104 weeks. Postgrad Med. Mai 2016; 128(4): 371–380. doi: 10.1080/00325481.2016.1169894. Zugriff am 6. Juni 2017.

26 Wall, J. K. Analyst: Lilly's Jardiance diabetes pill could be a $6 billion-a-year blockbuster. Indianapolis Business Journal. 21. September 2015. Verfügbar auf: http://www.ibj.com/blogs/12-the-dose/post/54957-analyst-lillys-jardiance-diabetes-pill-could-be-a-6-billion-a-year-blockbuster. Zugriff am 6. Juni 2017.

27 Chiasson, J. L. et al. Acarbose treatment and the risk of cardiovascular disease and hypertension in patients with impaired glucose tolerance. JAMA. 2003; 290(4): 486–494.

28 Marso, S.P. et al. Liraglutide and cardiovascular outcomes in type 2 diabetes. N Engl J Med. 2016; 375(4): 311–322.

29 Erpeldinger, S. et al. Efficacy and safety of insulin in type 2 diabetes: meta-analysis of randomised controlled trials. BMC Endocr Disord. 2016; 16(1): 39.

30 Palmer, S. C. et al. Comparison of clinical outcomes and adverse events associated with glucose-lowering drugs in patients with type 2 diabetes. A meta-analysis. JAMA. 2016; 316(3): 313–324.

31 Rodríguez-Gutiérrez, R., Montori, V. M. Glycemic control for patients with type 2 diabetes mellitus: our evolving faith in the face of evidence. Circulation. 2016; 9(5): 504–512.

12 Kalorienarme Ernährung und Bewegung: nicht die Antwort

1 Reversing type 2 diabetes starts with ignoring the guidelines. TEDxPerdueU. https://www.youtube.com/watch?v=da1vvigy5tQ. Zugriff am 14. Juni 2017.

2 Hallberg, S., Hamdy, O. Before you spend $26,000 on weight loss surgery, do this. The New York Times, https://www.nytimes.com/2016/09/11/opinion/sunday/before-you-spend-26000-on-weight-loss-surgery-do-this.html?_r=0. Zugriff am 14. Juni 2017.

3   Kolata, G. Diabetes and your diet: the low-carb debate. *The New York Times.* 16. September 2016. Verfügbar auf: http://www.nytimes.com/2016/09/16/health/type-2-diabetes-low-carb-diet.html. Zugriff am 6. Juni 2017.
4   Nutrition recommendations and interventions for diabetes: a position statement of the American Diabetes Association. Diabetes Care. 2008; 31(Suppl 1): S61–S78.
5   TODAY Study Group. A clinical trial to maintain glycemic control in youth with type 2 diabetes. N Engl J Med. 2012; 366(24): 2247–2256.
6   Hu, F. B. et al. Dietary fat intake and the risk of coronary heart disease in women. N Engl J Med. 1997; 337(21): 1491–1499.
7   Howard, B. V., Van Horn, L. et al. Low-fat dietary pattern and risk of cardiovascular disease: the Women's Health Initiative Randomized Controlled Dietary Modification Trial. JAMA. 8. Februar 2006; 295(6): 655–666.
8   Howard, B. V., Manson, J. E. et al. Low-fat dietary pattern and weight change over 7 years: the Women's Health Initiative Dietary Modification Trial. JAMA. 4. Januar 2006; 295(1): 39–49.
9   Oglesby, P. et al. A longitudinal study of coronary heart disease. Circulation. 1963; 28: 20-31; Morris J.N., et al. Diet and heart: a postscript. BMJ. 1977; 2(6098): 1307–1314; Yano, K. et al. Dietary intake and the risk of coronary heart disease in Japanese men living in Hawaii. Am J Clin Nutr. 1978; 31(7): 1270–1279; Garcia-Palmieri, M. R. et al. Relationship of dietary intake to subsequent coronary heart disease incidence: The Puerto Rico Heart Health Program. Am J Clin Nutr. 1980; 33(8): 1818–1827; Shekelle, R. B. et al. Diet, serum cholesterol, and death from coronary disease: the Western Electric Study. N Engl J Med. 1981; 304(2): 65–70.
10 Mente, A. et al. A systematic review of the evidence supporting a causal link between dietary factors and coronary heart disease. Arch Intern Med. 2009; 169(7): 659–669.
11 Wing, R. et al. Cardiovascular effects of intensive lifestyle intervention in type 2 diabetes. N Engl J Med. 2013; 369(2): 145–154.
12 Park, A. Where dietary-fat guidelines went wrong. Time. 9. Februar 2015. Verfügbar auf: http://time.com/3702058/dietary-guidelines-fat-wrong/. Zugriff am 6. Juni 2017.
13 Booth, F. W. et al. Waging war on physical inactivity: using modern molecular ammunition against an ancient enemy. J Appl Physiol 2002; 93(1): 3–30.
14 O'Gorman, D. J., Krook, A. Exercise and the treatment of diabetes and obesity. Med Clin N Am. 2011; 95(5): 953–969.
15 O'Gorman, D. J., Karlsson, H. K. R. et al. Exercise training increases insulin-stimulated glucose disposal and GLUT4 (SLC2A4) protein content in patients with type 2 diabetes. Diabetologia. 2006; 49(12): 2983–2992.

16 Boulé, N. G. et al. Effects of exercise on glycemic control and body mass in type 2 diabetes mellitus. JAMA. 2001; 286(10): 1218–1227.

13 Lektionen aus der bariatrischen Chirurgie

1   Moore, T. Experts urge surgery to cure type-2 diabetes. SkyNews. 24. Mai 2016. Verfügbar auf: http://news.sky.com/story/experts-urge-surgery-to-cure-type-2-diabetes -10293295. Zugriff am 6. Juni 2017.
2   Moshiri, M. et al. Evolution of bariatric surgery: a historical perspective. Am J Roentgenol. Juli 2013; 201(1): W40–48.
3   Rubino, F. Medical research: Time to think differently about diabetes. Nature. 24. Mai 2016. Verfügbar auf: http://www.nature.com/news/medical-research-time-to-think-differently-about-diabetes-1.19955. Zugriff am 6. Juni 2017.
4   Kolata, G. After weight-loss surgery, a year of joys and disappointments. The New York Times. 27. Dezember 2016. Verfügbar auf: https://www.nytimes.com/2016/12/ 27/health/bariatric-surgery.html. Zugriff am 6. Juni 2017.
5   Keidar, A. et al. Long-term metabolic effects of laparoscopic sleeve gastrectomy. JAMA Surg. November 2015; 150(11): 1051–1057.
6   Basierend auf Daten aus Schauer, P. R. et al. Bariatric surgery versus intensive medical therapy in obese patients with diabetes. N Engl J Med. 26. April 2012; 366(17): 1567–1576.
7   Schauer, P. R. et al. Bariatric surgery versus intensive medical therapy in obese patients with diabetes. N Engl J Med. 26. April 2012; 366(17): 1567–1576.
8   Inge, T. H. et al. Weight loss and health status 3 years after bariatric surgery in adolescents. N Engl J Med. 2016; 374(2): 113–123.
9   Pories, W. J. et al. Surgical treatment of obesity and its effect on diabetes: 10-y follow-up. Am J Clin Nutr. Februar 1992; 55(2 Suppl): 582S–585S.
10 American Diabetes Association. Consensus from diabetes organizations worldwide: metabolic surgery recognized as a standard treatment option for type 2 diabetes. 24. Mai 2016. Verfügbar auf: http://www.diabetes.org/newsroom/press-releases/2016/ consensus-from-diabetes-organizations-worldwide-metabolic-surgery-recognized-as-a-standard-treatment-option-for-type-2-diabetes.html. Zugriff am 6. Juni 2017.
11 Klein, S. et al. Absence of an effect of liposuction on insulin action and risk factors for coronary heart disease. N Engl J Med. 2004; 350(25): 2549–2557.
12 Hallberg, S., Hamdy, O. Before you spend $26,000 on weight-loss surgery, do this. The New York Times. 10. September 2016. Verfügbar auf: https://www.nytimes.com/2016/09/11/opinion/sunday/before-you-spend-26000-on-weight-loss-surgery-do-this. html?_r=0. Zugriff am 6. Juni 2017.

14 Kohlenhydratreduzierte Ernährungsformen

1 Knapton, S. Obese three-year-old becomes youngest child diagnosed with Type 2 diabetes. The Telegraph. 17. September 2015. Verfügbar auf: http://www.telegraph.co.uk/news/health/news/11869249/Obese-three-year-old-becomes-youngest-child-diagnosed-with-Type-2-diabetes.html. Zugriff am 6. Juni 2017.

2 World Health Organization. Global report on diabetes. 2016. Verfügbar auf: http://www.who.int/diabetes/global-report/en/. Zugriff am 6. Juni 2017.

3 American Diabetes Association. Standards of medical care in diabetes 2016. Diabetes Care. Januar 2016; 39(Suppl 1): S25–26.

4 American Diabetes Association. Nutrition recommendations and interventions for diabetes. A position statement of the American Diabetes Association. Diabetes Care. 2008; 31(Suppl 1): S61–S78.

5 De Lorgeril, M. et al. Mediterranean diet, traditional risk factors, and the rate of cardiovascular complications after myocardial infarction: final report of the Lyon Diet Heart Study. Circulation. 1999; 99(6): 779–785.

6 Mozzafarian, D., Rimm, E.B. et al. Dietary fats, carbohydrate, and progression of coronary atherosclerosis in postmenopausal women. Am J Clin Nutr. 2004; 80(5): 1175–1184.

7 Estruch, R. et al. Primary prevention of cardiovascular disease with a Mediterranean diet. N Engl J Med. 4. April 2013; 368(14): 1279–1290.

8 Hoenselaar, R. Further response from Hoenselaar. Br J Nutr. September 2012; 108(5): 939–942.

9 Siri-Tarino, P. W. et al. Meta-analysis of prospective cohort studies evaluating the association of saturated fat with cardiovascular disease. Am J Clin Nutr. 2010; 91(3); 535–546.

10 Kagan, A. et al. Dietary and other risk factors for stroke in Hawaiian Japanese men. 1985; 16(3): 390–396; Gillman, M. W. et al. Inverse association of dietary fat with development of ischemic stroke in men. JAMA. 24.–31. Dezember 1997; 278(24): 2145–2150.

11 Basierend auf Daten aus Yamagishi, K. et al. Dietary intake of saturated fatty acids and mortality from cardiovascular diseases in Japanese: the Japan Collaborative Cohort Study for Evaluation of Cancer Risk (JACC) study. Am J Clin Nutr. Oktober 2009; 92(4): 759–765. Verfügbar auf: doi:10.3945/ajcn.2009.29146. Zugriff am 6. Juni 2017.

12 Hu, F. B., Stampfer, M. J. et al. Frequent nut consumption and risk of coronary heart disease in women: prospective cohort study. BMJ. 1998; 317(7169): 1341–1345.

13 Burr, M. L. Effects of changes in fat, fish, and fibre intakes on death and myocardial reinfarction: diet and reinfarction trial (DART). Lancet. 30. September 1989; 2(8666): 756–757.

14 Mozaffarian, D., Cao, H. et al. Trans-palmitoleic acid, metabolic risk factors, and new-onset diabetes in US adults. Ann Intern Med. 21. Dezember 2010; 153(12): 790–799.

15 Liu, L. et al. Egg consumption and risk of coronary heart disease and stroke: dose-response meta-analysis of prospective cohort studies. BMJ. 7. Januar 2013; 346: e8539.

16 Shin, J. Y. et al. Egg consumption in relation to risk of cardiovascular disease and diabetes. Am J Clin Nutr. Juli 2013; 98(1): 146–159.

17 Masharani, U. et al. Metabolic and physiologic effects from consuming a hunter-gatherer (Paleolithic)-type diet in type 2 diabetes. European J Clin Nutr. 2105; 69(8): 944–948.

18 Hu, F. B., Manson, J. E. et al. Types of dietary fat and risk of coronary heart disease: a critical review. J Am Coll Nutr. 2001; 20(1): 5–19.

19 Liu, S. et al. A prospective study of dietary glycemic load, carbohydrate intake, and risk of coronary heart disease in US women. Am J Clin Nutr. Juni 2000; 71(6): 1455–1461.

20 Ajala, O. et al. Systematic review and meta-analysis of different dietary approaches to the management of type 2 diabetes. Am J Clin Nutr. 2013; 97(3): 505–516.

21 Goday, A. et al. Short-term safety, tolerability and efficacy of a very low-calorieketogenic diet interventional weight loss program versus hypocaloric diet in patients with type 2 diabetes mellitus. Nutrition & Diabetes. 2016; 6: e230.

22 Basierend auf Daten aus Liu, S. et al. A prospective study of dietary glycemic load, carbohydrate intake, and risk of coronary heart disease in US women. Am J Clin Nutr. Juni 2000; 71(6): 1455–1461.

23 Basierend auf Daten aus Cohen, E. et al. Statistical review of US macronutrient consumption data, 1965-2011: Americans have been following dietary guidelines, coincident with the rise in obesity. Nutrition. Mai 2015; 31(5): 727–732.

24 Centers for Disease Control and Prevention. Trends in intake of energy and macronutrients – United States: 1971 to 2000. JAMA. 2004; 291: 1193–1194.

25 Villegas, R. et al. Prospective study of dietary carbohydrates, glycemic index, glycemic load, and incidence of type 2 diabetes mellitus in middle-aged Chinese women. Arch Intern Med. 26. November 2007; 167(21): 2310–2316.

26 Basierend auf Daten aus Harvard Medical School. Glycemic index and glycemic load for 100+ foods: measuring carbohydrate effects can help glucose management. Harvard Health Publications [Internet]. Februar 2015. Update am 27. August 2015. Verfügbar auf: http://www.health.harvard.edu/diseases-and-conditions/glycemic_index_and_glycemic_load_for_100_foods. Zugriff am 6. Juni 2017.

27 Trowell, H. C., Burkitt, D. P. Western diseases: their emergence and prevention. Boston: Harvard University Press; 1981.

28 Lindeberg, S. et al. Low serum insulin in traditional Pacific Islanders – the Kitava study. Metabolism. Oktober 1999; 48(10): 1216–1219.

29 Giugliano, D. et al. Effects of a Mediterranean-style diet on the need for antihyperglycemic drug therapy in patients with newly diagnosed type 2 diabetes. Ann Int Med. 1. September 2009; 151(5): 306–313.

30 Feinman, R.D. et al. Dietary carbohydrate restriction as the first approach in diabetes management: Critical review and evidence base. Nutrition. 2015; 31(1): 1–13.

31 Banting, W. Letter on Corpulence. Verfügbar auf: http://www.thefitblog.net/ebooks/LetterOnCorpulence/LetteronCorpulence.pdf. Zugriff am 6. Juni 2017.

32 Unwin, D. J. et al. It's the glycaemic response to, not the carbohydrate content of food that matters in diabetes and obesity: The glycaemic index revisited. Journal of Insulin Resistance. 2016; 1(1). Verfügbar auf: http://www.insulinresistance.org/index. php/jir/article/view/8. Zugriff am 14. Juni 2017. Mit Genehmigung verwendet.

33 Hughes, T., Davies, M. Thousands of diabetics adopt high-protein low-carb diet in backlash against official NHS eating plan. *The Daily Mail.* 31. Mai 2016. http:// www.dailymail.co.uk/news/article-3617076/Diabetes-patients-defy-NHS-Thousands-rebel-against-guidelines-controlling-condition-diet-low-carbohydrates.html. Zugriff am 12. Juni 2017.

34 Hamdy, O. Nutrition revolution – the end of the high carbohydrates era for diabetes prevention and management. US Endocrinology. 2014; 10(2): 103–104.

35 Third national health and nutrition examination survey. Medscape J Med. 2008; 10(7): 160.

36 Siri-Tarino, P. W. et al. Meta-analysis of prospective cohort studies evaluating the association of saturated fat with cardiovascular disease. Am J Clin Nutr. 2010; 91(3): 535–546; Estruch, R. et al. Primary prevention of cardiovascular disease with a Mediterranean diet. N Engl J Med. 4. April 2013; 368(14): 1279–1290.

15 Intermittierendes Fasten

1. Lingvay, I. Rapid improvement of diabetes after gastric bypass surgery: is it the diet or the surgery? Diabetes Care. September 2013; 36(9): 2741–2747.
2. American Diabetes Association. Standards of medical care in diabetes 2016. Diabetes Care. 2016; 39(Suppl 1): S48.
3. Fildes, A. et al. Probability of an obese person attaining normal body weight: cohort study using electronic health records. Am J Public Health. 2015; 105(9): e54–e59.
4. Harvie, M. N. et al. The effects of intermittent or continuous energy restriction on weight loss and metabolic disease risk markers: a randomized trial in young overweight women. Int J Obes (Lond). Mai 2011; 35(5): 714–727.
5. Based on data from Harvie, M. N. et al. The effect of intermittent or continuous energy restriction on weight loss and metabolic disease risk markers: A randomized trial in young overweight women. Int J Obes. Mai 2011; 35(5): 714–727.
6. Catenacci, V. A. et al. A randomized pilot study comparing zero-calorie alternate-day fasting to daily caloric restriction in adults with obesity. Obesity (Silver Spring). September 2016; 24(9): 1874–1883.
7. Johannsen, D. L. et al. Metabolic slowing with massive weight loss despite preservation of fat-free mass. J Clin Endocrinol Metab. Juli 2012; 97(7): 2489–2496.
8. Best fast weight-loss diets. U. S. News & World Report. Verfügbar auf: http://health.usnews.com/best-diet/best-fast-weight-loss-diets. Zugriff am 3. Februar 2017.
9. Callahan, M. »We're all fat again«: More »Biggest Loser« contestants reveal secrets. New York Post. 25. Januar 2015. Verfügbar auf: http://nypost.com/2015/01/25/ wereall-fat-again-more-biggest-loser-contestants-reveal-secrets/. Zugriff am 6. Juni 2017.
10. Fothergill, E. et al. Persistent metabolic adaptation 6 years after »The Biggest Loser« competition. Obesity. 2016; 24(8): 1612–1619.
11. Keys, A. et al. The Biology of Human Starvation. 2 vols. St. Paul, MN: University of Minnesota Press; 1950.
12. Zauner, C. et al. Resting energy expenditure in short-term starvation is increased as a result of an increase in serum norepinephrine. Am J Clin Nutr. 2000; 71(6): 1511–1515.
13. Heilbronn, L. K. et al. Alternate-day fasting in nonobese subjects: effects on body weight, body composition, and energy metabolism. Am J Clin Nutr. 2005; 81(1): 69–73.

14 Basierend auf Daten aus Zauner, C. Resting energy expenditure in short-term starvation is increased as a result of an increase in serum norepinephrine. Am J Clin Nutr. Juni 2000; 71(6): 1511–1515.

15 Nuttall, F. Q. et al. Comparison of a carbohydrate-free diet vs. fasting on plasma glucose, insulin and glucagon in type 2 diabetes. Metabolism. Februar 2015; 64(2): 253–262.

16 Jackson, I. et al. Effect of fasting on glucose and insulin metabolism of obese patients. Lancet. 1969; 293(7589): 285–287.

17 Li, G. et al. The long-term effect of lifestyle interventions to prevent diabetes in the China Da Qing Diabetes Prevention Study: A 20-year follow-up study. Lancet. 2008; 371(9626): 1783–1789.

18 Wareham, N. J. The long-term benefits of lifestyle interventions for prevention of diabetes. Lancet Diabetes & Endocrinology. Juni 2014; 2(6): 441–442.

19 Diabetes Prevention Program Research Group. Reduction in the incidence of type 2 diabetes with lifestyle intervention or metformin. N Engl J Med. 2002; 346(6): 393–403.

20 Diabetes Prevention Program Research Group. 10-year follow-up of diabetes incidence and weight loss in the Diabetes Prevention Program Outcomes Study. Lancet. 2009; 374(9702): 1677–1686.

21 Ramachandran, A. et al. The Indian Diabetes Prevention Programme shows that lifestyle modification and metformin prevent type 2 diabetes in Asian Indian subjects with impaired glucose tolerance (IDPP-1). Diabetologia. 2006; 49(2): 289–297.

22 Tuomilehto, J. et al. Prevention of type 2 diabetes mellitus by changes in lifestyle among subjects with impaired glucose tolerance. N Engl J Med. 2001; 344(18): 1343–1350.

23 Kosaka, K. et al. Prevention of type 2 diabetes by lifestyle intervention: a Japanese trial in IGT males. Diabetes Res Clin Pract. 2005; 67(2): 152–162.

Nachwort

1 Fung, Jason. »The Aetiology of Obesity.« YouTube. Verfügbar auf: https://www.youtube.com /watch?v=YpllomiDMX0.

2 Fung, Jason. »Intensive Dietary Management«. Verfügbar auf: www.IDMprogram.com.

Stichwortverzeichnis

A

A1c. *Siehe* Hämoglobin A1c 41 ff., 59 f., 102 f., 151 f., 159 f., 162 f., 167 ff., 173, 180, 182, 191, 194 f., 206, 211, 249 f.

Acanthosis nigricans 57

Acarbose 181 ff.

Adipositas-Chirurgie. *Siehe* Operation, bariatrische 11, 121

Adrenalin 244

Alanin-Transaminase-Spiegel 113

Alkohol 30, 92, 112, 132, 162, 246

Alpha-Glucosidase-Hemmer 180 f.

Altersdiabetes 32, 211

Alzheimer-Krankheit 48, 55, 148

American Diabetes Association (ADA): Banting-Medaille 96, 139; bariatrische Operationen 230, 248; Ernährungsempfehlungen 187, 222, 254; Hämoglobin A1c 41 f., 59, 159, 162, 211; Heilung von Type-2-Diabetes 46

American Heart Association (AHA) 13, 188, 213

Aminosäuren 23, 78 f., 219

Amputation 21, 37, 51, 54, 56, 58, 258

Amyotrophie 51

Antibiotikaresistenz 90 f.

Aspirin 242

Atherosklerose 52 ff., 158, 167

Atkins-Diät 83

Autoimmunerkrankung 44

Avocado 23, 33, 66, 190, 213 f., 226, 261 ff.

Azidose, laktische 177

B

Betazellendysfunktion 108, 119 f., 122, 124, 150 f.

Bewegung 66, 84, 186, 191 ff., 210, 231, 246

Biguanide 177 f.

Blasenkrebs 169, 177

Blutdruck 52, 59 f., 103, 138 ff., 147 ff., 152, 157, 163, 179, 191, 194 f.

Blutzucker: Dawn-Phänomen 244 f.; intermittierendes Fasten 219, 232, 237, 249; Nüchternglucose 108; oraler Glucosetoleranztest (OGTT) 42; Toxizität 128, 135 f., 163, 169. *Siehe auch* Glucose; Hyperglykämie; Hypoglykämie

BMI (Body-Mass-Index) 34, 59 f., 64 f., 67 ff., 103, 109, 133, 140, 157, 202, 205, 206

C

Canagliflozin 59, 152, 180

Charcot-Fuß 51

Cholecystokinin 75

Cholesterin. *Siehe* HDL-Cholesterin; LDL-Cholesterin 23, 52, 58, 140, 143 f., 152, 163, 188, 190 f.

Cholesterinester-Transferprotein 144

Cortisol 94, 244

D

Daqing 246
Darmrohr-Hypothese 207
Dawn-Phänomen 244 f.
De-Novo-Lipogenese: Fettleber 100 f., 109 ff., 112, 114 ff., 117 f., 120 ff., 123 f., 129, 131 f., 134, 136, 140, 142 f., 145 f., 148 ff.; Fettleibigkeit 81 ff., 84 ff., 87 f., 95 f., 110 ff., 117, 121, 126, 129, 131, 133, 136 ff., 140, 143, 145 f., 148 ff., 151, 157 f.; Fructose 101, 115, 123 ff., 126 ff., 129 ff., 132 ff., 135 ff., 143, 145 f., 148 ff.; Hyperinsulinämie 82 ff., 85, 87, 93, 95 ff., 98 ff., 107, 109 f., 112, 115 ff., 118, 120, 123 f., 131, 137, 139 f., 143, 145 ff., 148 ff., 161 ff., 166, 168 f.; Insulinresistenz 84 ff., 87 ff., 92 ff., 95 ff., 98, 100 f., 107 ff., 110, 112 ff., 116 ff., 119 ff., 122 ff., 131 f., 134 ff., 137, 140, 143, 145 ff., 148 ff., 151, 163 ff.
Dermopathie 57
Diabesitas 63, 96, 179
Diabetes insipidus 28
Diabetes mellitus, Geschichte des 27 ff., 30 f.
Diabetes mellitus: Diagnose 41 ff., 44; Kategorien 40; Kosten für das Gesundheitssystem 36; Symptome 40 f. *Siehe auch* Typ-1-Diabetes; Typ-2-Diabetes
Diabetes, doppelter 162 f.
Diabetes, insulinabhängiger 32
Diät: Atkins-Diät 83; Diabetesprävention 245 ff.; echte Nahrungsmittel 227 f.; fettarme Diät 247 f., 254; Glyx-Diät 215; LCHF 227 f., 239 f., 249, 256; Mittelmeerdiät 23, 213, 215, 218, 234; raffinierte Kohlenhydrate 18, 23, 66, 84, 115, 126 f., 130, 133, 187 f., 215, 217 f., 226, 256
Dipeptidyl-Peptidase-4-Hemmer (DPP-4-Hemmer) 178
Drogenresistenz 92
Dumping-Syndrom (Sturzentleerung) 202 f.
Dysfunktion, erektile 51, 57 f.

E

Eier 23, 221, 226, 262
Eisenpräparate 242
Erblindung 48
Erkrankungen, kardiovaskuläre 52 f., 65, 67, 70, 144, 157, 160, 167 f., 174, 184, 189, 191, 214
Ernährungspyramide 34, 187
Ethanol 132

F

Fasten, intermittierendes: Einleitung 229 ff.; bariatrische Operationen 230, 248; Erfahrungen des Autors 251 ff.; Ergebnisse 243 ff.; Fastenprogramm 242 f.; Gewichtsverlust 229 f., 236, 238 ff., 246; Grundumsatz 236 ff., 239; LCHF 239 f., 249; Lebensmittelrationierung 230; Medikamente 229 f., 240 ff., 243, 247 ff., 250; Mythos des Verhungerns 235 ff., 238 f.; Portionskontrolle 232 f., 235, 238
Fett, ektopisches 122, 146 f., 209
Fett, intrahepatisches *Siehe auch* Fettleber 70
Fett, intraorganisches *Siehe auch* Fett 70
Fett, omentales 70
Fett, subkutanes 68 f., 109, 147
Fett, viszerales. *Siehe* Fett, abdominales 68 ff., 109, 146 f., 208

Stichwortverzeichnis

Fette, gesättigte 34, 141, 222
Fettleber: Alkohol 112, 132, 246;
  Diagnose 55 f.; Ursache und
  Entwicklung 114 ff.; Zirrhose 113;
  Fettpankreas 120 ff., 123; Fructose
  129 ff., 132; Insulinresistenz 132;
  Krankheiten 109 f.; metabolisches
  Syndrom 140 f.; nichtalkoholische
  Fettlebererkrankung (NAFLD)
  111 ff., 114; nichtalkoholische
  Steatohepatitis (NASH) 111 f.;
  Prävalenz 134; Saccharose 130;
  Umkehrbarkeit 121
Fettlebererkrankung, nichtalkoholische
  55 f., 111, 113
Fettleibigkeit, abdominale 138, 140,
  145
Fettleibigkeit, zentrale. *Siehe* Fett,
  abdominales 68, 140
Fettleibigkeit: Epidemie 18, 34 f.,
  37, 45, 58 f.; Fettmuskeln 116 f.;
  hormonelles Ungleichgewicht
  255; Hyperinsulinämie 83 ff.;
  Insulinresistenz 93 ff., 96; Low-Carb
  215 f., 248; Progression 84, 247;
  Schutzmechanismus 88, 150
Fettmasse-Hypothese 207
Fettmuskeln 116 ff., 120
Fettpankreas: Betazellendysfunktion
  108, 119 f., 122, 124, 150 f.;
  Insulinproduktion 119
Fibrom 57
Fisch 214, 226
Fructose: De-Novo-Lipogenese
  131 f., 136, 143; Fettleber 101,
  123, 129 ff., 132; Insulinresistenz
  132; molekulare Struktur 126 ff.;
  Toxizität und Gesundheitsrisiken
  135 ff.; Überkonsum 132, 134 ff.
  Siehe auch Maissirup; Zucker
Fußgeschwür 57, 102

G

Gefäßverkalkung 52, 158, 167
Geräuschempfindlichkeit 89 f.
Ghrelin 75, 207
Glibenclamid 174
Gliclazid 174
Glipizid 174
GLP-1-Analoga 181
Glucagon 79, 181, 244
Gluconeogenese 81 f., 118, 177
Glucotoxizität: Acarbose 181 ff.; DPP-
  4-Hemmer 178 f.; GLP-1-Analoga
  181 f.; Insulintoxizität 162 f.; Krebs
  169 f.; Medikamente 167; SGLT-2-
  Hemmer 179 f.; Sulfonylharnstoffe
  174 f.; Typ-1-Diabetes 157 f.; Typ-2-
  Diabetes 158 ff., 161 f.
Glykogen: Bildung und Speicherung
  in der Leber 79 ff.; Energiequelle
  81, 97; Fasten 81, 238; Muskeln 79,
  116 f., 127, 130
Grundumsatz 72, 74 f., 77, 236 ff.

H

Hämoglobin A1c 41 f., 59, 159, 162,
  173, 211
Hautläsion 57
HDL-Cholesterin 138
Hepatische Steatose. *Siehe auch*
  Fettleber 113
Herzinfarkt: Atherosklerose 52 f.,
  167; gesunde Fette 66; Hypertonie
  139, 147 ff.; metabolisches
  Syndrom 148 f.; Metformin 103,
  159, 174 f., 183 f.; Nahrungsfett
  33, 66 f., 212 ff.; Rosiglitazon 176,
  178 f.; Sulfonylharnstoffe 174 f.,
  183 f. *Siehe auch* Erkrankungen,
  kardiovaskuläre
Herzinsuffizienz: glykämische Last
  214 ff.; Insulin 21, 23, 34, 37, 45,

144 f., 161, 167 f., 176, 189 f., 214 f.,
252; Metformin 161; Nahrungsfett
23, 33, 189 f., 212, 214 f.;
Rosiglitazon 175 f.; Typ-2-Diabetes
21 ff., 37, 58, 65, 69, 161, 167 f., 176,
189 f., 192, 214 f., 252
Homöostase. *Siehe auch*
Insulinresistenz; Resistenz 88 ff. 92
Hormon, antidiuretisches 148
Hormone: Blutzucker 43, 79,
Hunger und Sättigung 72, 75 f.;
Körpergewicht 74, 83; Resistenz
93 f.; Schübe 244
Hungerstoffwechsel 236 ff.
Hyperglykämie: Betazellendysfunktion
119; Biguanide 177 f.; Definition
40; DPP-4-Hemmer 178 f., 182 ff.;
Gesundheitsrisiken 155, 167;
Insulinom 88; kardiovaskuläre
Erkrankungen 156; Symptome
40, 43, 199; Toxizität 182; Typ-2-
Diabetes 39 f., 59, 162; Ursachen
45 f., 59 *Siehe auch* Glucotoxizität
Hyperinsulinämie: Atherosklerose
167 ff.; Diabesitas 63 ff., 66 f., 69 f.,
72 ff., 75 f.; Fettleibigkeit 82 ff., 96,
112; Hypertriglyceridämie 139,
141 ff., 144 f.; Insulinresistenz
84 f., 87, 93, 95 f., 98 ff., 109 f.;
kardiovaskuläre Erkrankungen
144 f., 160 f., 167 ff., 184 f.;
Kohlenhydrat-Insulin-Hypothese
83 ff.; Krebs 65, 140, 148 f., 162 f.,
167, 169 f.; metabolisches Syndrom
149, 247 f.; Toxizität 136 f., 162 f.,
168 f.; Typ-2-Diabetes 96, 107, 109
Siehe auch Insulin, Insulinresistenz
Hypertonie (hoher Blutdruck) 58, 139,
147 ff., 181, 191, 249
Hypophyse 77, 94
Hypothalamus 111, 145

I
Index, glykämischer 65 ff.
Infektionen 40, 48, 54, 56 f., 180, 202 f.,
245
Inkretine 79, 178, 181 f., 207
Inkretinmimetika 181 ff.
Insulin: Dosierungsprobleme
155; Entdeckung 30 ff., 229;
Gewichtszunahme 17 f., 76 f., 82 ff.,
85, 95, 159, 161, 174 ff, 177, 182 ff.,
236 ff., 253; Hypoglykämie 88, 155 f.,
177, 184, 241 f.; Kohlenhydrat-
Insulin-Hypothese 83 ff.; Kosten
für das Gesundheitssystem
36; Nüchterninsulin 86 f., 95;
Pankreas 31, 44, 118, 121 f.,
141, 146, 165, 174, 208; Rolle
für die Energiespeicherung und
-freisetzung 77 f., 80 ff., 83 ff.; Typ-
1-Diabetes 31 f., 44 f., 78 ff., 82 f.,
156 f., 162 f., 173; Typ-2-Diabetes
37, 45 f., 82 f., 158 ff., 162 f., 168,
173 *Siehe auch* Hyperinsulinämie;
Insulinresistenz
Insulinom 82, 88
Insulinresistenz, physiologische 118
Insulinresistenz: Einleitung
87 f.; Betazellendysfunktion
108, 119 f., 122, 124, 150 f.;
De-Novo-Lipogenese 97 f.,
100 f., 131, 165; Fettleibigkeit
86 ff., 95 f.; Fettmuskeln 116 f.;
Hyperinsulinämie 96 ff.;
intermittierendes Fasten 233 ff.,
237; Nüchterninsulin 86 f., 95;
Schlüssel-Schloss-Paradigma
97 ff.; Überlaufphänomen 86 f.;
polyzystisches Ovarialsyndrom 48;
Schutzmechanismen 88 f., 150 f.;
Randle-Zyklus 117 ff. *Siehe auch*
Hyperinsulinämie
Intima-Media-Dicke 158

J

Jejuno-Collischer Bypass 200 f.
Jejuno-Ilealer Bypass 201
Jugenddiabetes. *Siehe auch* Type-1-Diabetes 44

K

Kalorienreduktion 71 ff., 74 f., 208, 230 ff., 233, 236 ff., 255
Ketoazidose 41, 156, 180
Kohlenhydrate: Blutzucker 79, 126 ff., 130 f., 189; Ernährungsrichtlinien 63, 71, 212, 216; Energiequelle 19; glykämische Last 66, 215, 217; Hypertriglyceridämie 141 ff.; Kohlenhydrat-Insulin-Hypothese 83 ff.; Raffination 218, 227. *Siehe auch* Zucker
Komplikationen: Alzheimer-Krankheit 48, 55, 148; Atherosklerose 52 ff., 158, 167; erektile Dysfunktion 51, 57 f.; Hautläsion 57; Herzinsuffizienz 37, 45, 53; Infektionen 56 f.; Krebs 55; makrovaskuläre Komplikationen 52 f.; mikrovaskuläre Komplikationen 48 ff.; Nagelerkrankungen 57; Neuropathie 50 f., Niereninsuffizienz 47, 49 f., 60, 151, 156, 167, 180, 195, 249, 252; periphere arterielle Verschlusskrankheit 52, 54, 148, 161, 192; polyzystisches Ovarialsyndrom 48; Retinopathie 48, 50; Schlaganfall 53 f., 103, 195, 214
Körperfett: Bildung 82; Fasten 80 ff., 238 *Siehe auch* De-Novo-Lipogenese; Hypertriglyzidämie
Krebs 48, 55, 65, 139 f., 149, 163, 167, 169 f., 245, 254, 258

Kreislauf, hepatischer 123 f.

L

Lantus 172, 179
Last, glykämische 66, 215 ff.
LCHF-Diät 239 f., 256
LDL-Cholesterin 140, 144
Lebensmittelrationierung 230
Leptin 145 f.
Lipidakkumulation, intramyozelluläre *Siehe auch* Fettmuskeln 116
Lipidstoffwechsel, endogener Weg des 143
Lipodystrophie 150
Lipoprotein-Lipase 81
Liraglutid 182
Low Carb 215, 227, 239

M

Madhumeha (Honigurin) 27
Magenband 203 f.
Maissirup. *Siehe auch* Fructose 127, 129 f., 133 ff., 136, 219, 224, 226
Makronährstoffe. *Siehe auch* Kohlenhydrate; Nahrungsfett; Protein 33, 78, 212, 215 f.
Marmorierung 116 f.
Medikamente: Acarbose 181 ff.; Alpha-Glucosidase-Hemmer 180 f.; Biguanide 177 f.; DPP-4-Hemmer 178 f., 182 ff.; GLP-1-Analoga 181 f.; Insulin-Sensitizer 175 ff.; Metformin 177 f.; Pioglitazon 175, 177; Rosiglitazon 175 f., 178; Sitagliptin 59, 102 f., 178 f., 249; SGLT-2-Hemmer 179 f., 182 f., 241; Sulfonylharnstoffe 82, 174 f., 182, 184, 241
Melatonin 94
Metabolisches Syndrom 149, 158, 247

Metformin 20, 59, 82, 102 f., 152, 159, 161, 174 f., 177 f., 183 f., 194, 241 f., 250
Mikronährstoffe 78
Milchprodukte 34, 214
Mittelmeerdiät 23, 213, 215, 218, 234
Muskelmasse 235
Muskeln: Fettmuskeln 116 ff., 120; Glykogen 79 ff., 97, 109, 127, 130, 136, 141 f., 231, 238

N

NAFLD (nichtalkoholische Fettlebererkrankung) 55, 111 f.
Nagelerkrankungen 57
Nahrungsfett 23, 33, 66, 67, 79, 109, 115, 125 f., 141, 188 ff., 212, 214 f.
NASH (nicht alkoholische Steatohepatitis) 56, 70, 112 f., 139
Nephropathie 49 f.
Neuropathie 22, 50 f.
nicht insulinabhängiger Diabetes 32
nicht ketotisches hyperosmolares Koma 156
Niereninfektion 56
Niereninsuffizienz (Nephropathie) 47, 49 f., 60, 151, 156, 167, 180, 195, 249, 252
Noradrenalin 237
Nüchterninsulin 86 f., 95
Nüsse 33, 66, 71, 214, 222, 226

O

Obst 66, 126 ff., 217 f., 224 f.
Ockhams Rasiermesser 107 f., 120, 123
Onycholyse 57
Operation, bariatrische. *Siehe* Adipositas-Chirurgie 121
orale Hypoglykämika. *Siehe* Medikamente 171 ff., 174, 183, 195, 247

Oraler Glucosetoleranztest (OGTT) 42
Orthostatische Hypotension 51

P

Palmitoleinsäure 214
Paradox, französisches 213
Parathormon 94
Peptid-YY 75, 207
periphere arterielle Verschlusskrankheit 52, 54 f., 148, 161, 192
Pilzinfektion 56 f.
Pioglitazon 175, 177
Plasmaglucose-Test 42
Polyzystisches Ovarialsyndrom (PCOS) 48, 58
Prädiabetes 17, 36, 42, 45, 86 f., 110, 113, 132, 169, 171, 233, 246
Proteine 23, 66, 78 f., 81, 109, 130, 140 f., 189, 212, 219

R

Randle-Zyklus 117 f.
Rauchen 52, 54
Resistenz: Antibiotika 90 f.; Drogen 92; Homöostase 88 ff., 92; Hormone 93 f.; Geräuschempfindlichkeit 89 f.; Viren 91 f. *Siehe auch* Insulinresistenz
Retinopathie 48 ff.
Rhythmik, zirkadiane 244
Rindfleisch 260
Rosiglitazon 175 f., 178
Roux-en-Y-Magenbypass 202 f.

S

Saccharose 126 ff., 129 f., 136 f., 188, 224
Schilddrüse 44, 74, 77
Schlaganfall 53 f., 103, 195, 214
Schlauchmagen 203, 205

Schlüssel-Schloss-Paradigma 97 ff.
Schmerz 50 f., 54
Schwangerschaftsdiabetes 39 f.
SGLT-2-Hemmer 179 f., 182 f.
Sitagliptin 59, 102 f., 178 f., 249
Somatropin 77, 94
Stärke 72, 127, 130, 137, 218
Stenosen 202 f.
Sulfonylharnstoffe 82, 174 f., 182 ff.
Superkeime 90
Süßstoffe, künstliche 137
System, endokrines 77

T
Tafelzucker. Siehe auch Saccharose 126, 133, 217, 220 f., 224 f.
Taillenumfang 59 f., 67 ff., 111, 138, 146, 194 f., 211, 215, 250
Transfette 34, 66
Typ-1-Diabetes: Autoimmunerkrankung 44; Behandlung 45; doppelter Diabetes 162 f.; Glucotoxizität 156 f.; Insulinbehandlung 156, 158, 167 f., 184; Lebenserwartung 31, 45, 69; Leberfett 98, 114, 121, 131 f., 135 f., 146; Symptome 40 f.
Typ-2-Diabetes: Behandlungsparadigma 253; Definition 39 f., 45 f.; Diabeteshausen (Parabel) 163 ff., 166; Entdeckung 31 ff.; Epidemie 33 ff.; Fettleibigkeit 18, 37, 67, 70, 72, 74, 86 f., 96, 112, 133, 136, 150, 187, 211, 227, 245, 249, 254, 256, 258; Glucotoxizität 158 ff., 161 f.; Insulinbehandlung 156, 158, 167 f., 184; konventionelle Behandlung 155, 248; Prävalenz 35 ff., 49, 57, 134; Prävention 247 ff.; Sterberisiko 65, 167 ff., 180; Symptome 40 f.;

Umkehr 121, 186, 199, 208, 230, 237, 240, 242, 247 ff.; Ursache 46, 58 f.

V
Verhältnis von Taille zu Körpergröße 70, 111
Virenresistenz 92
VLDL (Lipoprotein sehr niedriger Dichte) 81, 123, 143 ff.

W
Wachstumshormon 77, 94, 237, 244
Weizenbauch 146
Weltgesundheitsorganisation 27, 36, 212, 246

Z
Zirrhose 22, 113
Zucker: glykämische Last 66, 215 ff.; künstliche Süßstoffe 137; metabolisches Syndrom 149, 158, 247; molekulare Struktur 126 ff.; Toxizität 128 f.; Verzicht 23, 29, 218, 224 f. Siehe auch Blutzucker; Fructose; Glucose; Kohlenhydrate; Saccharose